SCID-5-RV

DSM-5® 障碍定式临床检查（研究版）

访谈手册

〔美〕迈克尔·B. 弗斯特（Michael B. First）等　编著

费立鹏等　译

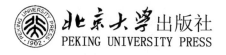

 北京大学医学出版社

著作权合同登记号　　图字: 01-2019-0473

图书在版编目 (CIP) 数据

DSM-5® 障碍定式临床检查（研究版）访谈手册 / （美）迈克尔·B. 弗斯特等编著；费立鹏等译. —北京：北京大学出版社，2021.1

ISBN 978-7-301-31421-0

Ⅰ. ①D… Ⅱ. ①迈…②费… Ⅲ. ①精神障碍－诊断－手册 Ⅳ. ①R749-62

中国版本图书馆 CIP 数据核字（2020）第 113917 号

书　　　名	DSM-5® 障碍定式临床检查（研究版）访谈手册
	DSM-5® ZHANG'AI DINGSHI LINCHUANG JIANCHA（YANJIU BAN）FANGTAN SHOUCE
著作责任者	〔美〕迈克尔·B. 弗斯特（Michael B. First）等　编著　费立鹏等　译
策 划 编 辑	姚成龙
责 任 编 辑	颜克俭
标 准 书 号	ISBN 978-7-301-31421-0
出 版 发 行	北京大学出版社
地　　　址	北京市海淀区成府路 205 号　　100871
网　　　址	http://www.pup.cn　新浪微博: @北京大学出版社
电 子 信 箱	zyjy@pup.cn
电　　　话	邮购部 010-62752015　发行部 010-62750672　编辑部 010-62704142
印 刷 者	涿州市星河印刷有限公司
经 销 者	新华书店
	889 毫米×1194 毫米　16 开本　24 印张　400 千字
	2021 年 1 月第 1 版　2021 年 1 月第 1 次印刷
定　　　价	138.00 元

英文版原著作者

Michael B. First, M.D.
哥伦比亚大学临床精神医学教授
纽约州精神病学协会临床现象部研究型精神科医师
纽约，纽约州

Janet B. W. Williams, Ph.D.
哥伦比亚大学临床精神卫生社会工作学、精神医学和神经医学荣誉教授 (退休)
纽约州立精神卫生研究所生物测量研究系研究型科学家和副主任 (退休)
纽约，纽约州
MedAvante 公司全球科学高级副总裁
汉密尔顿，新泽西州

Rhonda S. Karg, Ph.D.
三角洲国际研究所，行为健康和刑事司法研究部，研究型心理学家
达勒姆，北卡罗来纳州

Robert L. Spitzer, M.D.
哥伦比亚大学精神医学荣誉教授 (退休)
纽约州立精神卫生研究所生物测量研究系研究型科学家和主任 (退休)
纽约，纽约州

中文版工作组

组　长：费立鹏 (Michael R. Phillips, M.D., M.P.H., M.A.)[1]

副组长：陈晗晖 (Hanhui Chen, M.D., Ph.D.)[1]

　　　蔡　冰 (Bing Cai, M.Res.)[1]

校译者：王立伟 (Liwei Wang, M.Med.)[2]

　　　王志青 (Zhiqing Wang, B.Med.)[3]

　　　刘哲宁 (Zhening Liu, M.D., Ph.D.)[4]

　　　赵靖平 (Jingping Zhao, M.D., Ph.D.)[4]

初译者：王　琰 (Yan Wang, M.Edu.)[1]

　　　林烨哲 (Yezhe Lin, M.Med.)[1]

　　　杨寰庆 (Huanqing Yang, M.Med.)[1]

　　　聂　晶 (Jing Nie, Ph.D.)[5]

　　　蒋江灵 (Jiangling Jiang, B.Med.)[1]

初排版：王铁红 (Tiehong Wang, B.A.)[1]

1 上海交通大学医学院附属精神卫生中心

2 复旦大学附属华山医院

3 中国中医科学院广安门医院

4 中南大学湘雅二医院

5 北京大学学生心理健康教育与咨询中心

中文版前言

英文《DSM-5®障碍定式临床检查》的临床版 (SCID-5-CV) 和研究版 (SCID-5-RV) 是美国精神医学学会根据《精神障碍诊断与统计手册 (第五版)》(以下简称 DSM-5 英文版) 制定的一系列工具,以规范精神障碍诊断的过程,从而提高其信度和效度。临床版包含的临床诊断的种类和亚型相对较少,适合在临床实践中应用;研究版则包含了更多的临床诊断的种类和亚型,还增加了主要诊断的标注,更适合科学研究使用。两个版本均适宜于对精神障碍患者、其他躯体疾病的患者以及社区居民进行诊断。SCID-5-CV 和 SCID-5-RV 的用户应该是熟悉 DSM-5 的人,可以是精神科医师,也可以是心理学工作者、精神科护士、社会工作者或者其他相关专业人员。

为方便中国用户,我们翻译了《DSM-5®障碍定式临床检查》的两套工具书,第一套包括《DSM-5®障碍定式临床检查 (临床版) 访谈手册》和《DSM-5®障碍定式临床检查 (临床版) 用户指南》,第二套包括《DSM-5®障碍定式临床检查 (研究版) 访谈手册》和《DSM-5®障碍定式临床检查 (研究版) 用户指南》。在美国,每检查一名调查对象,需使用一本 SCID-5-CV 或 SCID-5-RV 检查手册,这会耗费很多纸张,而且不方便在评估过程中跳转和记录。为了增加这两套工具书在中国的适用性并节约纸张,我们制定了相应的记录单:《DSM-5®障碍定式临床检查 (临床版) 记录单》和《DSM-5®障碍定式临床检查 (研究版) 记录单》。从中国《SCID-Ⅳ-TR 轴Ⅰ障碍定式临床检查 (病人版)》 (SCID-Ⅳ) 15 年的使用经验来看,用户常常面临条目跳转的困难,为解决这一问题,我们还制定了辅助用户在电脑上进行精神障碍诊断的 SCID-5 电子软件,其内包含《DSM-5®障碍定式临床检查 (临床版) 电子软件》和《DSM-5®障碍定式临床检查 (研究版) 电子软件》。为满足国内临床和研究人员对精神障碍诊断和评估的特定需求,我们将来计划推出用户自定义的《DSM-5®障碍定式临床检查 (临床试验版)》。

本书为《DSM-5®障碍定式临床检查 (研究版) 访谈手册》,除了在临床实践中应用以外,它也适用于各种精神卫生临床试验和精神卫生流行病学调查的科学研究。本书使用的精神障碍诊断标准参照《精神障碍诊断与统计手册》(第五版) 的中文版 (北京大学出版社, 2015) (以下简称 DSM-5 中文版) 并做了必要的修订。在本书中,这些诊断标准放在有灰色底纹的中间一栏。

为方便中国的用户,我们在翻译过程中在 SCID-5-RV 英文版基础上进行了以下调整:

- SCID-5-RV 英文版不是一本装订成册的书,而是分成了 13 个独立的核心模块和 5 个可替换的模块,针对每类调查对象,用户可以决定使用哪些可替换的模块来组成 13 个评估模块 (若不使用扫描模块则为 12 个模块) 进行评估。因此评估一位调查对象,要使用一个一次性的专为该类调查对象定制的 300 个页面左右的访谈手册。这种形式不便在中国进行推广和使用,因此我们将这些模块合并成一本可重复使用的、装订成册的访谈手册,且配有相应的记录单,每次访谈时只需在记录单上记录每位调查对象的情况。为将这些模块有机地组合起来,我们在保留原内容的基础上做了较多必要的结构调整和设定,从而在评估的效果和灵活度上和英文版保持了一致。

- 在英文版中,有 12 个可选障碍,同时常见的主要障碍也配有可选的标注。在本书中设有专门的条目,以便用户在调查过程中可以自行选择是否需要进行特定的可选障碍或标注的评估。

- 因为只有中文版有匹配的记录单,所以,我们在本书的最右侧增添了许多变量名,以保证在记录单上需要记录的每项内容在本书中都有相应的变量名。

- 根据 SCID-Ⅳ中文版的使用经验，我们在英文版的基础上对本书的结构和格式进行了调整和改良。非酒精物质使用障碍部分（本书第 189—206 页）调整最多，但内容与英文版一致。英文版有 3 个不同的询问方案以确定使用过的物质是否符合物质使用障碍的诊断标准：① 依次评估单个最有问题的物质，直至作出某类物质使用障碍诊断之后跳走；② 评估 3 类最有问题的物质，同时或依次评估，完成这 3 类物质的评估之后即跳走；③ 同时或依次评估所有筛查阳性的物质。在依次评估的情况下，检查者需要针对每个询问的物质类别从头到尾反复询问 11 个诊断标准的问题，这样比较耗费时间。此外，多种物质同时滥用的情况在中国极少见，所以英文版的方案不是很适合国内情况。为了有效快速地评估该模块，我们对中文版做了修改，修改后对所有使用过的物质只需同时询问一遍 11 个诊断标准的问题。偶然情况下，检查者也可以根据研究所需而只评估他所关注的某类特定的物质。

- 对于相同诊断，我们将 SCID-5-CV 与 SCID-5-RV 不一致的内容尽可能调整为一致。

用户注意事项：

- 使用本书前，使用者应已充分熟悉和了解 DSM-5 中文版的诊断内容；若在不熟悉 DSM-5 中文版内容的情况下使用本书，则难以有效地进行诊断。为方便用户查看，本书在每个障碍的首个诊断标准处给出了 DSM-5 中文版的对应页码。

- 在评估过程中，默认遵循继续下一项或下一页的规则，除非有明确的跳转指导。

- 在本书的跳转指导中，"字母.数字"代表模块里的页码（例如，B.4 代表 B 模块的第 4 页），"字母数字"代表变量名（例如，**G12** 代表 G 模块第 12 个变量）。若跳转指导中只有页码，代表要跳至该页的第一个条目；若既有页码又有变量名，代表要跳至该页中该变量名所对应的条目。

- 在 A—L 模块中，大部分条目有四个选项：?, 1, 2, 3。在大多数情况下，选择"?"(资料不足) 或"2"(阈下) 时应继续询问下一个条目。当通过接下来的询问获得更多补充信息时，可以返回本来评估为"?"或"2"的条目，将其重新编码为"1"(无或否)或"3"(阈上或是)。某些条目需要根据先前符合标准的条目数来做出判断，在对这些条目做出判断时，如果先前符合标准的条目数达不到要求，应再次核对编码为"?"或"2"的先前条目是否可改为"3"，从而做出确切判断。

- 为了区别需要朗读和需要阅读的内容，我们在 A—L 模块的 3 列中的最左列里对需要朗读的部分使用了**加粗显示。**

- 粗斜体的"*注*"表示所纳入的注释是包含在 DSM-5 诊断标准中的。斜体的"*注*"由工作组添加，表示针对评估标准或实施 SCID-5-RV 检查的具体说明。

- 在 A—L 模块中，最左列括号内的问题是补充问题，若信息已知则不必询问。

- 扫描模块的评估是可选的，如果选择不进行扫描，仍可在后面的具体障碍的开头询问扫描问题。使用扫描模块与否有利有弊，若在开始询问具体诊断标准之前进行扫描则可以大致了解调查对象的症状特征；若跳过扫描则可以避免在评估过程中因需返回扫描模块查看信息而中断调查流程。

● 在诊断过程中，对大部分精神障碍需要鉴别是原发性的还是继发性的障碍 (由于其他躯体疾病所致的或者物质/药物所致的精神障碍)。使用本书完成这些分类时，可以检查出所有的原发性精神障碍，但在一些需要评估终生患病情况的障碍中会忽略继发性障碍。英文版存在两个问题：① 对于独立询问目前和既往发作的障碍 (例如，双相及相关障碍、抑郁障碍)，如果目前存在原发性精神障碍，就不会再询问既往的发作，那么，既往存在的继发性精神障碍就没有被检查出来；如果目前没有这些发作，但既往既有原发性又有继发性发作，若首先询问既往原发性发作，诊断完毕后就会跳走，不会再询问继发性发作了；② 对于合并询问目前和既往发作的障碍 (例如，精神病性障碍)，如果既有原发性又有继发性发作，若首先询问原发性发作，诊断完毕后就会跳走，不会再询问继发性发作了。中文版为了解决这些问题，无论是否已经作出了该谱系特定障碍的诊断，每个谱系评估的最后增加一个条目，询问是否存在尚未诊断的该谱系的典型症状，若有，需重新从头评估这些症状。

● 在 SCID-5-RV 英文版中，由于躯体疾病和物质/药物所致的精神障碍放在模块的最后，需要排除器质性的病因时，检查者均需跳至这里，然后再返回之前评估的障碍，这样的折返耗时且不方便。因此，在中文版中，将器质性的标准放在了所有诊断标准条目的最后，故而一些诊断标准顺序与 DSM-5 英文版的不一致。

● 在 SCID-5-RV 和 SCID-5-CV 所包含的相同障碍中，有些被归纳进了两个访谈手册的不同模块：① 创伤后应激障碍在 SCID-5-RV 中被纳入 L 模块 (创伤及应激相关障碍)，而在 SCID-5-CV 中被纳入 G 模块 (强迫症和创伤后应激障碍)；② 成人注意缺陷/多动障碍在 SCID-5-RV 中被纳入 K 模块 (外化障碍)，而在 SCID-5-CV 中单独构成 H 模块；③ 适应障碍在 SCID-5-RV 中被纳入 L 模块 (创伤及应激相关障碍)，而在 SCID-5-CV 中单独构成 J 模块；④ 属于 SCID-5-RV 不同模块的 16 个障碍仅仅出现在 SCID-5-CV I 模块 (扫描其他目前障碍) 扫描问题中。

● 不同于 SCID-5-RV 的其他模块，K 模块 (外化障碍) 包含的 3 个障碍不属于 DSM-5 的同一个诊断分类。目前成人注意缺陷/多动障碍、目前间歇性爆发性障碍和目前赌博障碍分别来自 DSM-5 中的神经发育障碍，破坏性、冲动控制及品行障碍和物质相关及成瘾障碍。

版权和建议的参考文献格式：

中文参考文献引文格式如下：

迈克尔·B. 弗斯特等. DSM-5®障碍定式临床检查 (研究版) 访谈手册 [M]. 费立鹏等, 译. 北京: 北京大学出版社, 2020.

英文参考文献引文格式如下：

Phillips M.R. [trans.]. Adapted Chinese Version of Structured Clinical Interview for DSM-5 Disorders, Research Version (SCID-5-RV) by Michael B. First, Janet B.W. Williams, Rhonda S. Karg, and Robert L. Spitzer. Beijing: Peking University Press, 2020.

2020 年 12 月

目　　录

调查的背景资料

评定次数 ___ Q1

调查对象姓名: _____   研究号: _ _ _ _ _ _ Q2, Q3

地方/机构名称: _____   地方号: _ _ _ _ Q4, Q5

检查者姓名: _____   检查者编号: _ _ _ _ Q6, Q7

检查开始日期: _ _ _ _年_ _月_ _日   检查开始时间 (24 小时制): _ _ : _ _ Q8—Q12

检查结束日期: _ _ _ _年_ _月_ _日   检查结束时间 (24 小时制): _ _ : _ _ Q13—Q17

    调查中间休息时间: _ _ _小时_ _分钟 Q18, Q19

检查使用的资料来源 (1=不使用; 3=使用):   调查时在场人员 (1=不在场; 3=在场):

    —调查对象本人 ___   —调查对象本人 ___ Q20, Q21

    —家属 ___   —家属 ___ Q22, Q23

    —朋友/同事 ___   —朋友/同事 ___ Q24, Q25

    —医务人员 ___   —医务人员 ___ Q26, Q27

    —既往病历 ___   —当地干部 ___ Q28, Q29

    —其他 ___   —其他 ___ Q30, Q31

    (其他, 描述_____)   (其他, 描述_____) Q32, Q33

调查对象最主要精神障碍 SCID 诊断的名称: 审校者姓名: _____ Q34

    (1) _____   审校者编码: _ _ _ _ Q35, Q36

    (2) _____   审校日期: _ _ _ _年_ _月_ _日 Q37—Q40

SCID-5-RV 诊断总评分表

SCID 编码	诊断	资料不足	无	阈下	阈上	否	是	
			终身患病情况			**最近 1 个月符合症状诊断标准**		
	双相及相关障碍							
01	双相Ⅰ型障碍 (D.1/终身) (D.15/最近 1 个月)	?	1	2	③ - - - ▶1		3	P1, P2
					目前或最近发作: 1 躁狂发作 2 轻躁狂发作 3 重性抑郁发作 4 未特定发作			P3
02	双相Ⅱ型障碍 (D.3/终身) (D.15/最近 1 个月)	?	1	2	③ - - - ▶1		3	P4, P5
					目前或最近发作: 1 轻躁狂发作 2 重性抑郁发作			P6
			仅目前			**最近 2 年符合症状诊断标准**		
03	环性心境障碍 (A.60/仅最近 2 年)					1	3	P7
			终身患病情况			**最近 1 个月符合症状诊断标准**		
04	其他特定/未特定双相及相关障碍 (D.7/终身) (D.7/最近 1 个月)	?	1		③ - - - ▶1		3	P8, P9
05	由于其他躯体疾病所致的双相及相关障碍 (A.27, A.37, A.47, A.54, A.59, D.6/终身) (A.27, A.37, D.6/最近 1 个月) 特定躯体疾病: _____	?	1		3	1	3	P10, P11 P12
06	物质/药物所致的双相及相关障碍 (A.28, A.38, A.48, A.55, A.60, D.7/终身) (A.28, A.38, D.7/最近 1 个月) 特定物质/药物: _____	?	1		3	1	3	P13, P14 P15

SCID 编码	诊断	资料不足	无	阈下	阈上	否	是	
				终身患病情况		最近 1 个月符合症状诊断标准		
	抑郁障碍							
07	重性抑郁障碍 (D.9/终身) (D.18/最近 1 个月)	?	1	2	③ — — ▸	1	3	P16, P17
				最近 2 年之前符合症状诊断标准		最近 2 年符合症状诊断标准		
08	持续性抑郁障碍 (A.74/最近 2 年之前) (A.66/最近 2 年)	?	1	2	③ — — ▸	1	3	P18, P19
				仅目前		最近 12 个月符合症状诊断标准		
09	经前期烦躁障碍 (A.81/最近 12 个月)					1	3	P20
				终身患病情况		最近 1 个月符合症状诊断标准		
10	其他特定/未特定抑郁障碍 (D.13/终身) (D.13/最近 1 个月)	?	1		③ — — ▸	1	3	P21, P22
11	由于其他躯体疾病所致的抑郁障碍 (A.5, A.20, A.64, A.72, A.79, D.12/终身) (A.5, D.12/最近 1 个月) 特定躯体疾病: _____	?	1		3	1	3	P23, P24 P25
12	物质/药物所致的抑郁障碍 (A.6, A.21, A.65, A.73, A.80, D.13/终身) (A.6, D.13/最近 1 个月) 特定物质/药物: _____	?	1		3	1	3	P26, P27 P28
	精神分裂症及其他精神病性障碍							
13	精神分裂症 (C.7/终身) (C.28/最近 1 个月)	?	1	2	③ — — ▸	1	3	P29, P30
14	精神分裂样障碍 (C.10/终身) (C.31/最近 1 个月)	?	1	2	③ — — ▸	1	3	P31, P32
15	分裂情感性障碍 (C.15/终身) (C.28/最近 1 个月)	?	1	2	③ — — ▸	1	3	P33, P34

SCID 编码	诊断	资料不足	无	阈下	阈上	否	是	
			终身患病情况			最近 1 个月符合症状诊断标准		
16	妄想障碍 (C.19/终身) (C.28/最近 1 个月)	？	1	2	③ ┐- - ▸1		3	P35, P36
17	短暂精神病性障碍 (C.23/终身) (C.31/最近 1 个月)	？	1	？	③ ┐ - ▸1		3	P37, P38
18	由于其他躯体疾病 所致的精神病性障碍 (C.5, C.9, C.13, C.17, C.21, C.25/终身) (C.31/最近 1 个月) 特定躯体疾病：_____	？	1		③ ┐- - ▸1		3	P39, P40 P41
19	物质/药物所致的精神病性障碍 (C.6, C.10, C.14, C.18, C.22, C.26/终身) (C.31/最近 1 个月) 特定物质/药物：_____	？	1		③ ┐- ▸1		3	P42, P43 P44
20	其他特定/未特定精神分裂症谱系及其他精神病性障碍 (C.26/终身) (C.31/最近 1 个月)	？	1		③ ┐- - ▸1		3	P45, P46
			最近 12 个月之前符合症状诊断标准			最近 12 个月符合症状诊断标准		
	物质使用障碍							
21	酒精 (E.9/最近 12 个月之前) (E.4/最近 12 个月)	？	1	2	3	1	3	P47, P48
22	镇静剂、催眠药或抗焦虑药 (E.25/最近 12 个月之前) (E.17/最近 12 个月)	？	1	2	3	1	3	P49, P50
23	大麻 (E.25/最近 12 个月之前) (E.17/最近 12 个月)	？	1	2	3	1	3	P51, P52
24	兴奋剂 (E.25/最近 12 个月之前) (E.17/最近 12 个月)	？	1	2	3	1	3	P53, P54
25	阿片类物质 (E.25/最近 12 个月之前) (E.17/最近 12 个月)	？	1	2	3	1	3	P55, P56

SCID 编码	诊断	资料不足	无	阈下	阈上	否	是	
			最近 12 个月之前符合症状诊断标准			最近 12 个月符合症状诊断标准		
26	苯环利定 (E.25/最近 12 个月之前) (E.17/最近 12 个月)	?	1	2	3	1	3	P57, P58
27	其他致幻剂 (E.25/最近 12 个月之前) (E.17/最近 12 个月)	?	1	2	3	1	3	P59, P60
28	吸入剂 (E.25/最近 12 个月之前) (E.17/最近 12 个月)	?	1	2	3	1	3	P61, P62
29	其他/未知物质 (E.25/最近 12 个月之前) (E.17/最近 12 个月)	?	1		3	1	3	P63, P64
			终身患病情况			最近 1 个月符合症状诊断标准		
	焦虑障碍							
30	惊恐障碍 (F.6/终身) (F.7/最近 1 个月)	?	1	2	[3] ---▶1		3	P65, P66
			终身患病情况			最近 6 个月符合症状诊断标准		
31	广场恐惧症 (F.12/终身) (F.13/最近 6 个月)	?	1	2	[3] ---▶1		3	P67, P68
32	社交焦虑障碍 (F.19/终身) (F.20/最近 6 个月)	?	1	2	[3] ---▶1		3	P69, P70
33	特定恐惧症 (F.23/终身) (F.24/最近 6 个月)	?	1	2	[3] ---▶1		3	P71, P72
			最近 6 个月之前符合症状诊断标准			最近 6 个月符合症状诊断标准		
34	广泛性焦虑障碍 (F.36/最近 6 个月之前) (F.30/最近 6 个月)	?	1	2	[3] ---▶1		3	P73, P74

SCID 编码	诊断	资料不足	无	阈下	阈上	否	是	
				仅目前		**最近 6 个月符合 症状诊断标准**		
35	分离焦虑障碍（可选） (F.41/仅最近 6 个月)					1	3	P75
				终身患病情况		**最近 1 个月符合 症状诊断标准**		
36	其他特定/未特定焦虑障碍 (F.45/终身) (F.46/最近 1 个月)	?	1		③╶╶╶▶1		3	P76, P77
37	由于其他躯体疾病 所致的焦虑障碍 (F.4, F.17, F.28, F.34, F.44) (终身/最近 1 个月) 特定躯体疾病：_____	?	1		③╶╶╶▶1		3	P78, P79 P80
38	物质/药物所致的焦虑障碍 (F.5, F.18, F.29, F.35, F.45) (终身/最近 1 个月) 特定物质/药物：_____	?	1		③╶╶╶▶1		3	P81, P82 P83
	强迫及相关障碍							
39	强迫症 (G.7/终身) (G.8/最近 1 个月)	?	1	2	③╶╶╶▶1		3	P84, P85
40	囤积障碍（可选） (G.13/终身) (G.14/最近 1 个月)	?	1	2	③╶╶╶▶1		3	P86, P87
41	躯体变形障碍（可选） (G.17/终身) (G.18/最近 1 个月)	?	1	2	③╶╶╶▶1		3	P88, P89
42	拔毛癖（拔毛障碍）（可选） (G.23/终身) (G.24/最近 1 个月)	?	1	2	③╶╶╶▶1		3	P90, P91
43	抓痕（皮肤搔抓）障碍（可选） (G.29/终身) (G.30/最近 1 个月)	?	1	2	③╶╶╶▶1		3	P92, P93
44	其他特定/未特定强迫及相关障碍 (G.34/终身) (G.35/最近 1 个月)	?	1		③╶╶╶▶1		3	P94, P95

SCID 编码	诊断	资料不足	无	阈下	阈上	否	是	
					终身患病情况	**最近 1 个月符合症状诊断标准**		
45	由于其他躯体疾病所致的强迫及相关障碍 (G.5, G.12, G.22, G.27, G.33) (终身/最近 1 个月) 特定躯体疾病：＿＿＿＿＿＿ 强迫及相关障碍症状的特点：＿＿ [1=伴强迫症样症状; 2=伴外貌先占观念; 3=伴囤积症状; 4=伴拔毛症状; 5=伴搔抓皮肤症状]	?	1		3 ┠ ─ ─ ▶1		3	P96, P97 P98 P99
46	物质/药物所致的强迫及相关障碍 (G.6, G.28, G.34)(终身/最近 1 个月) 特定物质/药物：＿＿＿＿＿＿ 强迫及相关障碍症状的特点：＿＿ [1=伴强迫症样症状; 2=伴外貌先占观念; 3=伴囤积症状; 4=伴拔毛症状; 5=伴搔抓皮肤症状]	?	1		3 ┠ ─ ─ ▶1		3	P100, P101 P102 P103
					仅目前	**最近 3 个月符合症状诊断标准**		
	睡眠–觉醒障碍							
47	失眠障碍（可选）(H.6/最近 3 个月)					1	3	P104
48	嗜睡障碍（可选）(H.11/最近 3 个月)					1	3	P105
49	物质/药物所致的睡眠障碍（可选）(H.4, H.9/最近 3 个月) 特定物质/药物：＿＿＿＿＿＿					1	3	P106 P107
					终身患病情况	**最近 3 个月符合症状诊断标准**		
	喂食及进食障碍							
50	神经性厌食 (I.2/终身) (I.2/最近 3 个月)	?	1	2	3 ┠ ─ ─ ▶1		3	P108, P109
51	神经性贪食 (I.6/终身) (I.7/最近 3 个月)	?	1	2	3 ┠ ─ ─ ▶1		3	P110, P111
52	暴食障碍 (I.10/终身)(I.10/最近 3 个月)	?	1	2	3 ┠ ─ ─ ▶1		3	P112, P113

SCID 编码	诊断	资料 不足	无	阈下	阈上	否	是	
				仅目前		最近 1 个月符合 症状诊断标准		
53	回避性/限制性摄食障碍（可选）(I.13/最近 1 个月)					1	3	P114
				终身患病情况		最近 1 个月符合 症状诊断标准		
54	其他特定/未特定喂食或进食障碍 (I.14/终身)(I.15/最近 1 个月)	?	1		3 ─ ─ ─►1	1	3	P115, P116
				仅目前		最近 6 个月符合 症状诊断标准		
	躯体症状及相关障碍							
55	躯体症状障碍（可选）(J.2/最近 6 个月)					1	3	P117
56	疾病焦虑障碍（可选）(J.6/最近 6 个月)					1	3	P118
	外化障碍							
57	注意缺陷/多动障碍 (K.7/最近 6 个月)					1	3	P119
				仅目前		最近 12 个月符合 症状诊断标准		
58	间歇性爆发性障碍（可选）(K.12/最近 12 个月)					1	3	P120
59	赌博障碍（可选）(K.15/最近 12 个月)					1	3	P121
				仅目前		最近 1 个月符合 症状诊断标准		
	创伤及应激相关障碍							
60	急性应激障碍 (L.15/最近 1 个月)					1	3	P122

SCID 编码	诊断	资料不足	无	阈下	阈上	否	是	
				终身患病情况		**最近 1 个月符合症状诊断标准**		
61	创伤后应激障碍 (L.26/终身) (L.26/最近 1 个月)	?	1	2	③- - -▶1		3	P123, P124
				仅目前		**最近 6 个月符合症状诊断标准**		
62	适应障碍 (L.30/最近 6 个月)					1	3	P125
				终身患病情况		**最近 1 个月符合症状诊断标准**		
63	其他特定/未特定创伤及应激相关障碍 (L.31/终身) (L.32/最近 1 个月)	?	1	③- - -▶1			3	P126, P127
64	**其他 DSM-5 障碍:** 特定名称:＿＿＿＿＿＿＿＿＿＿＿		1	③- - -▶1			3	P128, P129 P130

主要诊断 [即这一障碍是 (或应该是) 当前临床关注的最主要焦点]

填入诊断总评分表中最主要诊断的 SCID 编码:　　　　　　　　　　—— ——　P131

注: 若无目前精神障碍, 编码为 "00"。若诊断不清楚, 编码为 "99"。

若与 SCID 诊断不同, 记录检查者的诊断:

_____　_____　_____　P132—P134

临时诊断 (即需要更多信息来排除该障碍): _____　P135

社会和职业功能评定量表

此处评估应在一个从最佳功能到严重受损功能的连续谱上考虑心理、社会及职业功能状况, 包括由于身体缺陷或精神不健全所造成的功能损害。功能损害必须是精神和躯体问题所造成的直接后果才能被计入; 由于缺乏机会和其他环境限制所造成的后果不应考虑在内。

参考下列标准评定最近一个月中功能最差一周的最低功能水平:　　—— —— ——　Y11

(评分从 0 分到 100 分, 也可采用中间水平的评分, 例如, 45、68、72)

91—100　在大部分领域中活动功能极好。

81—90　各方面功能良好, 能有效地工作和社交。

71—80　社交、工作或学习功能至多有轻度损害 (例如, 偶发的人际冲突, 学校功课暂时落后)。

61—70　社交、工作或学习存在一些困难, 但功能基本良好, 拥有一些有意义的人际关系。

51—60　社交、工作或学习存在中等程度的困难 (例如, 很少有朋友, 与同伴或同事发生冲突)。

41—50　社交、工作或学习功能严重受损 (例如, 没有朋友, 不能保住工作)。

31—40　几方面的功能严重受损, 像工作、学习或家庭关系 (例如, 抑郁的男性回避朋友、忽视家庭且不能工作; 儿童常常殴打更小的儿童、在家里胆大妄为且学业失败)。

21—30　几乎所有方面的功能均无法执行 (例如, 整天卧床; 没有工作、家庭或朋友)。

11—20　偶尔不能保持最低限度的个人卫生; 无法独立生活。

1—10　持续地不能保持最低限度的个人卫生; 或者, 在生活中会伤害自己或他人, 因此需要相当多的外部支持 (例如, 护理和监管)。

0　　资料不足。

概　　述

我会询问一些你可能出现过的问题或困难。在我们进行谈话时，我要做一些记录。在我们开始之前，你还有什么问题吗？

注：临床工作者需要全面评估目前任何的自杀观念、计划或行动，并采取必要的措施。

人口学资料		
性别	(1=女, 2=男, 3=其他, 如变性) ____	R1
民族	____	R2
	[1=汉, 2=其他 (描述: _____)]	R3
你的出生日期是什么时候 (阳历)?	_ _ _ _年_ _月_ _日	R4–R6
你现在多大年纪?	_ _岁	R7
你目前的婚姻状况是未婚、已婚、同居、丧偶、离婚或分居?	____	R8
	[1=未婚, 2=已婚, 3=同居, 4=丧偶, 5=离婚, 6=分居, 8=其他 (描述: _____)]	R9
若是已婚或同居: **你结婚多久了?**	_ _年_ _月	R10, R11
若是结过婚: **你结过几次婚?**	_ _次	R12
你有几个孩子?	_ _个	R13
若有: **他们的年龄多大?**	_ _岁／ _ _岁／ _ _岁	R14–R16
若没有孩子, 放空; 多于5个孩子填最小的5个的年龄; 小于1岁写01岁	_ _岁／ _ _岁	R17, R18
你目前和多少人住在一起?	_ _个	R19
若有: **这些人与你是什么关系?**		R20
其中有几个 18 岁以下的孩子?	_ _个	R21
你出生在哪个省, 哪个市, 哪个 (区/县), 哪个 (街道/乡镇)?	_____省 _____市	R22, R23
	_____区/县 _____街道/乡镇	R24, R25
你现在住在哪个省, 哪个市, 哪个 (区/县), 哪个 (街道/乡镇)? (不一定是户口所在地。)	_____省 _____市	R26, R27
	_____区/县 _____街道/乡镇	R28, R29
最近3年内, 你有多少个月居住在这个 (街道/乡镇)？不包括因任何理由去外地的时间。	_ _月	R30
你目前住在什么样的房子里?	____	R31
	[1=独栋房, 2=公寓, 3=集体宿舍, 4=庇护场所, 5=流浪, 8=其他 (描述: _____)]	R32

教育和工作经历	
你读过多少年书?	＿ ＿年 R33 (指完成的全日制教育, 留级或未完成的学年不算)
你为什么没有继续读?	_____ R34
你有没有参加什么专业技术培训却没完成?	(1=否, 3=是) ＿ R35
若是: 你为什么没完成?	_____ R36
你从事哪方面的工作?	_____ R37
你是在家以外工作吗?	(1=否, 3=是) ＿ R38
你一直做这方面的工作吗?	(1=否, 3=是) ＿ R39
若否: 你过去还做过什么工作?	_____ R40
你在同一个地方工作的最长时间是多久?	＿ ＿年＿ ＿月 R41, R42
你现在做有报酬的工作吗?	(1=否, 3=是) ＿ R43
若是: 你目前这份工作做多久了?	＿ ＿年＿ ＿月 R44, R45
若少于6个月: 你为什么从上一份工作离职?	_____ R46
你目前工作是兼职还是全职?	(1=兼职, 2=全职) ＿ R47
若是兼职: 你通常每周工作多少个小时?	＿ ＿ ＿小时 R48
你为什么做兼职而不是全职工作?	_____ R49
若否: 你上次做有报酬的工作是什么时候?	(若从无, 全填 "8") ＿ ＿ ＿ ＿年＿ ＿月 R50, R51
你现在为什么不工作?	_____ R52
你现在怎么养活自己?	_____ R53
你任何时候有过一段时间不能工作或学习吗?	(1=否, 3=是) ＿ R54
若是: 那是什么情况?	_____ R55
你目前有接受残疾补贴吗?	(1=否, 3=是) ＿ R56
若是: 你因为什么原因而接受残疾补贴?	_____ R57
(检查者评定目前的就业状况)	(1=全职工作; 2=兼职工作; 3=全职照看家庭; 4=学生/接受培训; 5=退休; 6=无业, 在找工作; 7=无业, 没在找工作; 8=残疾) R58

13

若调查对象不是肯定的或可能的精神障碍患者，跳至第 16 页 [R82]

现病概述

(检查者判断) 最近 1 个月治疗状态   ___ R59

[1=目前住院 (包括社区治疗), 2=目前门诊, 3=自助团体, 4=目前未治疗, 8=其他 (描述: _____)] R60

若以下信息尚未知:

在最近 1 个月内，你接受过任何精神卫生服务或物质滥用的治疗吗?

若是: **是什么样的服务?**

你这次发病以来第一次到 (医院/诊所) 就诊是什么时候?

_ _ _ _ 年_ _月_ _日 R61-R63

主诉和存在问题的描述

这次是什么原因让你来这里的? (一直困扰你的主要问题是什么?)

_____ R64

若没有详细描述存在的问题:
请你更详细地跟我讲讲这方面的问题。

现病起病

这次发病是什么时候开始的? (你第一次注意到有问题了是什么时候?)

_ _ _ _ 年_ _月_ _日 R65-R67

(若月不清楚, 尽量估计; 若日不清楚, 填 "15")

若仍不清楚: **你上一次感觉还好, 即通常的状态, 是什么时候?**

新症状或复发

这是新情况, 还是原有情况复发了?

(1=新情况, 2=原有情况) ___ R68

是什么原因让你现在来求助的?

_____ R69

环境背景和可能的触发因素

当这个问题出现时, 你的生活是怎样的?

_____ R70

就在这个问题开始之前, 发生了什么事情或变化吗? [你认为这件事与你 (目前疾病) **有什么关系吗?]**

_____ R71

现病病程或恶化	
在这个问题开始后，接下来发生了什么？(有其他事情开始困扰你吗?)	_____ R72
从这个问题开始至今，你什么时候感觉最糟糕？	＿＿＿＿ 年＿ ＿月 R73, R74
	(填写最后一次出现最糟糕状况的年月)
若以下信息尚未知:	
在最近 1 年内，你什么时候感觉最槽糕？	＿＿＿＿ 年＿ ＿月 R75, R76
	(填写最后一次出现最糟糕状况的年月)
既往精神疾病治疗史	
你第一次因为精神、情绪或行为问题寻求他人帮助是什么时候？	＿＿＿＿ 年＿ ＿月 R77, R78
	(若从未求助过，全填"8"，然后跳至下一页, **R82**)
当时是什么情况？	_____ R79
你曾经因为这些问题接受过治疗吗？	(1=否, 3=是) ＿ R80
若是: **你接受过什么治疗？接受过药物治疗吗？你治疗了多久？有帮助吗？**	R81
如果有几个独立的疗程或治疗情况复杂，此处放空，在记录单第 6 页的"治疗史记录表"[本书第 17 页] 中填写。	_____

跳至下一页 [R91]"物质成瘾治疗史"

非精神障碍患者的目前和既往精神病理时段	
回顾你整个人生，你什么时候最难过？	＿＿＿＿ 年＿＿月　R82, R83
为什么？是什么样的情况？你当时有怎样的感受？	＿＿＿＿＿＿＿　R84
	＿＿＿＿＿＿＿
在你一生的任何时候，是否因精神、情绪或行为问题寻求过他人帮助？	(1=否, 3=是) ＿＿　R85
➡ *若否：跳至 R91"物质成瘾治疗史"，见下。*	
➡ *若是：* **当时是什么情况？**	＿＿＿＿＿＿＿　R86
你第一次因为精神、情绪或行为问题寻求他人帮助是什么时候？	＿＿＿＿ 年＿＿月　R87, R88
你曾经因这些问题接受过治疗吗？	(1=否, 3=是) ＿＿＿　R89
若是： **你接受过什么治疗？有过药物治疗吗？那是什么时候？**	＿＿＿＿＿＿＿　R90
如果有几个独立的疗程或治疗情况复杂，此处放空，在下一页的"治疗史记录表"中填写。	＿＿＿＿＿＿＿
	＿＿＿＿＿＿＿
物质成瘾治疗史	
你曾因为酗酒、吸毒或药物成瘾而寻求过帮助吗？	(1=否, 3=是) ＿＿＿　R91
若是： **你曾经因这些问题接受过治疗吗？**	(1=否, 3=是) ＿＿＿　R92
若是： **你接受过什么治疗？接受过药物治疗吗？那是什么时候？**	R93
如果有几个独立的疗程或治疗情况复杂，此处放空，在下一页的"治疗史记录表"中填写。	＿＿＿＿＿＿＿
	＿＿＿＿＿＿＿
你曾经参加过与心理、精神、酗酒、吸毒或药物成瘾问题有关的自助团体吗？	(1=否, 3=是) ＿＿＿　R94
若是： **因为什么问题去的？那是什么时候？**	＿＿＿＿＿＿＿　R95

精神病住院史

你曾经住过精神病院或综合医院的精神科病房吗? *(若是)* **共住过多少次?**

(若未住过, 填 "00") __ __ **次** R96

若住过: **你是因为什么问题住院的呢?**

R97

若该调查对象未充分回答这个问题, 委婉地质疑, 例如:

没有其他原因了吗? 人们通常不会因为仅仅感觉到 (疲惫/紧张/自用词) **就去看精神科。**

_____

_____

_____

治疗史记录表

就诊时间 年 / 月	描述 (症状, 触发事件)	治疗和结果	
____ / ____	_____	_____	R98—R101
____ / ____	_____	_____	R102—R105
____ / ____	_____	_____	R106—R109
____ / ____	_____	_____	R110—R113
____ / ____	_____	_____	R114—R117
____ / ____	_____	_____	R118—R121
____ / ____	_____	_____	R122—R125
____ / ____	_____	_____	R126—R129
____ / ____	_____	_____	R130—R133
____ / ____	_____	_____	R134—R137
____ / ____	_____	_____	R138—R141
____ / ____	_____	_____	R142—R145

自杀观念和计划	
你曾经希望自己死去或者希望自己可以长睡不醒吗?	(1=否, 3=是) ____ R146
➡ *若否: 跳至 R156"自杀未遂",见下。*	
➡ *若是:* **跟我讲一讲。**	R147
在最近 1 周内(包括今天),你有过这种想法吗?	(1=否, 3=是) ____ R148
➡ *若否: 跳至 R156"自杀未遂",见下。*	
➡ *若是: 检查意图。*	
在最近 1 周的任何时候,你有过自杀的强烈冲动或尝试自杀的意图吗?	(1=否, 3=是) ____ R149
若是: **跟我讲一讲。**	R150
在最近 1 周内,你想过你会怎样具体实施吗?	(1=否, 3=是) ____ R151
若是: **能告诉我你想怎么做吗?**	R152
当你想自杀时,你想过需要做什么准备吗?	(1=否, 3=是) ____ R153
若是: **你有条件这么做吗?**	(1=否, 3=是) ____ R154
跟我讲一讲。	R155
自杀未遂	
在你一生的任何时候,你尝试过自杀吗?	(1=否, 3=是) ____ R156
若否: **你曾经故意伤害过自己吗?**	(1=否, 3=是) ____ R157
若否: 跳至 R163"其他目前问题",见下页。	
你有过多少次故意自伤或自杀的行为?	__ __ 次 R158
有最严重医学后果的那次故意自伤或自杀行为是在什么时候?	__ __ __ __ 年__ __ 月 R159, R160
若仅有1次,填该次的年月;若有多次,按照需要急诊、住院或重症监护等情况确定最严重的那次。	
你当时做了什么?(能告诉我发生了什么事吗?)你在尝试结束自己的生命吗?	R161
在最近1周内(包括今天),你有过任何故意自伤或自杀的行为吗?	(1=否, 3=是) ____ R162

目前的其他问题		
在最近 1 个月内, 你在工作、家庭、人际关系或其他方面有问题吗?	(1=否, 3=是) ＿＿	R163
若有问题: **跟我讲一讲。**	＿＿＿＿＿＿＿＿＿＿＿＿＿＿＿＿＿＿＿＿	R164
在最近1个月内, 你的心情怎么样?	＿＿＿＿＿＿＿＿＿＿＿＿＿＿＿＿＿＿＿＿	R165
在最近1个月内, 你的空闲时间是怎样度过的?	＿＿＿＿＿＿＿＿＿＿＿＿＿＿＿＿＿＿＿＿	R166
在最近1个月内, 你和谁待在一起?	＿＿＿＿＿＿＿＿＿＿＿＿＿＿＿＿＿＿＿＿	R167
你是否正在服用药物、维生素、营养补充剂或天然保健补品 (除了那些你已经告诉我的)?	(1=否, 3=是) ＿＿	R168
若是: **你通常服 (药) 的量和频率怎么样? (你最近服用的量有改变吗?)**	＿＿＿＿＿＿＿＿＿＿＿＿＿＿＿＿＿＿＿＿	R169
在最近 12 个月内, 你用过任何非法的或者娱乐性的物质吗?	(1=否, 3=是) ＿＿	R170
在最近 12 个月内, 有没有超过你处方量地服用处方药、提前吃完你的处方药或非法使用处方药?	(1=否, 3=是) ＿＿	R171
你现在的身体健康状况如何, 有任何问题吗?	(1=否, 3=是) ＿＿	R172
若有: **跟我讲一讲。**	＿＿＿＿＿＿＿＿＿＿＿＿＿＿＿＿＿＿＿＿	R173
躯体疾病住院史和法律问题		
你曾经因为躯体疾病住过院吗?	(1=否, 3=是) ＿＿	R174
若是: **那是什么情况?**	＿＿＿＿＿＿＿＿＿＿＿＿＿＿＿＿＿＿＿＿	R175
在你一生的任何时候, 你有被捕、打官司或其他法律纠纷吗?	(1=否, 3=是) ＿＿	R176
若有: **那是什么情况?**	＿＿＿＿＿＿＿＿＿＿＿＿＿＿＿＿＿＿＿＿ ＿＿＿＿＿＿＿＿＿＿＿＿＿＿＿＿＿＿＿＿	R177

终身酒精使用史		
现在我想进一步询问你一生饮酒的情况。		
在你一生的任何时候, 你是否喝过酒?	(1=否, 3=是) ___	R178
	(若否, 跳至下一页 "终身非酒精物质使用史", **R191**)	
你通常喝多少酒?	_____	R179
在你一生中, 你什么时候喝得最多?	_____	R180
在那段时间:		
你喝什么酒, 啤酒、红酒、白酒或其他酒?	_____	R181
你一次会喝多少?	_____	
你多久这样喝一次?	_____	
在你一生的任何时候, 是否有一段时间喝酒给你带来了麻烦?	(1=否, 3=是) ___	R182
若是: 跟我讲一讲。	_____	R183
在你一生的任何时候, 是否有一段时间别人反对你喝酒?	(1=否, 3=是) ___	R184
若是: 跟我讲一讲。	_____	R185
在最近3个月内, 你是否喝过酒?	(1=否, 3=是) ___	R186
若是: 在最近 3 个月内有多少天喝过酒?	__ __天	R187
在这些天里, 喝什么酒, 每天喝多少?	_____	R188
你通常是独自喝还是有别人在场时喝?	(1=独自, 2=有他人在场) ___	R189
若有别人在场: 通常有谁在场?	_____	R190

终身非酒精物质使用史	现在我想询问你一生中毒品和药物的使用情况。				
若调查对象在评估中断然否认一生中使用过毒品或精神活性物质，跳至扫描模块。否则继续物质评估。	**名称和使用情况**: 对每个类别的每种毒品或药物，请根据<u>下页</u>大方框中的问题提供名称并描述使用情况。	**终身**: 若在<u>任何 1 年</u>（除了最近 1 年）内使用了毒品 6 次以上，或者可能存在处方药或非处方药的滥用，圈"3"，否则圈"1"。		**最近 1 年**: 若在最近 1 年内使用了毒品 6 次以上，或者可能存在处方药或非处方药的滥用，圈"3"，否则圈"1"。	
[镇静剂、催眠药或抗焦虑药] **你是否曾经服用过让你镇静、帮你放松或助你睡眠的药物？** (例如，安定、阿普唑仑、劳拉西泮、氯硝西泮、唑吡坦、扎莱普隆或佐匹克隆之类的药物?)	名称: _____ 使用情况: _____ _____ _____	1	3	1　　3	R191—R193 R194
[大麻] **你是否曾经使用过大麻** [例如，"罐子"(pot)、"青草"(grass)、"大麻"(weed)]，**哈希什** ["印度大麻"(hash)]，**四氢大麻酚，K2 或"香料"**(spice)?	名称: _____ 使用情况: _____ _____ _____	1	3	1　　3	R195—R197 R198
[兴奋剂] **你是否曾经使用过兴奋剂或"嗨药"**(upper) **来增加精力、保持清醒、减肥或集中注意力？** [例如，快速丸、甲基苯丙胺、冰毒、"曲柄"(crank)、哌甲酯(利他林)、右旋苯丙胺、苯丙胺(阿得拉)、或处方减肥药之类的药物] **可卡因或"快克"**(crack) **呢？**	名称: _____ 使用情况: _____ _____ _____	1	3	1　　3	R199—R201 R202
[阿片类物质] **你是否曾经使用过海洛因或美沙酮？处方镇痛药？** [例如，吗啡、可待因、扑热息痛、复方羟可酮、奥施康定、羟考酮(泰勒宁)、维柯丁、氨酚氢可酮片、氢可酮、赛宝松或丁丙诺啡之类的药物?]	名称: _____ 使用情况: _____ _____ _____	1	3	1　　3	R203—R205 R20G
[苯环利定及相关物质] **你是否曾经使用过苯环利定** ["天使粉"(angel dust)、"迷幻毒品"(peace pill)] **或氯胺酮** [K 粉、"特别 K"(Special K) 或"维生素 K"(Vitamin K)]?	名称: _____ 使用情况: _____ _____ _____	1	3	1　　3	R207—R209 R210

	名称和使用情况	终身		最近 1 年		
[其他致幻剂] **你是否曾经为了达到幻觉状态** (trip) **或增强感觉而使用药物?** {例如, 二乙麦角酰胺 [LSD]、"酸" [acid]、佩奥特碱、麦司卡林、"梦幻蘑菇" [mushrooms]、裸盖菇素、摇头丸 [亚甲二氧甲基苯丙胺或 "莫利" (molly)]、浴盐、二甲基色胺或其他迷幻剂类药物?}	名称: _____ 使用情况: _____ _____ _____	1	3	1	3	R211–R213 R214
[吸入剂] **你是否曾经用过胶、油漆、修正液、汽油或其他吸入剂以上头?** *注: 一氧化二氮、戊烷异丁酯、丁烷异丁酯和亚硝酸异丁酯均不是吸入剂, 故被归类为其他 (或未知) 物质使用障碍 (见下)。*	名称: _____ 使用情况: _____ _____ _____	1	3	1	3	R215–R217 R218
[其他或未知] **你是否曾经用过其他影响精神的物质?** {例如, 促蛋白合成类固醇, 一氧化二氮 [笑气, "轻型战车" (whippets)], 亚硝酸盐 [亚硝酸异戊酯、亚硝酸丁酯、"爆竹" (poppers) 或 "磕头虫" (snappers)], 减肥药 (芬特明), 或者治疗过敏、感冒、咳嗽或失眠的非处方药? }	名称: _____ 使用情况: _____ _____ _____	1	3	1	3	R219–R221 R222

在询问毒品和药物使用的过程中, 若调查对象承认使用过某种物质需要用以下问题跟进:

你一生之中什么时候使用 (物质) **最多? 这段时间持续多久? 当时使用的频率和量如何?**

你曾经有过一段时间使用 (物质) **给你带来麻烦吗?** *(若是)* **在最近 12 个月内有吗?**

你曾经有过一段时间别人反对你使用 (物质) **吗?** *(若是)* **在最近 12 个月内有吗?**

→ *若是非法或娱乐性物质:*
   你曾经在任何长为 12 个月的时间段中至少用了 (物质) **6 次吗?** *(若是)* **在最近 12 个月内有吗?**

→ *若是处方药:*
   你对 (处方药) **上瘾或有依赖了吗? 你曾经使用的量比处方的量要大、提前用完或频繁地看多名医生以保证你不会断药吗?** *(若是)* **在最近 12 个月内有吗?**

→ *若是非处方药或未知的药物:*
   你对 (非处方药) **上瘾或有依赖了吗? 你曾经使用的量比指导剂量要大吗?** *(若是)* **在最近 12 个月内有吗?**

扫　描

若检查者决定不使用扫描模块，跳至记录单第 15 页[MMSE]

	将扫描结果转抄至各模块相应障碍的条目
注: 在完成扫描模块后，将其结果转抄至记录单中其他模块的相应条目。若调查不包含可选择障碍的诊断，扫描时可忽略加底纹的问题。 **现在我想初步了解你可能经历过的问题。之后，我们会详细讨论。**	
1. **在你一生的任何时候，你是否有过"惊恐发作"，就是说突然感到极度害怕或焦虑，或者突然出现许多躯体症状?** *(扫描惊恐发作)*	**1** 在 F3 圈 "1" — **3** 在 F3 圈 "3" — S1
2. **在你一生的任何时候，你是否有非常担心或害怕的场合，例如，一个人出门、处于人群中、去商店、排队、乘坐公共汽车或火车等?** *(扫描广场恐惧症)*	**1** 在 F58 圈 "1" — **3** 在 F58 圈 "3" — S2
3. **在你一生的任何时候，你是否在社交场合特别紧张或焦虑，例如，和别人对话或与不熟悉的人见面?** *(扫描社交焦虑障碍)*	**1** 在 F83 圈 "1" — **3** 在 F83 圈 "3" — S3
4. **在你一生的任何时候，当有别人在场时，你是否害怕做某些事情或做起来非常不自在，例如，说话、吃东西、写字或使用公共卫生间?** *(扫描社交焦虑障碍)*	**1** 在 F84 圈 "1" — **3** 在 F84 圈 "3" — S4
5. **在你一生的任何时候，是否有其他事情让你感到特别焦虑或害怕，例如，乘飞机、见到血、打针、在高处、处于封闭空间、看见某种动物或昆虫?** *(扫描特定恐惧症)*	**1** 在 F116 圈 "1" — **3** 在 F116 圈 "3" — S5
6. **在最近几个月内，你是否很多时候感到焦虑和担心?** *(扫描目前广泛性焦虑障碍)*	**1** 在 F141 圈 "1" — **3** 在 F141 圈 "3" — S6
7. **在最近6个月之前的任何时候，你是否在一段持续了至少几个月的时间里很多时候感到焦虑和担心?** *(扫描既往广泛性焦虑障碍)*	**1** 在 F166 圈 "1" — **3** 在 F166 圈 "3" — S7

?=资料不足　　　1=无或否　　　2=阈下　　　3=阈上或是　　　23

问题		
8. [可选障碍] **在最近6个月内, 从 (6个月前) 至今, 你是否特别担心与你依恋的人分开, 例如, 你的父母、孩子或伴侣?** *(扫描目前分离焦虑障碍)*	**1** 在 F192 圈 "1"	**3** 在 F192 圈 "3"	S8
9. **在你一生的任何时候, 你是否被一些想法困扰, 即使你不愿去想, 但它们还是不断出现, 例如, 反复想到暴露于细菌或尘土, 或需要所有的东西以特定的方式排列起来?** *(扫描强迫症的强迫思维)*	**1** 在 G3 圈 "1"	**3** 在 G3 圈 "3"	S9
10. **在你一生的任何时候, 是否有一些你并不希望的画面突然出现在你的大脑里, 例如, 暴力或恐怖的场景, 或者与性相关的事情?** *(扫描强迫症的强迫思维)*	**1** 在 G4 圈 "1"	**3** 在 G4 圈 "3"	S10
11. **在你一生的任何时候, 你是否反复有做某些事的冲动, 即使你不愿去想, 但这些冲动还是不断出现, 例如, 去伤害一个你爱的人的冲动?** *(扫描强迫症的强迫思维)*	**1** 在 G5 圈 "1"	**3** 在 G5 圈 "3"	S11
12. **在你一生的任何时候, 你是否控制不住地反反复复去做某件事情, 例如, 反复洗手、一遍遍重复地做某件事直到 "感觉对了"、计数到某个具体数目或反复检查某件事直到确保自己做对了?** *(扫描强迫症的强迫行为)*	**1** 在 G11 圈 "1"	**3** 在 G11 圈 "3"	S12
13. [可选障碍] **在你一生的任何时候, 你是否觉得很难扔掉、出售或送出东西?** *(扫描囤积障碍)*	**1** 在 G38 圈 "1"	**3** 在 G38 圈 "3"	S13
14. [可选障碍] **在你一生的任何时候, 你是否非常担心你的外貌或者身体的一个或多个部位看起来有缺陷?** *(扫描躯体变形障碍)*	**1** 在 G61 圈 "1"	**3** 在 G61 圈 "3"	S14
15. [可选障碍] **在你一生的任何时候, 你是否反复拔掉身体上某些部位的毛发, 但并非为了美容?** *(扫描拔毛癖)*	**1** 在 G79 圈 "1"	**3** 在 G79 圈 "3"	S15

?=资料不足   1=无或否   2=阈下   3=阈上或是

16. [可选障碍] 在你一生的任何时候，你是否用指甲、镊子、大头针或其他物品反复搔抓自己的皮肤？ *(扫描抓痕障碍)*	**1** 在 G98 圈 "1"	**3** 在 G98 圈 "3"	S16
17. [可选障碍] 在最近3个月内，从 (3个月前) 至今，缺少良好的睡眠或感觉休息不好是你一个特别关注的问题吗？ *(扫描目前失眠障碍)*	**1** 在 H4 圈 "1"	**3** 在 H4 圈 "3"	S17
18. [可选障碍] 在最近3个月内，从 (3个月前) 至今，你是否在好多天里，尽管每天睡了至少7个小时，仍觉得困倦？ *(扫描目前嗜睡障碍)*	**1** 在 H30 圈 "1"	**3** 在 H30 圈 "3"	S18
19. 在你一生的任何时候，是否有段时间，你的体重比别人认为你应该有的体重要轻很多？ *(扫描神经性厌食)*	**1** 在 I3 圈 "1"	**3** 在 I3 圈 "3"	S19
20. 在你一生的任何时候，你有过暴食吗，也就是，有时候你忍不住吃大量的食物或一旦开始吃就停不下来？ *(扫描神经性贪食和暴食障碍中的暴食)*	**1** 在 I19 圈 "1"	**3** 在 I19 圈 "3"	S20
21. [可选障碍] 在最近1个月内，从 (1个月前) 至今，你是否对食物失去兴趣或经常忘记吃东西？ *(扫描目前回避性/限制性摄食障碍)*	**1** 在 I66 圈 "1"	**3** 在 I66 圈 "3"	S21
22. [可选障碍] 在最近1个月内，从 (1个月前) 至今，你是否因为食物的样子或口感而避免吃很多不同的食物？ *(扫描目前回避性/限制性摄食障碍)*	**1** 在 I67 圈 "1"	**3** 在 I67 圈 "3"	S22
23. [可选障碍] 在最近1个月内，从 (1个月前) 至今，你是否因害怕无法吞咽或你会噎住、反胃或呕吐而回避吃很多不同的食物？ *(扫描目前回避性/限制性摄食障碍)*	**1** 在 I68 圈 "1"	**3** 在 I68 圈 "3"	S23
24. [可选障碍] 在最近6个月内，从 (6个月前) 至今，你有受到任何躯体症状的困扰吗？ *(扫描目前躯体症状障碍)*	**1** 在 J4 圈 "1"	**3** 在 J4 圈 "3"	S24

?=资料不足　　1=无或否　　2=阈下　　3=阈上或是

问题	1	3	
25. [可选障碍] **在最近6个月内, 从** (6个月前) **至今, 你是否花了很多时间去想自己得了或会得上某种严重的疾病?** *(扫描目前疾病焦虑障碍)*	**1** 在 J19 圈 "1"	**3** 在 J19 圈 "3"	S25
26. **在最近几年内, 你是否经常容易分心或做事杂乱无章?** *(扫描目前注意缺陷/多动障碍的注意缺陷)*	**1** 在 K3 圈 "1"	**3** 在 K3 圈 "3"	S26
27. **在最近几年内, 你是否经常很难静坐或等待轮到你?** *(扫描目前注意缺陷/多动障碍的多动/冲动)*	**1** 在 K4 圈 "1"	**3** 在 K4 圈 "3"	S27
28. [可选障碍] **在最近12个月内, 从** (1年前) **至今, 你是否经常控制不了脾气, 最后导致你大喊大叫或与别人争吵?** *(扫描目前间歇性爆发性障碍)*	**1** 在 K37 圈 "1"	**3** 在 K37 圈 "3"	S28
29. [可选障碍] **在最近12个月内, 从** (1年前) **至今, 你是否发脾气以致你推、打、踢或将东西扔向别人或动物, 或者损坏了别人的财产?** *(扫描目前间歇性爆发性障碍)*	**1** 在 K38 圈 "1"	**3** 在 K38 圈 "3"	S29
30. [可选障碍] **在最近12个月内, 从** (1年前) **至今, 你是否经常赌博或买彩票?** *(扫描目前赌博障碍)*	**1** 在 K55 圈 "1"	**3** 在 K55 圈 "3"	S30

A. 心境发作

A

注: 这一模块主要评估目前和既往心境发作、环性心境障碍、持续性抑郁障碍（心境恶劣）以及经前期烦躁障碍。双相 I 型障碍、双相 II 型障碍、其他特定/未特定双相及相关障碍、重性抑郁障碍以及其他特定/未特定抑郁障碍在 D 模块进行诊断。

目前重性抑郁发作	重性抑郁发作标准 见 DSM-5 中文版第 121—122 页	
现在, 我将继续问你一些有关你情绪的问题。	A. 在同一个 2 周时期内, 出现 5 个或以上的下列症状, 表现出与先前功能相比有变化, 其中至少 1 项是 (1) 心境抑郁或者 (2) 丧失兴趣或愉悦感。	
在最近 1 个月内, 从 (1 个月前) 至今, 你有没有一段时间<u>几乎每天大部分时间</u>都感到抑郁或情绪低落? (有人说你看起来悲伤、情绪低落或抑郁吗?) 　*若否:* **你有没有几乎每天大部分时间都感到悲伤、空虚或毫无希望?** *若上述两个问题任一回答为"是":* 　**情况是怎样的? 几乎每天吗? 持续了多久? (有 2 周吗?)**	1. 几乎每天的大部分时间都心境抑郁, 既可以是主观的报告 (例如, 感到悲伤、空虚、无望), 也可以是他人的观察 (例如, 表现为流泪)。**注:** 儿童和青少年, 可能表现为心境易激惹。	? 　1 　2 　3　 A1
▶ *若上一条目编码为"3":* 　**在这段时间内, 对于平日所喜欢的事情, 你的兴趣或愉快感是否明显减少了? (情况是怎样的? 请给我些例子。)** ▶ *若上一条目未编码为"3":* 　**从 (1 个月前) 至今, 你有没有一段时间对于平日所喜欢的事情, 兴趣或愉快感明显减少了? (情况是怎样的? 请给我些例子。)** *若上述两个问题任一回答为"是":* 　**几乎每天吗? 持续了多久? (有 2 周吗?)**	2. 每天或几乎每天的大部分时间, 对于所有或几乎所有的活动兴趣或愉悦感都明显减少 (既可以是主观体验, 也可以是观察所见)。	? 　1 　2 　3　 A2 如果条目 **A1** 和 **A2** 均编码为"1", 跳至 ***既往重性抑郁发作* A.15**

若以下信息尚未知: **从** (1 个月前) **至今, 连续哪 2 周你觉得自己的情况最糟糕?** 以下问题着重于最近 1 个月内情况最差的 2 周 (若整个月的抑郁程度差不多, 关注最近 2 周)。		
	注: 评估下列条目时, 若症状明显是由于一般躯体疾病所致, 编码为 "1" (例如, 由于严重背痛造成的失眠)。	

在 (这 2 周) **内**……

……**你的食欲如何?(和你平时的食欲相比怎样? 你有没有强迫自己吃东西?) 吃得比平时多还是少? 几乎每天吗? 你的体重有无变化?** *若是:* **(减少/增加) 了多少? 你是否曾有意地 (减少/增加) 你的体重?**	3. 在未节食的情况下明显的体重减轻或增加 (例如, 1 个月内体重变化超过原体重的 5%) 或者几乎每天食欲都有减退或增加。**注**: 儿童则可表现为未达到应增体重。 **检查是否有**:	?	1	2	3	A3
	体重减轻或食欲减退		1		3	A4
	体重增加或食欲增加		1		3	A5
……**你的睡眠如何?(有入睡困难、觉醒频繁、维持睡眠困难、早醒或睡眠过多吗?) 几乎每晚吗?** **你每天包括打盹在内能睡几个小时? 几乎每天吗? 在你 (抑郁/自用词) 以前通常能睡几个小时?**	4. 几乎每天都失眠或睡眠过多。 **检查是否有**:	?	1	2	3	A6
	失眠		1		3	A7
	睡眠过多		1		3	A8
……**你是否感到烦躁不安以至于不能静坐?** ……**是否有相反的情况——讲话或行动比你平时慢, 就像你在糖浆或泥泞中行走一样?** *若存在上述情况之一:* **严重到其他人也注意到了吗? 他们注意到了什么? 几乎每天吗?**	5. 几乎每天都有精神运动性激越或迟滞 (他人可以看得出来, 而不仅仅是主观体验到的坐立不安或变得迟钝)。 *注: 参考调查对象在访谈期间的行为。* **检查是否有**:	?	1	2	3	A9
	精神运动性激越		1		3	A10
	精神运动性迟滞		1		3	A11

A

在 (最差的 2 周) 内……								
……**你的精力如何?** (**一直感觉疲倦吗? 几乎每天吗?**)	6. 几乎每天都疲劳或精力不足。	?	1	2	3			A12
……**你是否感到自己没有价值?** ……**你是否对自己做过的或没做过的事情感到内疚?** 　*若是:* **是什么事呢?** (**这仅仅因为你生病了不能处理事情吗?**)	7. 几乎每天都感到自己没有价值, 或者过分地、不适当地感到内疚, 这些感受可以达到妄想的程度。(若仅仅是因为患病而自责或内疚, 则不符合该标准。)	?	1	2	3			A13
若上述问题任一回答为 "是": **几乎每天吗?**	***检查是否有:*** 　无价值感 　不适当内疚感		1 1		3 3			A14 A15
……**你有思考或集中注意力方面的问题吗? 你是否对日常事务难以做出决定?** (**这个问题在哪些方面对你构成干扰?**) **几乎每天吗?**	8. 几乎每天都存在思考能力的下降、注意力不能集中或犹豫不决 (既可以是主观的陈述, 也可以是他人的观察)。	?	1	2	3			A16
……**事情是否糟糕到以致你常常想到死或觉得也许死了更好? 你想到过结束自己的生命吗?** 　*若是:* **你做过相关的事情吗?** (**你做了什么? 你制定了具体的计划吗? 你采取过什么行动准备去实施它吗? 你实际尝试过自杀吗?**)	9. 反复出现死亡的想法 (而不仅仅是害怕死亡), 反复出现没有具体计划的自杀观念, 自杀未遂或实施自杀的具体计划。 *注: 无自杀意图的自伤, 编码为 "1"。*	?	1	2	3			A17
	检查是否有: 　自己死亡的想法 　自杀观念 　具体计划 　自杀未遂		1 1 1 1		3 3 3 3			A18 A19 A20 A21
	注: 临床工作者需对目前的自杀意念、计划或行为进行全面评估并且在必要时采取措施。							

A

[*注*: 如果上述编码为"?"或"2"的条目改为"3"后可能达到5项，则需重新核对这些条目。若**A1**和**A2**均未编码为"3"，也需重新核对这两项。]	上述标准 A 的 9 个症状中至少 5 项编码为"3"，且其中 1 项必须是 **A1** 或 **A2**。	1 跳至 *既往重性抑郁发作* A.15	3	A22
若以下信息尚未知: 　(抑郁症状) **对你的生活有什么影响?** *根据需要询问以下问题来评估标准 B:* (抑郁症状) **对你与他人的关系或者交流有什么影响?(有没有导致你与家人、恋爱对象及朋友的关系出现问题?)** (抑郁症状) **对你的工作/学习有什么影响?[你工作/学习的考勤怎么样?(抑郁症状) 有没有使你完成工作/学习更加困难?有没有影响你工作/课堂作业的质量?]** (抑郁症状) **对你处理家中事情的能力有什么影响?对日常小事，例如，穿衣服、洗澡或者刷牙有什么影响?对你参与那些你认为重要的事情有什么影响，例如，宗教活动、体育锻炼或者兴趣爱好?你会因为感觉做不到一些事就避免去做它吗?** (抑郁症状) **有没有影响到你生活的其他重要方面?** *若抑郁症状并未影响到生活:* 　(抑郁症状) **给你造成了多大程度的困扰或烦恼?**	B. 这些症状引起有临床意义的痛苦，或者导致社交、职业或其他重要功能的损害。	?　1 跳至 *既往重性抑郁发作* A.15	3	A23

A

若以下信息尚未知:

这段时间的（抑郁/自用词）**是什么时候开始的?**

在这种情况开始之前不久，你有躯体疾病吗?

若是: **医生怎么说?**

只有在必要时询问以下问题，用来排除其他躯体疾病所致的病因。

当（一般躯体疾病）**开始后,** (抑郁症状) **有变化吗? 只是在**（一般躯体疾病）**开始后,** (抑郁症状) **才出现或明显加重吗? 在**（一般躯体疾病）**开始多久之后,** (抑郁症状) **开始出现或明显加重的?**

若一般躯体疾病已缓解:

当（一般躯体疾病）**好转后,** (抑郁症状) **也有所好转吗?**

C. [原发性抑郁发作]

1. 这次发作不能归因于其他躯体疾病（例如，甲状腺功能减退症）的生理效应。

如果病史、体格检查或实验室发现的证据表明，这次紊乱是其他躯体疾病的直接生理学后果，而且这次紊乱不能用其他精神障碍来更好地解释，该条目应编码为 "1"。

病因学上的一般躯体疾病包括: 卒中、亨廷顿舞蹈症、帕金森病、创伤性脑损伤、库欣病、甲状腺功能减退症、多发性硬化、系统性红斑狼疮。

注: 应考虑以下因素, 若存在, 则支持一般躯体疾病是抑郁症状的病因。

(1) 文献证据表明该种一般躯体疾病与抑郁症状有确切的相关性。(参考上述病因学上的一般躯体疾病的清单。)

(2) 抑郁症状的病程和该种一般躯体疾病的病程之间存在紧密的时间关系。

(3) 抑郁症状以异乎寻常的特征为特点 (例如，起病年龄晚)。

(4) 缺乏其他解释 (例如，抑郁症状是对诊断有一般躯体疾病的心理应激反应)。

?	1	3	A24
接下页	接下页		

由于其他躯体疾病所致的抑郁障碍

一般躯体疾病名称＿＿＿＿＿＿＿＿＿＿＿＿＿＿＿＿＿＿　A25

标明该次发作的特征 (填写 1—3):　　　　　＿＿　A26
　　1) **伴抑郁特征:** 不完全符合重性抑郁发作的诊断标准。
　　2) **伴重性抑郁样发作:** 完全符合重性抑郁发作的诊断标准 (除诊断标准 C 外)。
　　3) **伴混合特征:** 目前还存在躁狂或轻躁狂症状, 但在临床表现中不占主导地位。

跳至 ***既往重性抑郁发作*** A.15

A

在这种情况开始之前不久，你服用药或者有喝酒或使用毒品的习惯吗？

若是： **那时你是否已经开始使用** (物质/药物) **或者刚刚停用或减量？**

当你开始出现 (抑郁症状) **的时候，你使用多少** (物质/药物)？

只有在必要时询问以下问题，用来排除非物质所致的病因。

若以下信息尚未知:
哪个在前，使用 (物质/药物) **还是** (抑郁症状)？

若以下信息尚未知:
你是否有一段时间停用 (物质/药物)？

若是： **在你停止使用** (物质/药物) **后，你的** (抑郁症状) **是否消失或有所改善？**

若是： **停用后多久才有所改善？这些症状在停用后 1 个月内消失了吗？**

若以下信息尚未知:
你是否有其他 (抑郁症状) **的发作？**

若是： **有多少次？在那些时候，你有没有使用** (物质/药物)？

2. 这次发作不能归因于某种物质 (例如，毒品) 或药物的生理效应。

如果病史、体格检查或实验室的证据显示这次紊乱出现在下列物质中毒或戒断或者接触下列药物的期间或不久后，则编码为"1"。

病因学上的物质/药物包括: 在中毒期间起病的物质 (苯环利定、其他致幻剂、吸入剂)，在中毒或戒断期间起病的物质 (酒精、镇静剂、催眠药、抗焦虑药、阿片类物质、苯丙胺和其他兴奋剂、可卡因)，抗病毒药 (依法韦仑)，心血管药 (可乐定、胍乙啶、甲基多巴、利血平)，维甲酸衍生物 (异维 A 酸)，抗抑郁药，抗癫痫药，抗偏头痛药 (曲坦类)，抗精神病药，激素类药 (皮质类固醇、口服避孕药、促性腺激素释放激素激动剂、他莫昔芬)，戒烟药 (伐尼克兰)，和免疫药物 (干扰素)。

注: 应考虑以下3 个因素，若存在任意一条，则不支持物质/药物是抑郁症状的病因，编码为"3"；若每条都不符合，编码为"1" (表明由物质/药物所致)。

(1) 症状出现在开始使用物质/药物之前。

(2) 在急性戒断或重度中毒结束之后，症状仍持续足够长的时间 (例如，约 1 个月)。

(3) 有其他证据表明该次发作为独立的、非物质/药物所致的抑郁障碍 (例如，有反复出现的与非物质/药物相关的发作病史)。

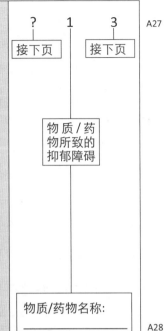

?   1   3   A27

接下页   接下页

物质 / 药物所致的抑郁障碍

物质/药物名称:
_____   A28

标明该次心境的发生背景
(填写 1—3): ___   A29
1) 于中毒期间起病
2) 于戒断期间起病
3) 于非中毒性使用后起病

跳至 *既往重性抑郁发作* A.15

	[A24] 和 [A27] 是否均编码为 "3"？ *注：此处编码为"1"的抑郁发作无法肯定是否由一般躯体疾病或物质/药物所致，因此应该在 D.11 **其他特定/未特定抑郁障碍** 予以考虑。*	 　1　　　　3　　　　A30 跳至　*　　　原发性抑 **既往重**　　　郁发作 **性抑郁** **发作** *　　　目前重性 A.15　　　　抑郁发作
若以下信息尚未知： **你这次（抑郁/**自用词**）是从什么时候开始的？**	本次抑郁发作开始的年月。	＿＿＿＿**年**　A31 ＿＿**月**　A32
你一生中共有多少次独立的（抑郁/自用词**），每次持续至少 2 周，几乎每天都有你刚刚描述的一些症状，例如**（最严重发作的症状）**？**	重性抑郁发作的总次数，包括这次发作（若发作次数太多无法计数或者不能清楚计数，则编码为"99"）。	＿　＿　**次**　A33

> ## 若不需要评估目前重性抑郁发作的标注，跳至 A.23 [A134]
> 抑郁障碍的标注见 DSM-5 中文版第 177—180 页

伴焦虑痛苦	**焦虑痛苦标注标准**	
注：该标注的时间范围是目前抑郁发作的整个病程，而不是最近 1 个月内 2 周的时期。 *若以下信息尚未知：* **这段时间的（抑郁/**自用词**）是什么时候开始的？** **从那时到现在，在你感到（抑郁/**自用词**）的大多数日子里，是否还……**	 在目前重性抑郁发作的大多数日子里，存在下列症状中的至少 2 项。	
……感到激动或紧张？（是大多数日子吗？）	1. 感到激动或紧张。	?　1　2　3　A34
……感到异常的坐立不安？（是大多数日子吗？）	2. 感到异常的坐立不安。	?　1　2　3　A35

A

从那时到现在，在你感到（抑郁/自用词）的大多数日子里，是否还……					
……**因为有事情担心而难以集中注意力?（是大多数日子吗?）**	3. 因担心而难以集中注意力。	? 1 2 3			A36
……**害怕可能会发生可怕的事?（是大多数日子吗?）**	4. 害怕可能发生可怕的事情。	? 1 2 3			A37
……**感觉你会无法控制自己的焦虑或担心?（是大多数日子吗?）**	5. 感觉对焦虑或担心可能会失去自我控制。	? 1 2 3			A38

	至少 2 项编码为"3"。	1	3	A39
[*注*: 如果在上述编码为"?"或"2"的条目改为"3"时才可能达到 2 项, 则需重新核对这些条目。]		跳至 ***伴围产期起病*** **A41**, 见下	伴焦虑痛苦; 在 **A40** 标明目前的严重程度	

标明目前的<u>严重程度</u>（填写 1—4）:			A40
若上述症状有 4 项或 5 项编码为"3"，在评估该条目过程中为鉴别是否伴有运动性激越, 可问: **在你感到焦虑的那些日子里，你是否也有不停地走来走去、动个不停或无法静坐?**	1) **轻度**: 2 个症状。 2) **中度**: 3 个症状。 3) **中-重度**: 4 或 5 个症状, 不伴运动性激越。 4) **重度**: 4 或 5 个症状, 伴运动性激越。		

伴围产期起病	**围产期起病标注标准**			
若以下信息尚未知: **你这次的**（抑郁症状）**什么时候开始的?**	心境症状起病发生在怀孕期间或产后 4 周内。	1	3	A41
		跳至 ***伴混合特征***, 接下页	伴围产期起病; 在 **A42** 标明起病时期	
标明<u>起病时期</u>（填写 1, 2）:	1) **孕期起病。** 2) **产后 4 周内起病。**		___	A42

A

伴混合特征	混合特征标注标准					
注: 这些问题的时间范围是目前抑郁发作的整个病程, 而不是最近 1 个月内 2 周的时期。 *若以下信息尚未知:* **这段时间的 (抑郁/自用词) 是什么时候开始的?**						
在你感到抑郁的大多数日子里……	A. 在目前抑郁发作的大多数日子里, 存在下列躁狂/轻躁狂症状中的至少 3 项:					
……你是否也感觉心境高涨, 以致你觉得高兴过了头? (是大多数日子吗?)	1. 心境高涨、膨胀。	?	1	2	3	A43
……你是否也感觉比平时更自信或觉得自己有特殊的力量或能力? 你觉得自己比别人聪明得多或好得多吗? (是大多数日子吗?)	2. 自我评价过高或夸大。	?	1	2	3	A44
……你是否比平时更健谈或感觉自己说话停不下来? (是大多数日子吗?)	3. 比平时更健谈或有持续讲话的压力感。	?	1	2	3	A45
……你有思维像在头脑中赛跑一样吗? (情况是怎样的? 是大多数日子吗?)	4. 意念飘忽或思维奔逸的主观感受。	?	1	2	3	A46
……你是否感觉特别有精力、有成效或忙碌? (你如此活跃以至于你的朋友或家人为你担心吗? 你做了什么? 是大多数日子吗?)	5. 精力旺盛或目标导向的活动增多 (社交的, 工作或学习的, 或性活动的)。	?	1	2	3	A47
……你是否做了一些可能给你或你的家人带来麻烦的事? (买一些你不需要或负担不起的东西? 会给你带来麻烦的性行为? 鲁莽地开车? 你是否做了冒险或冲动的商业投资, 或者参与了你通常不会参与的商业计划? 是大多数日子吗?)	6. 增加或过度地参与那些很可能带来痛苦后果的高风险活动 (例如, 无节制的购物、轻率的性行为或愚蠢的商业投资)。	?	1	2	3	A48

?=资料不足   1=无或否   2=阈下   3=阈上或是

在那时，你的睡眠需要较平时有所减少吗？（你睡多长时间？是大多数日子吗？）	7. 睡眠的需求减少（与失眠不同，尽管睡眠比平时少，但是仍感觉休息好了）。	? 1 2 3	A49
[注: 如果在上述编码为"?"或"2"的条目改为"3"时才可能达到3项，则需重新核对这些条目。]	至少3个条目编码为"3"。	1　　　3 跳至 *伴紧张症* 见下	A50
若以下信息尚未知: **别人注意到了你的**（编码为"3"的症状）**吗?**（编码为"3"的症状）**是否不同于你平常的行为?**	B. 混合症状代表着与个体平常行为不同的改变，且能够被他人观察到。 注: 有意省略标准C。	? 1 2 3 跳至 *伴紧张症* 见下	A51
	D. 混合症状并非归因于某种物质（例如，毒品）、药物或其他治疗的生理效应。	? 1　　3 伴混合特征 继续下一项	A52

伴紧张症	**紧张症标注标准**	
	A. [以下至少3项症状在目前重性抑郁发作的大多数日子里存在]。 注: 为方便评估，标准已被重新组合。	
以下6个条目依据观察和知情人的报告进行评估 [参考以往记录和其他观察者（家人和其他治疗人员）提供的资料]。	1. **木僵**（即无精神运动性活动; 不主动与环境联系）。 若存在，描述: _____	? 1 2 3　A53 A54
	2. **扮鬼脸**（即与情境无关的奇怪的且不合时宜的面部表情)。 若存在，描述: _____	? 1 2 3　A55 A56
	3. **装相**（即奇怪地、矫揉造作地模仿正常的行为）。 若存在，描述: _____	? 1 2 3　A57 A58

	4. **作态** (即自发地、主动地维持对抗重力的姿势)。	? 1 2 3	A59	
	若存在,描述:＿＿＿＿＿＿＿		A60	
	5. **非外界刺激导致的激越。**	? 1 2 3	A61	
	若存在,描述:＿＿＿＿＿＿＿		A62	
	6. **刻板行为** (即重复的、异常频繁的、非目标导向的运动)。	? 1 2 3	A63	
	若存在,描述:＿＿＿＿＿＿＿		A64	
以下 3 个条目可在<u>访谈期间</u>评估或通过知情者提供的信息评估。	7. **缄默** (即没有或几乎没有言语反应,已确诊失语症除外)。	? 1 2 3	A65	
	若存在,描述:＿＿＿＿＿＿＿		A66	
	8. **模仿言语** (即模仿他人的言语)。	? 1 2 3	A67	
	若存在,描述:＿＿＿＿＿＿＿		A68	
	9. **违拗** (即对指令或外部刺激抗拒或没有反应)。	? 1 2 3	A69	
	若存在,描述:＿＿＿＿＿＿＿		A70	
以下 3 个条目可通过<u>体检</u>或知情者提供的信息评估。	10. **模仿动作** (即模仿他人的动作)。	? 1 2 3	A71	
	若存在,描述:＿＿＿＿＿＿＿		A72	
	11. **僵住** (即对检查者改变姿势不产生阻力,在检查者松开手后保持对抗重力的姿势)。	? 1 2 3	A73	
	若存在,描述:＿＿＿＿＿＿＿		A74	
	12. **蜡样屈曲** [即对检查者改变姿势产生均匀且轻微的阻力(类似于软蜡棒的弯曲),在检查者松开手后保持对抗重力的姿势]。	? 1 2 3	A75	
	若存在,描述:＿＿＿＿＿＿＿		A76	
[**注**: 如果在上述编码为 "?" 或 "2" 的条目改为 "3" 时才可能达到 3 项, 则需重新核对这些条目。]	至少 3 个标准 A 的症状编码为 "3",并且在目前重性抑郁发作的大多数日子里存在。	1 3 ⎡伴紧张症⎤	A77	

?=资料不足　　1=无或否　　2=阈下　　3=阈上或是

伴忧郁特征	忧郁特征标注标准					
若以下信息尚未知: 　　在 (这次发作期间), **你什么时候感觉最差?**	*注: 确认最严重的时段时, 要考虑整个目前发作, 而不是最近1 个月中2 周的时期。*					
在你感觉最差的那段时间里……	A. 在目前发作最严重的疾病期内, 存在下列情况之一:					
若以下信息尚未知: 　　**……你对所有事情都完全失去了兴趣或愉快感吗?** 　　**……如果你遇到一些好事或有人试着让你高兴起来, 你会不会至少有一段时间感觉好些?**	1. 对全部或几乎全部的活动失去愉悦感。	?	1	2	3	A78
	2. 对于平常的快乐刺激源失去反应 (当好事情发生时, 也感觉不到改善, 哪怕是暂时的)。 若A78 和A79 均编码为 "1", 跳至 *非典型特征* A.13	?	1	2	3	A79
	B. 存在下列至少3 项症状:					
在你感觉最差的那段时间里…… 　　**……你是否感觉极其沮丧、绝望、郁闷或内心空虚?** 　　*若是:* **这是否与你经历了严重不幸事件后的那类感觉不同? 跟我讲一讲。**	1.以明显的极度沮丧、绝望、郁闷或空虚为特征的特殊抑郁心境。 若存在, 描述:＿＿＿＿＿＿	?	1	2	3	A80 A81
……你是否常常在早晨感觉比在其他时间更糟一些?	2. 抑郁通常在早晨更严重。	?	1	2	3	A82
若以下信息尚未知: 　　**你早晨几点钟醒来? [比平时 (抑郁之前) 早多久?]**	3. 早醒 (即比通常觉醒提前至少2 小时)。	?	1	2	3	A83
若以下信息尚未知: 　　**在那段时间, 你说话或行动非常缓慢, 好像你用慢动作做事吗?** 　　**你极度不安或不能静坐吗? (你不停地走来走去或绞扭双手吗?)**	4. 明显的精神运动性激越或迟滞。	?	1	2	3	A84

若以下信息尚未知: **你几乎停止进食或体重明显减轻吗?**	5. 明显的厌食或体重减轻。	?　　1　　2　　3		A85
若以下信息尚未知: **你对自己做过或没做过的事感到内疚吗?**	6. 过度或不适当的内疚。	?　　1　　2　　3		A86
[注: 若标准 A 的 A78 和 A79 均未编码为"3",需重新核对这两项。如果在上述编码为"?"或"2"的标准 B 条目改为"3"时才可能达到 3 项,也需重新核对这些条目。]	标准 A 的 **A78** 或 **A79** 编码为"3",且至少 3 个标准 B 的条目编码为"3"。	1 继续下一项	3 伴忧郁特征;跳至 ***目前躁狂发作*** A.23	A87

A

伴非典型特征

伴非典型特征	**非典型特征标注标准**			
	目前重性抑郁发作符合忧郁特征或紧张症的诊断标准。	1	3 跳至 ***目前躁狂发作*** A.23	A88
注: 这些问题所涵盖的时间范围是目前抑郁发作的整个病程,而不是最近 1 个月内 2 周的时期。 *若以下信息尚未知:* **你是从什么时候开始(抑郁/自述词)的?**				
	在目前重性抑郁发作的大多数日子里,如下特征<u>占主导地位</u>时适用此标注。			
在你感到抑郁的大多数日子里,如果你遇到一些好事或有人试着让你高兴起来,你会不会至少有一段时间感觉好些?	A. 有心境反应(即实际发生的或潜在发生的正性事件会使其心境好转)。	?　　1　　3 跳至 ***目前躁狂发作*** A.23		A89

A

在你感到抑郁的大多数日子里……	B. 有下列至少 2 项特征:					
若以下信息尚未知: **……你的食欲增加了很多或体重增加了很多吗? (增加多少? 是大多数日子吗?)**	1. 明显的体重增加或食欲增加。	?	1	2	3	A90
……你通常一天内包括打盹儿能睡几个小时? (是大多数日子吗?)	2. 睡眠过多。 *注: 如果每天超过 10 小时或比没有抑郁时至少多 2 小时, 编码为 "3"。*	?	1	2	3	A91
……你的手臂或腿经常感到沉重吗, 就像灌满了铅一样? (是大多数日子吗?)	3. 灌铅样麻痹 (即上肢或下肢有沉重的、灌铅样的感觉)。	?	1	2	3	A92
长期以来, 包括在你感到抑郁之前的日子里…… **……你是否通常对别人怎样对待你特别敏感?** **……当别人拒绝、批评或怠慢你时, 你通常会有什么样的反应? (你会非常消沉或生气吗? 持续多长时间? 它会怎样影响你? 你的反应比多数人要极端一些吗? 你会因为害怕被批评或遭拒绝而不敢做事或与人相处吗? 是大多数日子吗?)**	4. 长期对会被人拒绝感到敏感 (不限于心境紊乱发作期), 导致社交或职业功能的明显损害。	?	1	2	3	A93

[*注: 如果在上述编码为 "?" 或 "2" 的条目改为 "3" 时才可能达到 2 项, 则需重新核对这些条目。*]	至少 2 个标准 B 的条目编码为 "3"。	1 3 跳至 ***目前躁狂发作*** A.23	A94
	C. 这次发作不符合 "伴忧郁特征" 或 "伴紧张症" 的诊断标准。	1 3 伴非典型特征 跳至 ***目前躁狂发作*** A.23	A95

A

既往重性抑郁发作	重性抑郁发作标准 见 DSM-5 中文版第 121—122 页	
注: 若目前有抑郁心境或者兴趣减退, 但尚未完全符合重性抑郁发作的标准, 在以下 2 个扫描问题 (即 **A96** *和* **A97**) *中用以下语言替代:* **"在你一生中的任何时候, 是否有过另外一段时间……"**	A. 在同一个 2 周时期内, 出现 5 个或以上的下列症状, 表现出与先前功能相比有变化, 其中至少 1 项是 A(1) 心境抑郁或者 A(2) 丧失兴趣或愉悦感。	
你任何时候是否有过一段时间几乎每天大部分时间都感到抑郁或情绪低落? (有人说你看起来悲伤、情绪低落或抑郁吗?) 　*若否:* **你有没有几乎每天大部分时间都感到悲伤、空虚或毫无希望?** *若上述两个问题任一回答为 "是":* 　**那是什么时候? 情况是怎样的? 几乎每天吗? 持续了多久? (有 2 周吗?)**	1. 几乎每天的大部分时间都心境抑郁, 既可以是主观的报告 (例如, 感到悲伤、空虚、无望), 也可以是他人的观察 (例如, 表现为流泪)。**注:** 儿童和青少年, 可能表现为心境易激惹。	?　1　2　3　　A96
▶ *若上一条目编码为 "3":* 　**在这段时间内, 对于平日所喜欢的事情, 你的兴趣或愉快感是否明显减少了? (情况是怎样的? 请给我些例子。)** ▶ *若上一条目未编码为 "3":* 　**你任何时候是否有过一段时间, 对于平日所喜欢的事情兴趣或愉快感明显减少? (情况是怎样的?)** *若上述两个问题任一回答为 "是":* 　**那是什么时候? 几乎每天吗? 持续了多久? (有 2 周吗?)**	2. 每天或几乎每天的大部分时间, 对于所有或几乎所有的活动兴趣或愉悦感都明显减少 (既可以是主观体验, 也可以是观察所见)。	?　1　2　3　　A97 若 **A96** 和 **A97** 均编码为 "1", 跳至 ***目前躁狂发作*** A.23

A

你是否不止 1 次有类似的情况? 　*若是:* **哪次最严重?** 　　*若以下信息尚未知:* 　　　**从** (1 年前) **至今，你有没有像那样的情况?**	*注: 若证据表明有不止 1 次的既往发作，选择最严重的一次询问既往重性抑郁发作。但是若在最近 1 年内存在可能的重性抑郁发作，即使不是最严重的，也要询问这次发作。如有可能，避开可能是物质所致的发作。*	
若以下信息尚未知: 　**在这次** (重性抑郁发作) **期间，你什么时候感到最 (抑郁/**自用词**)?** 以下问题着重于所选定的既往重性抑郁发作中情况最差的 2 周。		
	注: 评估下列条目时，若症状明显是由于一般躯体疾病所致，编码为 "1" (例如，由于严重背痛造成的失眠)。	

在 (最差的 2 周) **内**…… ……**你的食欲如何?** (和你平时的食欲相比怎样? 你有没有强迫自己吃东西?) 吃得比平时多还是少? **几乎每天吗?** 你的体重有无变化? 　*若是:* (减少/增加) 了多少? 你是否曾有意地 (减少/增加) 你的体重?	3. 在未节食的情况下明显的体重减轻或增加 (例如，1 个月内体重变化超过原体重的 5%) 或者几乎每天食欲都有减退或增加。**注:** 儿童则可表现为未达到应增体重。	?	1	2	3	A98
	检查是否有:					
	体重减轻或食欲减退		1		3	A99
	体重增加或食欲增加		1		3	A100
……**你的睡眠如何?** (有入睡困难、觉醒频繁、维持睡眠困难、早醒或睡眠过多吗?) **几乎每晚吗?** 你每天包括打盹在内能睡几个小时? **几乎每天吗?** 在你 (抑郁/自用词) 以前通常能睡几个小时?	4. 几乎每天都失眠或睡眠过多。	?	1	2	3	A101
	检查是否有:					
	失眠		1		3	A102
	睡眠过多		1		3	A103

在 (最差的 2 周) **内**······ ······**你是否感到烦躁不安以至于不能静坐？** ······**是否有相反的情况——讲话或行动比你平时慢，就像你在糖浆或泥泞中行走一样？** *若存在上述情况之一：* 　**严重到其他人也注意到了吗？他们注意到了什么？几乎每天吗？**	5. 几乎每天都有精神运动性激越或迟滞（他人可以看得出来，而不仅仅是主观体验到的坐立不安或变得迟钝）。 ***检查是否有：*** 　精神运动性激越 　精神运动性迟滞	?　1　2　3 1　　　3 1　　　3	A104 A A105 A106
······**你的精力如何？（一直感觉疲倦吗？几乎每天吗？）**	6. 几乎每天都疲劳或精力不足。	?　1　2　3	A107
······**你是否感到自己没有价值？** ······**你是否对自己做过的或没做过的事情感到内疚？** 　*若是：* **是什么事呢？（这仅仅因为你生病了不能处理事情吗？）** *若上述问题任一回答为"是"：* 　**几乎每天吗？**	7. 几乎每天都感到自己没有价值，或者过分地、不适当地感到内疚，这些感受可以达到妄想的程度。(若仅仅是因为患病而自责或内疚，则不符合标准。) ***检查是否有：*** 　无价值感 　不适当内疚感	?　1　2　3 1　　　3 1　　　3	A108 A109 A110
······**你有思考或集中注意力方面的问题吗？你是否对日常事务难以做出决定？（这个问题在哪些方面对你构成干扰？）几乎每天吗？**	8. 几乎每天都存在思考能力的下降、注意力不能集中或犹豫不决（既可以是主观的陈述，也可以是他人的观察）。	?　1　2　3	A111

		?	1	2	3	
在 (最差的 2 周) **内，事情是否糟糕得以致你常常想到死或觉得也许死了更好？你想到过结束自己的生命吗？**	9. 反复出现死亡的想法（而不仅仅是害怕死亡），反复出现没有具体计划的自杀观念，自杀未遂或实施自杀的具体计划。	?	1	2	3	A112

在 (最差的 2 周) **内，事情是否糟糕得以致你常常想到死或觉得也许死了更好？你想到过结束自己的生命吗？**

　　若是： **你做过相关的事情吗？（你做了什么？你制定了具体的计划吗？你采取过什么行动准备去实施它吗？你实际尝试过自杀吗？）**

9. 反复出现死亡的想法（而不仅仅是害怕死亡），反复出现没有具体计划的自杀观念，自杀未遂或实施自杀的具体计划。

　　注：无自杀意图的自伤，编码为"1"。

检查是否有：

	1	3	
自己死亡的想法	1	3	A113
自杀观念	1	3	A114
具体计划	1	3	A115
自杀未遂	1	3	A116

　　注：临床工作者需对目前的自杀意念、计划或行为进行全面评估并且在必要时采取措施。

[注：如果在上述编码为"?"或"2"的条目改为"3"时才可能达到5项，则需重新核对这些条目。若A96和A97均未编码为"3"，也需重新核对这两项。]	上述标准A的9个症状中至少5项编码为"3"，且其中一项必须是 **A96** 或 **A97**。	1　　　　3 ⎣接下页，标准B [**A119**]⎦	A117
若以下信息尚未知： 　　**你是否另外有（抑郁/自用词）的时候，至少持续2周，并且比刚才询问的那次有更多的症状？**		1　　　　3 ⎣跳至 *目前躁狂发作* A.23⎦　⎣返回 *既往重性抑郁发作* A.15 [**A96**]，从头评估这次发作⎦	A118

A

	B. 这些症状引起有临床意义的痛苦，或者导致社交、职业或其他重要功能的损害。	? 1 2 3 接下页	A119

若以下信息尚未知:
　(抑郁症状) **对你的生活有什么影响?**

根据需要询问以下问题来评估标准 B:

(抑郁症状) **对你与他人的关系或者交流有什么影响?（有没有导致你与家人、恋爱对象及朋友的关系出现问题?）**

(抑郁症状) **对你的工作/学习有什么影响? [你工作/学习的考勤怎么样?** (抑郁症状) **有没有使你完成工作/学习更加困难? 有没有影响你工作/课堂作业的质量?]**

(抑郁症状) **对你处理家中事情的能力有什么影响? 对日常小事，例如，穿衣服、洗澡或者刷牙有什么影响? 对你参与那些你认为重要的事情有什么影响，例如，宗教活动、体育锻炼或者兴趣爱好? 你会因为感觉做不到一些事就避免去做它吗?**

(抑郁症状) **有没有影响到你生活的其他重要方面?**

若抑郁症状并未影响到生活:
　(抑郁症状) **给你造成了多大程度的困扰或烦恼?**

		1　　　　3	A120

若以下信息尚未知:
　你是否另外有（抑郁/自用词）的时候，至少持续 2 周，并且比刚才询问的那次引起更多的问题?

跳至 *目前躁狂发作* A.23	返回 *既往重性抑郁发作* A.15 [A96]，从头评估这次发作。

A

若以下信息尚未知:

这段时间的（抑郁/自用词**）**
是什么时候开始的?

在这种情况开始之前不久, 你有
躯体疾病吗?

   若是: **医生是怎么说的?**

只有在必要时询问以下问题, 用
来排除其他躯体疾病所致的病因。

当（一般躯体疾病）**开始后,** (抑郁
症状) **有变化吗? 只是在**（一般躯
体疾病）**开始后,** (抑郁症状) **才出**
现或明显加重吗? 在（一般躯体
疾病）**开始多久之后,** (抑郁症状)
开始出现或明显加重的?

若一般躯体疾病已缓解:

   当（一般躯体疾病）**好转后,**
   (抑郁症状) **也有所好转吗?**

C. [原发性抑郁发作]

1. 这次发作不能归因于其他躯
   体疾病（例如, 甲状腺功能减
   退症）的生理效应。

如果病史、体格检查或实验室发
现的证据表明, 这次紊乱是其他
躯体疾病的直接生理学后果, 而
且这次紊乱不能用其他精神障碍
来更好地解释, 该条目应编码为
"1"。

参考 A.5 [A24] 病因学的一般躯体
疾病的清单。

注: 应考虑以下因素, 若存在, 则
支持一般躯体疾病是抑郁症
状的病因。

(1) 文献证据表明该种一般躯体
   疾病与抑郁症状有确切的相
   关性。(参考 A.5 [A24] 病因学
   上的一般躯体疾病清单。)

(2) 抑郁症状的病程和该种一般
   躯体疾病的病程之间存在紧
   密的时间关系。

(3) 抑郁症状以异乎寻常的特征
   为特点（例如, 起病年龄晚）。

(4) 缺乏其他解释（例如, 抑郁症
   状是对诊断有一般躯体疾病
   的心理应激反应）。

?	1	3	A121
接下页		接下页	

由于其他躯
体疾病所致
的抑郁障碍

一般躯体疾病名称＿＿＿＿＿＿＿＿＿＿＿＿＿＿＿＿＿   A122

标明该次发作的特征（填写 1—3）:   ＿＿   A123

   1) **伴抑郁特征:** 不完全符合重性抑郁发作的诊断标准。
   2) **伴重性抑郁样发作:** 完全符合重性抑郁发作的诊断标准
      (除诊断标准 C 外)。
   3) **伴混合特征:** 还存在躁狂或轻躁狂症状, 但在临床表现
      中不占主导地位。

最近 1 个月是否存在该障碍? (1=否, 3=是)   ＿＿   A124

跳至 A.22 **[A130]**

A

在这种情况开始之前不久，你服用药或者有喝酒或使用毒品的习惯吗?

若是: **那时你是否已经开始使用**（物质/药物）**或者刚刚停用或减量?**

当你开始出现（抑郁症状）**的时候，你使用多少**（物质/药物）**?**

只有在必要时询问以下问题，用来排除非物质所致的病因。

若以下信息尚未知:
哪个在前，使用（物质/药物）**还是**（抑郁症状）**?**

若以下信息尚未知:
你是否有一段时间停用（物质/药物）**?**

若是: **在你停止使用**（物质/药物）**后，你的**（抑郁症状）**是否消失或有所改善?**

若是: **停用后多久才有所改善? 这些症状在停用后 1 个月内消失了吗?**

若以下信息尚未知:
你是否有其他（抑郁症状）**的发作?**

若是: **有多少次? 在那些时候，你有没有使用**（物质/药物）**?**

2. 这次发作不能归因于某种物质（例如，毒品）或药物的生理效应。

如果病史、体格检查或实验室的证据显示这次紊乱出现在下列物质中毒或戒断或者接触下列药物的期间或不久后，则编码为"1"。

参考 A.6 [A27]病因学的物质/药物清单。

注: 应考虑以下 3 个因素，若存在任意一条，则不支持物质/药物是抑郁症状的病因，编码为"3"; 若每条都不符合，编码为"1"（表明由物质/药物所致）。

(1) 症状出现在开始使用物质/药物之前。

(2) 在急性戒断或重度中毒结束之后，症状仍持续足够长的时间（例如，约 1 个月）。

(3) 有其他证据表明该次发作为独立的、非物质/药物所致的抑郁障碍（例如，有反复出现的与非物质/药物相关的发作病史）。

?	1	3	A125
	接下页	接下页	

物质/药物所致的抑郁障碍

特定物质/药物名称:_____ A126

标明该次心境的发生背景（填写 1—3）: ___ A127
　1) **于中毒期间起病**
　2) **于戒断期间起病**
　3) **于非中毒性使用后起病**

最近 1 个月是否存在该障碍? (1=否, 3=是) ___ A128

跳至 A.22 [**A130**]

	[A121] 和 [A125] 是否均编码为"3"？ 注: *此处编码为"1" 的抑郁发作无法肯定是否由一般躯体疾病或物质/药物所致, 因此应该在 D.11 页 **其他特定/未特定抑郁障碍** 予以考虑。*	1　　　　　3 原发性抑郁发作 ↓ 既往重性抑郁发作 ↓ 跳至 **A131**, 见下	A129
若以下信息尚未知: **你是否另外有像这样（抑郁/自用词）的时候, 至少持续 2 周, 并且没有（患一般躯体疾病/使用物质/药物）?**		1　　　　　3 跳至 ***目前躁狂发作*** A.23 ｜ 返回 ***既往重性抑郁发作*** A.15 [A96], 从头评估这次发作	A130
若以下信息尚未知: **这段（抑郁/自用词）什么时候开始的?**	这次抑郁发作开始的年月。	＿＿＿＿年 ＿＿月	A131 A132
你一生中共有多少次独立的（抑郁/自用词）, 每次持续至少 2 周, 几乎每天都有你刚刚描述的一些症状, 例如 (最严重发作的症状)?	重性抑郁发作的总次数, 包括这次发作 (若发作次数太多无法计数或者不能清楚计数, 则编码为"99")。	＿＿ ＿＿ 次	A133

目前躁狂发作	躁狂发作标准 见 DSM-5 中文版第 119—120 页					
在最近 1 个月内, 从 (1 个月前) 至今, 你是否有一段时间感觉很愉快、情绪高涨、激动或高兴过了头, 以致别人认为你与平时不一样?	A. 在一段明确的时间内 (至少持续几天), 有明显异常且持续的心境高涨、膨胀或易激惹, 并有异常且持续的活动增多或精力旺盛。	?	1	2	3	A134
▶ 若是: 那时情况是怎样的呢? (是否超出感觉良好的范围?)	跳至 *既往躁狂发作* A.43					
你还感觉到 "亢奋" 或 "兴奋", 并且精力异常充沛吗? 你是否比平时更活跃? (别人有没有说你活动多了?)	*检查是否有*:					
	心境高涨、膨胀		1		3	A135
	心境易激惹		1		3	A136
⟶ 若否: 从 (1 个月前) 至今, 你是否曾有几天每天大部分时间都感到易激惹、生气或者易怒? (这和你平时的情况不一样吗?)						
若是: 情况是怎样的? 你还感觉到 "亢奋" 或 "兴奋", 并且精力异常充沛吗? 你是否比平时更活跃? (别人有没有说你活动多了?)						
这种情况持续了多久? (有 1 周吗?)	这段时间持续了至少 1 周, 在几乎每天的大部分时间里存在 (或如果有必要住院治疗, 则可以是任何时长)。	?	1	2	3	A137
若时间不足 1 周:	跳至 *目前轻躁狂发作*					
你是否需要住院以防止你伤害自己或别人或者做出一些有严重经济或法律后果的事情?	*注: 若心境高涨持续不足1周且无须住院, 在跳至 A.34 之前, 检查有无一段时间心境易激惹持续至少1周; 若有, 本项编码为 "3", 然后询问该次发作。*					
在这段时间内, 你有没有几乎每天大部分时间都感到 (兴奋/易激惹/自用词)?						

A

若以下信息尚未知: **从** (1 个月前) **至今, 你哪一周最 (兴奋/易激惹/**自用词**)?** *以下问题着重于目前发作的最近 1 个月中情况最严重的 1 周。*	B. 在心境紊乱、精力旺盛或活动增加的时期内, 存在至少 3 项以下症状 (如果心境仅仅是易激惹, 则需至少 4 项), 并达到显著的程度, 且代表着与平常行为相比有明显的改变。					
在那时…… **……你自我感觉怎么样? (较平时更为自信吗? 你是否觉得比别人要聪明得多或好得多? 有没有什么特殊的力量或能力?)**	1. 自我评价过高或夸大。	?	1	2	3	A138
……你的睡眠需要量较平时有所减少吗? (你睡多长时间?) 　　*若是:* **你感觉休息好了吗?**	2. 睡眠的需求减少 (例如, 仅 3 小时睡眠, 就感觉休息好了)。	?	1	2	3	A139
……你是否较平时更健谈? (是不是难以被别人打断或理解? 是不是在你讲话时别人难以插嘴?)	3. 比平时更健谈或有持续讲话的压力感。	?	1	2	3	A140
……你的思维像在头脑中赛跑一样吗? (情况是怎样的?)	4. 意念飘忽或思维奔逸的主观感受。	?	1	2	3	A141
……你是否很容易被周围的事情所吸引而难以将注意力集中在一件事上? (请给出一个具体的例子。)	5. 自我报告或被观察到的随境转移 (即注意力太容易被不重要或无关的外界刺激所吸引)。	?	1	2	3	A142

A

在那时……							
……你怎么安排自己的时间？(你的工作、交友、嗜好怎么样？你那段时间是否特别忙？)	6. 目标导向的活动增多（社交的，工作或学习的，或性活动的）或精神运动性激越（即漫无目的的非目标导向的活动）。	?	1	2	3		A143
(你是否发现自己工作更有热情或者工作更努力？你是否发现自己更积极地参与学校活动或者更努力地学习？)	*检查是否有*:						
	活动增多		1		3		A144
	精神运动性激越		1		3		A145
(你那段时间是否更爱交际，例如，给朋友打电话，和朋友出去得更频繁，或者结交许多新朋友？)							
(你是否花更多的时间想到性爱，或者单独地或与别人一起进行性活动？那对你来说是一个大变化吗？)							
你在那段时间是否坐立不安，例如，不停地走来走去或者不能静坐？(情况有多糟糕？)							
……你是否做了一些可能给你或你的家人带来麻烦的事？	7. 过度地参与那些很可能带来痛苦后果的高风险活动（例如，无节制的购物、轻率的性行为或愚蠢的商业投资）。	?	1	2	3		A146
(你是否买了一些你不需要或者负担不起的东西？是否送给别人钱或者贵重的东西？你赌博用的钱是否超出了你的经济承受能力？)							
(你是否有过会给你带来麻烦的性行为？是否曾鲁莽地开车？)							
(你是否做了冒险或冲动的商业投资，或者参与了你通常不会参与的商业计划？)							
[*注*: 如果在上述编码为 "?" 或 "2" 的条目改为 "3" 时才可能达到要求的项目数 (3 或 4 项), 则需重新核对这些条目。]	至少 3 项标准 B 的症状编码为 "3"（若仅有心境易激惹，则需至少 4 项）。		1		3		A147
	跳至 ***既往躁狂发作*** A.43						

?=资料不足　　　　1=无或否　　　　2=阈下　　　　3=阈上或是　　　　51

若以下信息尚未知: 　　**这些** (躁狂症状) **对你的生活有什么影响?** *若以下信息尚未知:* 　　**你是否需要住院以防你伤害自己或别人或者做出一些有严重经济或法律后果的事情?** *根据需要询问以下问题来评估标准C:* (躁狂症状) **对你与他人的关系或者交流有什么影响? (有没有导致你与家人、恋爱对象及朋友的关系出现问题?)** (躁狂症状) **对你的工作/学习有什么影响? [你工作/学习的考勤怎么样? (躁狂症状) 有没有使你完成工作/学习更加困难? 有没有影响你工作/课堂作业的质量?]** (躁狂症状) **对你处理家中事情的能力有什么影响?**	C. 这种心境紊乱严重到足以导致显著的社会或职业功能的损害、必须住院以防止伤害自己或他人或者存在精神病性特征。 若存在, 描述: _____ *注: 若已知存在精神病性特征则编码为"3"。若此时未编码为"3", 且在进行 B/C 模块或 B 模块精神病性症状的评估时发现该躁狂发作期存在精神病性特征, 需要返回此处重新编码。*	?　　1　　　　3 ┌─────────────┐ 跳至 ***目前轻躁狂发作*** 标准 C, A.36 [A218] └─────────────┘	A148 A149
*[**注**: 如果 **A134** 或 **A137** 编码为 "?" 或 "2", 则需重新核对这个条目, 判断是否可改为 "3"。]*	躁狂发作标准 A(1) [**A134**], A(2) [**A137**], B [**A147**] 和 C [**A148**] 均编码为 "3"。	1　　　　　3 ┌─────────┐ 跳至 ***既往躁狂发作*** A.43 └─────────┘	A150

A

若以下信息尚未知:

这段时间的（兴奋/易激惹/自用词）是什么时候开始的?

在这种情况开始之前不久，你有躯体疾病吗?

若是: **医生是怎么说的?**

只有在必要时询问以下问题，用来排除其他躯体疾病所致的病因。

当 （一般躯体疾病） **开始后,** (躁狂症状) **有变化吗? 只是在** (一般躯体疾病) **开始后,** (躁狂症状) **才出现或明显加重吗? 在** （一般躯体疾病） **开始多久之后,** (躁狂症状) **开始出现或明显加重的?**

若一般躯体疾病已缓解:

当 （一般躯体疾病） **好转后,** (躁狂症状) **也有所好转吗?**

D. [原发性躁狂症状]

1. 这次发作不能归因于其他躯体疾病的生理效应。

如果病史、体格检查或实验室发现的证据表明，这次紊乱是其他躯体疾病的直接生理学后果，而且这次紊乱不能用其他精神障碍来更好地解释，该条目应编码为 "1"。

<u>病因学上的一般躯体疾病包括</u>: 阿尔茨海默病、血管性痴呆、艾滋病病毒导致的痴呆、亨廷顿舞蹈症、路易体痴呆、韦尼克-柯萨可夫综合征、库欣病、多发性硬化、肌萎缩性脊髓侧索硬化症、帕金森病、匹克病、克雅二氏病、卒中、外伤性脑损伤,以及甲状腺功能亢进症。

注: 应考虑以下因素, 若存在, 则支持一般躯体疾病是躁狂症状的病因。

(1) 文献证据表明该种一般躯体疾病与躁狂症状有确切的相关性。(参考上述病因学上的一般躯体疾病的清单。)

(2) 躁狂症状的病程和该种一般躯体疾病的病程之间存在紧密的时间关系。

(3) 躁狂症状以异乎寻常的特征为特点 (例如, 起病年龄晚)。

(4) 缺乏其他解释 (例如, 躁狂症状是对诊断有一般躯体疾病的心理应激反应)。

?	1	3	A151
接下页		接下页	

由于其他躯体疾病所致的双相及相关障碍

一般躯体疾病名称 _____ A152

标明该次发作的特征 (填写 1—3): ____ A153
  1) **伴躁狂特征:** 不完全符合躁狂或轻躁狂发作的诊断标准。
  2) **伴躁狂或轻躁狂样发作:** 完全符合除躁狂发作的诊断标准 D 以外的或轻躁狂发作的诊断标准 F 以外的诊断标准。
  3) **伴混合特征:** 目前还存在抑郁症状, 但在临床表现中不占主导地位。

跳至 ***既往躁狂发作*** A.43

A

在这种情况开始之前不久，你服用药或者有喝酒或使用毒品的习惯吗？

若是： **那时你是否已经开始使用** (物质/药物) **或者刚刚停用或减量？**

当你开始出现 (躁狂症状) **的时候，你使用多少** (物质/药物)**？**

只有在必要时询问以下问题，用来排除非物质/药物所致的病因。

若以下信息尚未知：
哪个在前，使用 (物质/药物) **还是** (躁狂症状)**？**

若以下信息尚未知：
你是否有一段时间停用 (物质/药物)**？**

若是： **在你停止使用** (物质/药物) **后，你的** (躁狂症状) **是否消失或有所改善？**

若是： **停用后多久才有所改善？这些症状在停用后 1 个月内消失了吗？**

若以下信息尚未知：
你是否有其他 (躁狂症状) **的发作？**

若是： **有多少次？在那些时候，你有没有使用** (物质/药物)**？**

2.这次发作不能归因于某种物质 (例如，毒品)、药物或其他治疗的生理效应。

注： 由抗抑郁治疗 (例如，药物、电休克治疗) 引起的一次完整的躁狂发作，若完全符合标准的症状持续时间超过了治疗的生理效应，这对于躁狂发作而言已是足够的证据，因此可能会诊断为双相 I 型障碍。

如果病史、体格检查或实验室的证据显示这次紊乱出现在下列物质中毒或戒断或者接触下列药物的期间或不久后，则编码为 "1"。

病因学上的物质/药物包括：在中毒期间起病的物质 (苯环利定、其他致幻剂)，在中毒或戒断期间起病的物质 (酒精、镇静剂、催眠药、抗焦虑药、苯丙胺类药、可卡因)，皮质类固醇，雄激素，异烟肼，左旋多巴，瓦伦尼克林，丙卡巴肼，克拉霉素，以及环丙沙星。

注：应考虑以下 3 个因素，若存在任意一条，则不支持物质/药物是躁狂症状的病因，编码为 "3"；若每条都不符合，编码为 "1" (表明由物质/药物所致)。

(1) 症状出现在开始使用物质/药物之前。

(2) 在急性戒断或重度中毒结束之后，症状仍持续足够长的时间 (例如，约 1 个月)。

(3) 有其他证据表明该次发作为独立的、非物质/药物所致的双相及相关障碍 (例如，有反复出现的与非物质/药物相关的发作病史)。

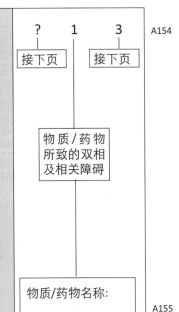

?   1   3   A154

接下页   接下页

物质/药物所致的双相及相关障碍

物质/药物名称：
_____   A155

标明该次心境的发生背景
(填写 1—3)：___   A156
1) **于中毒期间起病**
2) **于戒断期间起病**
3) **于非中毒性使用后起病**

跳至 ***既往躁狂发作*** A.43

A

	[A151] 和 [A154] 是否均编码为"3"？ *注: 此处编码为"1"的躁狂发作无法肯定是否由一般躯体疾病或物质/药物所致, 因此应该在 D.5 页 ***其他特定/未特定双相及相关障碍**** 予以考虑。*	1　　　3 跳至 * **既往躁狂发作** * A.43 ← 原发性躁狂症状 → 目前躁狂发作	A157
若以下信息尚未知: **你这次（兴奋/易激惹/自用词）是从什么时候开始的?**	本次躁狂发作开始的年月。	_ _ _ _ 年 _ _ 月	A158 A159
你一生中共有多少次独立的（兴奋/易激惹/自用词), 每次持续至少 1 周, 几乎每天都有你刚刚描述的一些症状, 例如 (最严重发作的症状)?	躁狂发作的总次数, 包括这次发作 (若发作次数太多无法计数或者不能清楚计数, 则编码为"99")。	_ _ 次	A160

若不需要评估目前躁狂发作的标注, 跳至 A.75 [A402]
双相及相关障碍的标注见 DSM-5 中文版第 144—148 页

伴焦虑痛苦	**焦虑痛苦标注标准**					
注: 这些问题的时间范围是目前躁狂发作的整个病程, 而不是最近 1 个月内 1 周的时期。 *若以下信息尚未知:* **这段时间的（兴奋/易激惹/自用词）是什么时候开始的?** **从那时到现在, 在你感到（兴奋/易激惹/自用词）的大多数日子里, 是否还……**	在目前躁狂发作的大多数日子里, 存在下列症状中的至少 2 项。					
……感到激动或紧张? (是大多数日子吗?)	1. 感到激动或紧张。	?	1	2	3	A161
……感到异常的坐立不安? (是大多数日子吗?)	2. 感到异常的坐立不安。	?	1	2	3	A162
……因为有事情担心而难以集中注意力? (是大多数日子吗?)	3. 因担心而难以集中注意力。	?	1	2	3	A163

?=资料不足　　　1=无或否　　　2=阈下　　　3=阈上或是

从那时到现在，在你感到（兴奋/易激惹/自用词**）的大多数日子里，是否还……** **……害怕可能会发生可怕的事？（是大多数日子吗?）**	4. 害怕可能发生可怕的事情。	?	1	2	3	A164
……感觉你会无法控制自己的焦虑或担心？（是大多数日子吗?）	5. 感觉对焦虑或担心可能会失去自我控制。	?	1	2	3	A165

[*注*: *如果在上述编码为"?"或"2"的条目改为"3"时才可能达到2项，则需重新核对这些条目。*]	至少2项编码为"3"。	**1** 跳至*伴围产期起病*，见下	**3** 伴焦虑痛苦; 在A167标明目前的严重程度	A166
标明目前的<u>严重程度</u> (填写1—4): *若上述症状有4项或5项编码为"3"，在评估该条目过程中为鉴别是否伴有运动性激越，可问:* **在你感到焦虑的那些日子里，你是否也有不停地走来走去、动个不停或无法静坐?**	1) **轻度**: 2个症状。 2) **中度**: 3个症状。 3) **中-重度**: 4或5个症状，不伴运动性激越。 4) **重度**: 4或5个症状，伴运动性激越。		___	A167

伴围产期起病	**围产期起病标注标准**			
若以下信息尚未知: **你这次的** (躁狂症状) **什么时候开始的?**	心境症状起病发生在怀孕期间或产后4周内。	**1** 跳至***混合特征** *，接下页	**3** 伴围产期起病; 在A169标明起病时期	A168
标明<u>起病时期</u> (填写1, 2):	1) **孕期起病**。 2) **产后4周内起病**。		___	A169

A

伴混合特征	混合特征标注标准	阈上或是				
注：这些问题的时间范围是目前躁狂发作的整个病程，而不是最近 1 个月内 1 周的时期。 *若以下信息尚未知：* **这段时间的（兴奋/易激惹/自用词）是什么时候开始的？**						
在你感到（兴奋/易激惹/自用词）的大多数日子里，你是否也……	A. 在目前躁狂发作的大多数日子里，存在下列症状中的至少 3 项：					
……感到烦躁、抑郁、悲伤、情绪低落或空虚？（是大多数日子吗？）	1. 突出的烦躁或抑郁的心境，可以是主观报告（例如，感觉悲伤或空虚）或他人的观察（例如，表现为流泪）。	?	1	2	3	A170
……对你平时所喜欢的事兴趣或愉快感明显减少？（是大多数日子吗？）	2. 对所有或几乎所有活动的兴趣或愉悦感减少（通过主观的陈述或他人的观察）。	?	1	2	3	A171
……说话或行动较你平时慢？（严重到其他人也注意到了吗？他们注意到了什么？是大多数日子吗？）	3. 几乎每天都有精神运动性迟滞（他人可以看得出来，而不仅仅是主观体验到的变得迟钝）。	?	1	2	3	A172
……感到非常疲劳或精力不足？（是大多数日子吗？）	4. 疲劳或精力不足。	?	1	2	3	A173
……感到自己没有价值？ 　*若否：* **是否对自己做过或没做过的事情感到内疚？** 　　*若是：* **是什么事呢？（这仅仅是因为你生病了不能处理这些事吗？）** *若上述两个问题之一回答为"是"：* **是大多数日子吗？**	5. 感到自己没有价值，或过分地、不适当地感到内疚（不仅仅是因为患病而自责或内疚）。	?	1	2	3	A174

在那时，事情是否糟糕得以致让你常常想到死或觉得也许死了更好？你想到过结束自己的生命吗？（是大多数日子吗？） *若是:* **你做过相关的事情吗？（你做了什么？你制定了具体的计划吗？你采取过什么行动准备去实施它吗？你实际尝试过自杀吗？）**	6. 反复出现死亡的想法（而不仅仅是害怕死亡），反复出现没有具体计划的自杀观念，有某种自杀企图或有某种实施自杀的具体计划。 *注: 临床医生应该对目前的自杀意念、计划或行为进行全面评估并在必要时采取措施。*	?	1	2	3	A175

[*注:* 如果在上述编码为"?"或"2"的条目改为"3"时才可能达到3项, 则需重新核对这些条目。]	至少3项标准A条目编码为"3"。　　1　　　3 〔A176〕 跳至 *伴紧张症*, 见下
若以下信息尚未知: 　**别人注意到了你的**（编码为"3"的症状）**吗？**（编码为"3"的症状）**是否不同于你平常的行为？**	B. 混合症状代表着与个体平常行为不同的改变，且能够被他人观察到。 *注: 有意省略标准C。*　? 1 2 3 〔A177〕 跳至 *伴紧张症*, 见下
	D. 混合症状并非归因于某种物质（例如，毒品）、药物或其他治疗的生理效应。　? 1 3 〔A178〕 伴混合特征 继续下一项

伴紧张症	**紧张症标注标准**					
	A. [以下至少3项症状在目前躁狂发作期的大多数日子里存在] *注: 为方便评估, 已重新组合标准。*					
以下6个条目依据观察和知情人的报告进行评估 [参考以往记录和其他观察者（家人和其他治疗人员）提供的资料]。	1. **木僵**（即无精神运动性活动; 不主动与环境联系。） 若存在, 描述:_____	?	1	2	3	A179 A180
	2. **扮鬼脸**（即与情境无关的奇怪的且不合时宜的面部表情。） 若存在, 描述:_____	?	1	2	3	A181 A182
	3. **装相**（即奇怪地、矫揉造作地模仿正常的行为。） 若存在, 描述:_____	?	1	2	3	A183 A184

A

	4. **作态** (即自发地、主动地维持对抗重力的姿势。)	?	1	2	3	A185
	若存在，描述：＿＿＿＿＿＿					A186
	5. **非外界刺激导致的激越。**	?	1	2	3	A187
	若存在，描述：＿＿＿＿＿＿					A188
	6. **刻板行为** (即重复的、异常频繁的、非目标导向的运动。)	?	1	2	3	A189
	若存在，描述：＿＿＿＿＿＿					A190
以下 3 个条目可在<u>访谈</u>期间评估或通过知情者提供的信息评估。	7. **缄默** (即没有或几乎没有言语反应，已确诊失语症除外。)	?	1	2	3	A191
	若存在，描述：＿＿＿＿＿＿					A192
	8. **模仿言语** (即模仿他人的言语。)	?	1	2	3	A193
	若存在，描述：＿＿＿＿＿＿					A194
	9. **违拗** (即对指令或外部刺激抗拒或没有反应。)	?	1	2	3	A195
	若存在，描述：＿＿＿＿＿＿					A196
以下 3 个条目可通过<u>体检</u>或知情者提供的信息评估。	10. **模仿动作** (即模仿他人的动作。)	?	1	2	3	A197
	若存在，描述：＿＿＿＿＿＿					A198
	11. **僵住** (即对检查者改变姿势不产生阻力，在检查者松开手后保持对抗重力的姿势。)	?	1	2	3	A199
	若存在，描述：＿＿＿＿＿＿					A200
	12. **蜡样屈曲** [即对检查者改变姿势产生均匀且轻微的阻力 (类似于软蜡棒的弯曲)，在检查者松开手后保持对抗重力的姿势。]	?	1	2	3	A201
	若存在，描述：＿＿＿＿＿＿					A202
[*注*: 如果在上述编码为 "?" 或 "2" 的条目改为 "3" 时才可能达到 3 项, 则需重新核对这些条目。]	至少3个标准A的症状编码为 "3"，并且在目前躁狂发作的大多数日子里存在。	1 ——— 3 伴紧张症 跳至 ***经前期烦躁障碍*** A.75				A203

?=资料不足　　　　1=无或否　　　　2=阈下　　　　3=阈上或是

目前轻躁狂发作	轻躁狂发作标准 见 DSM-5 中文版第 120—121 页					
是否符合目前躁狂发作的标准？			1		3	A204
					跳至 *经前期烦躁障碍* A.75	
当你感到（兴奋/易激惹/自用词）时，这种情况持续了至少 4 天吗？几乎每天大部分时间都如此吗？	A. 在至少连续 4 天的一段时间内，在几乎每天的大部分时间里，有异常且持续的心境高涨、膨胀或易激惹，并有异常且持续的活动增多或精力旺盛。	?	1	2	3	A205
			跳至 *既往躁狂发作* A.43			
	检查是否有：					
	心境高涨、膨胀		1		3	A206
	心境易激惹		1		3	A207
从（1 个月前）至今，你有过几次那样的感觉？（哪一次最严重？） 以下问题着重于目前发作最近 1 个月内情况最严重的阶段。	B. 在心境紊乱、精力旺盛和活动增加的时期内，存在至少 3 项以下症状（如果心境仅仅是易激惹，则需至少 4 项），持续存在，与平时行为相比有明显改变，且达到了显著的程度。					
在那时…… ……你自我感觉怎么样？（较平时更为自信吗？你是否觉得比别人要聪明得多或好得多？有没有什么特殊的力量或能力？）	1. 自我评价过高或夸大。	?	1	2	3	A208
……你的睡眠需要量较平时有所减少吗？（你睡多长时间？） 　*若是：* 你感觉休息好了吗？	2. 睡眠的需求减少（例如，仅 3 小时睡眠，就感觉休息好了）。	?	1	2	3	A209
……你是否较平时更健谈？（是不是难以被别人打断或理解？是不是在你讲话时别人难以插嘴？）	3. 比平时更健谈或有持续讲话的压力感。	?	1	2	3	A210
……你的思维像在头脑中赛跑一样吗？（情况是怎样的？）	4. 意念飘忽或思维奔逸的主观感受。	?	1	2	3	A211
……你是否很容易被周围的事情所吸引而难以将注意力集中在一件事上？（请给出一个具体例子。）	5. 自我报告或被观察到的随境转移（即注意力太容易被不重要或无关的外界刺激所吸引）。	?	1	2	3	A212

A

在那时……	6. 目标导向的活动增多（社交的，工作或上学的，或性活动的）或精神运动性激越（即漫无目的的非目标导向的活动）。	? 1 2 3 A213
……你怎么安排自己的时间？（你的工作、交友、嗜好怎么样？你那段时间是否特别忙？）		
（你是否发现自己工作更有热情或者工作更努力？你是否发现自己更积极地参与学校活动或者更努力地学习？）	**检查是否有**:	
（你那段时间是否更爱交际，例如，给朋友打电话、和朋友出去得更频繁，或者结交许多新朋友？）	活动增多	1 3 A214
（你是否花更多的时间想到性爱，或者单独地或与别人一起进行性活动？那对你来说是一个大变化吗？）	精神运动性激越	1 3 A215
你在那段时间是否坐立不安，例如，不停地走来走去或者不能静坐？（情况有多糟糕？）		
……你是否做了一些可能会给你或你的家人带来麻烦的事？	7. 过度地参与那些很可能带来痛苦后果的高风险活动（例如，无节制的购物、轻率的性行为或愚蠢的商业投资）。	? 1 2 3 A216
（你是否买了一些你不需要或者负担不起的东西？是否送给别人钱或者贵重的东西？你赌博用的钱是否超出了你的经济承受能力？）		
（你是否有过会给你带来麻烦的性行为？是否曾鲁莽地开车？）		
（你是否做了冒险或冲动的商业投资，或者参与了你通常不会参与的商业计划？）		
	至少3项标准B的症状编码为"3"（若仅有心境易激惹，则需至少4项）。	1 3 A217 跳至 ***既往躁狂发作*** A.43
[**注**: 如果在上述编码为"?"或"2"的条目改为"3"时才可能达到要求的条目数（3或4项），则需重新核对这些条目。]	注: 因为区别正常的心境良好和轻躁狂的固有难度，回顾标准B中所有编码为"3"的条目，对模棱两可的判断重新编码。	

A

若以下信息尚未知： **这与你平常不（兴奋/易激惹/自用词）的情况很不相同吗？（怎样不相同？工作时？上学时？与朋友相处时？）**	C. 这种发作伴有明确的功能改变，个体无症状时没有这种情况。	? 1 2 3 跳至 ***既往躁狂发作*** A.43	A218
若以下信息尚未知： **别人注意到你的变化了吗？（他们说了些什么？）**	D. 这种心境紊乱和功能的改变能够被他人观察到。	? 1 2 3 跳至 ***既往躁狂发作*** A.43	A219

| 若以下信息尚未知：

(轻躁狂症状) **对你的生活有什么影响？**

根据需要询问以下问题来评估标准E：

(轻躁狂症状) **对你与他人的关系或者交流有什么影响？（有没有导致你与家人、恋爱对象及朋友的关系出现问题？）**

(轻躁狂症状) **对你的工作/学习有什么影响？[你工作/学习的考勤怎么样？(轻躁狂症状) 有没有使你完成工作/学习更加困难？有没有影响你工作/课堂作业的质量？]**

(轻躁狂症状) **对你处理家中事情的能力有什么影响？**

若以下信息尚未知：

你是否需要住院以防你伤害自己或别人或者做出一些有严重经济或法律后果的事情？ | E. 这次发作没有严重到足以导致显著的社交或职业功能的损害或者需住院治疗，且没有精神病性特征。

注：若存在明显的功能损害、需要住院或存在精神病性症状，编码为"1"。 | ? 1 2 3

跳至 A222，见下　　症状未严重到足以做出躁狂发作的诊断

跳至 A222，见下 | A220 |

	标明其特征 (填写 1, 2)：　　　　　　 ___ 1) 若严重到需要住院治疗，或者存在显著损害且持续至少 1 周，返回 A.23 [A137] (目前躁狂发作标准) 并将 A137 改为 "3"，然后将 A208—A217 的编码转抄到 A138—A147，接着将 A148 (评估目前躁狂发作标准 C) 评估为 "3"，并继续 A149。 2) 若无需住院治疗，但伴有精神病性特征或存在显著损害，且整个发作持续 4—6 天，跳至 ***既往躁狂发作*** A.43。(评估后，若不符合既往躁狂发作和目前环性心境障碍的诊断标准，将此次严重但短暂的发作诊断为"目前其他双相及相关障碍"，并且在 D.8 [D30] 标明类型为"5"。)	A221

[***注***：*如果 A205、A218、A219 或 A220 编码为 "?" 或 "2"，则需重新核对这些条目，判断是否可改为 "3"。如果从目前躁狂发作的标准 C 跳至目前轻躁狂发作，且 A134 或 A137 编码 "?" 或 "2"，则需重新核对这些条目，判断是否可改为 "3"。*]	轻躁狂发作标准 A [**A205**], B [**A217**], C [**A218**], D [**A219**] 和 E [**A220**] 均编码为 "3"。 *注：如果从目前躁狂发作的标准 C 跳至目前轻躁狂发作，标准 A [**A205**] 的评估应该参考 A134 和 A137，标准 B [**A217**] 的评估应该参考 A147。*	1 　 3 跳至 ***既往躁狂发作*** A.43	A222

若以下信息尚未知:

这段时间的（兴奋/易激惹/自用词）是什么时候开始的?

在这种情况开始之前不久, 你有躯体疾病吗?

若是: **医生是怎么说的?**

只有在必要时询问以下问题, 用来排除其他躯体疾病所致的病因。

当（一般躯体疾病）**开始后,**（轻躁狂症状）**有变化吗? 只是在**（一般躯体疾病）**开始后,**（轻躁狂症状）**才出现或明显加重吗? 在**（一般躯体疾病）**开始多久之后,**（轻躁狂症状）**开始出现或明显加重的?**

若一般躯体疾病已缓解:

当（一般躯体疾病）**好转后,**（轻躁狂症状）**也有所好转吗?**

F. [原发性轻躁狂症状]

1. 这次发作不能归因于其他躯体疾病的生理效应。

如果病史、体格检查或实验室发现的证据表明, 这次紊乱是其他躯体疾病的直接生理学后果, 而且这次紊乱不能用其他精神障碍来更好地解释, 该条目应编码为 "1"。

注: 参考 A.27 [A151] 病因学上的一般躯体疾病清单。

注: 应考虑以下因素, 若存在, 则支持一般躯体疾病是轻躁狂症状的病因。

(1) 文献证据表明该种一般躯体疾病与轻躁狂症状有确切的相关性。(参考 A.27 [A151] 病因学上的一般躯体疾病的清单。)

(2) 轻躁狂症状的病程和该种一般躯体疾病的病程之间存在紧密的时间关系。

(3) 轻躁狂症状以异乎寻常的特征为特点（例如, 起病年龄晚）。

(4) 缺乏其他解释（例如, 轻躁狂症状是对诊断有一般躯体疾病的心理应激反应）。

?	1	3
	接下页	接下页

A223

由于其他躯体疾病所致的双相及相关障碍

一般躯体疾病名称 ＿＿＿＿＿＿　　A224

标明该次发作的特征 (填写 1—3):　　＿＿　A225

1) **伴躁狂特征:** 不完全符合躁狂或轻躁狂发作的诊断标准。
2) **伴躁狂或轻躁狂样发作:** 完全符合除躁狂发作的诊断标准 D 以外的或轻躁狂发作的诊断标准 F 以外的诊断标准。
3) **伴混合特征:** 目前还存在抑郁症状, 但在临床表现中不占主导地位。

跳至 ***既往躁狂发作*** A.43

A

在这种情况开始之前不久，你服用药或者有喝酒或使用毒品的习惯吗?

若是: **那时你是否已经开始使用** (物质/药物) **或者刚刚停用或减量?**

当你开始出现 (轻躁狂症状) **的时候，你使用多少** (物质/药物)**?**

只有在必要时询问以下问题，用来排除非物质/药物所致的病因。

若以下信息尚未知:

哪个在前，使用 (物质/药物) **还是** (轻躁狂症状)**?**

若以下信息尚未知:

你是否有一段时间停用 (物质/药物)**?**

若是: **在你停止使用** (物质/药物) **后，你的** (轻躁狂症状) **是否消失或有所改善?**

若是: **停用后多久才有所改善? 这些症状在停用后 1 个月内消失了吗?**

若以下信息尚未知:

你是否有其他 (轻躁狂症状) **的发作?**

若是: **有多少次? 在那些时候，你有没有使用** (物质/药物)**?**

2. 这次发作不能归因于某种物质 (例如，毒品)、药物或其他治疗的生理效应。

注: 由抗抑郁治疗 (例如，药物、电休克治疗) 引起的一次完整的轻躁狂发作，若完全符合标准的症状持续时间超过了治疗的生理效应，这对于轻躁狂发作而言已是足够的证据。然而，需要谨慎的是，仅存在 1 个或 2 个症状 (尤其是使用抗抑郁药物后出现的易激惹性增高、急躁或激动) 不足以做出轻躁狂发作的诊断，也并不一定表明个体有双相的素质。

如果病史、体格检查或实验室的证据显示这次紊乱出现在下列物质中毒或戒断或者接触下列药物的期间或不久后，则编码为"1"。

注: 参考 A.28 [A154] 病因学上的物质/药物清单。

注: 应考虑以下 3 个因素，若存在任意一条，则不支持物质/药物是轻躁狂症状的病因，编码为"3"; 若每条都不符合，编码为"1" (表明由物质/药物所致)。

(1) 症状出现在开始使用物质/药物之前。

(2) 在急性戒断或重度中毒结束之后，症状仍持续足够长的时间 (例如，约 1 个月)。

(3) 有其他证据表明该次发作为独立的、非物质/药物所致的双相及相关障碍 (例如，有反复出现的与非物质/药物相关的发作病史)。

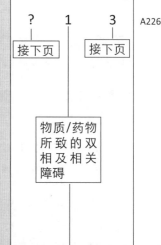

?   1   3   A226

接下页   接下页

物质/药物所致的双相及相关障碍

物质/药物名称:

_____   A227

标明该次心境的发生背景: ___   A228
(填写 1—3)

1) **于中毒期间起病**

2) **于戒断期间起病**

3) **于非中毒性使用后起病**

跳至 *既往躁狂发作* A.43

	[A223] 和 [A226] 是否均编码为"3"？ *注: 此处编码为"1"的轻躁狂发作无法肯定是否由一般躯体疾病或物质/药物所致, 因此应该在 D.5 页* ***其他特定/未特定双相及相关障碍*** *予以考虑。*	A229
若以下信息尚未知: **你这次 (兴奋/易激惹/自用词) 是从什么时候开始的?**	本次轻躁狂发作开始的年月。	＿＿＿＿**年** A230 ＿＿**月** A231
你一生中共有多少次独立的 (兴奋/易激惹/自用词), 每次持续至少 4 天, 几乎每天都有你刚刚描述的一些症状, 例如 (最严重发作的症状)?	轻躁狂发作的总次数, 包括这次发作 (若发作次数太多无法计数或者不能清楚计数, 则编码为"99")。	＿＿ ＿＿ **次** A232

若不需要评估目前轻躁狂发作的标注, 跳至 A.43
双相及相关障碍的标注见 DSM-5 中文版第 144—148 页

伴焦虑痛苦	**焦虑痛苦标注标准**	
注: 这些问题的时间范围是目前轻躁狂发作的整个病程, 而不是最近 1 个月内 4 天的时期。 *若以下信息尚未知:* **这段时间的 (兴奋/易激惹/自用词) 是什么时候开始的?**	在目前轻躁狂发作的大多数日子里, 存在下列症状中的至少 2 项。	
从那时到现在, 在你感到 (兴奋/易激惹/自用词) 的大多数日子里, 是否还感到激动或紧张? (是大多数日子吗?)	1. 感到激动或紧张。	?　1　2　3 A233

从那时到现在，在你感到（兴奋/ 易激惹/自用词**）的大多数日子里，是否还……**						
……感到异常的坐立不安？（是大 多数日子吗？）	2. 感到异常的坐立不安。	?	1	2	3	A234
……因为有事情担心而难以集中 注意力？（是大多数日子吗？）	3. 因担心而难以集中注意力。	?	1	2	3	A235
……害怕可能会发生可怕的事？ （是大多数日子吗？）	4. 害怕可能发生可怕的事情。	?	1	2	3	A236
……感觉你会无法控制自己的焦 虑或担心？（是大多数日子吗？）	5. 感觉对焦虑或担心可能会失去 自我控制。	?	1	2	3	A237

[注：如果在上述编码为"?"或"2"的 条目改为"3"时才可能达到 2 项，则需 重新核对这些条目。]	至少 2 项编码为"3"。	**1** 跳至 **A240**，***** **伴围产期 起病 ***， 见下	**3** 伴焦虑 痛苦；在 **A239** 标 明目前 的严重 程度	A238
标明目前的<u>严重程度</u>（填写 1—4）: *若上述症状有 4 项或 5 项编码为 "3"，在评估该条目过程中为鉴别 是否伴有运动性激越，可问：* **在你感到焦虑的那些日子里， 你是否也有不停地走来走去、 动个不停或无法静坐？**	1) **轻度**: 2 个症状。 2) **中度**: 3 个症状。 3) **中-重度**: 4 或 5 个症状，不伴运 动性激越。 4) **重度**: 4 或 5 个症状，伴运动性 激越。	———		A239

伴围产期起病	**围产期起病标注标准**		
若以下信息尚未知: **你这次的**（轻躁狂症状）**什么 时候开始的？**	心境症状起病发生在怀孕期间或 产后 4 周内。	**1** 跳至***伴 混合特 征***，接 下页	**3** 伴围产期 起病；在 **A241** 标明 起病时期	A240
标明起病时期（填写 1, 2）: 1) **孕期起病**。 2) **产后 4 周内起病**。		———		A241

伴混合特征	混合特征标注标准					
注: 这些问题的时间范围是目前轻躁狂发作的整个病程, 而不是最近1个月内的4天时期。 若以下信息尚未知: **这段时间的（兴奋/易激惹/自用词）是什么时候开始的?**						
在你感到（兴奋/易激惹/自用词）的大多数日子里, 你是否也……	A. 在目前轻躁狂发作的大多数日子里, 存在下列症状中的至少3项:					
……感到烦躁、抑郁、悲伤、情绪低落或空虚?（是大多数日子吗?）	1. 突出的烦躁或抑郁的心境, 可以是主观报告（例如, 感觉悲伤或空虚）或他人的观察（例如, 表现为流泪）。	?	1	2	3	A242
……对你平时所喜欢的事兴趣或愉快感明显减少?（是大多数日子吗?）	2. 对所有或几乎所有活动的兴趣或愉悦感减少（通过主观的陈述或他人的观察)。	?	1	2	3	A243
……说话或行动较你平时慢?（严重到其他人也注意到了吗? 他们注意到了什么? 是大多数日子吗?）	3. 几乎每天都有精神运动性迟滞（他人可以看得出来, 而不仅仅是主观体验到的变得迟钝)。	?	1	2	3	A244
……感到非常疲劳或精力不足?（是大多数日子吗?）	4. 疲劳或精力不足。	?	1	2	3	A245
……感到自己没有价值? 　*若否:* **是否对自己做过或没做过的事情感到内疚?** 　　*若是:* **是什么事呢?（这仅仅是因为你生病了不能处理这些事吗?）** *若上述两个问题之一回答为"是":* **是大多数日子吗?**	5. 感到自己没有价值, 或过分地、不适当地感到内疚（不仅仅是因为患病而自责或内疚)。	?	1	2	3	A246

?=资料不足　　　　1=无或否　　　　2=阈下　　　　3=阈上或是

A

在你感到（兴奋/易激惹/自用词**）的大多数日子里，你是否也事情是否糟糕得以致让你常常想到死或觉得也许死了更好？你想到过结束自己的生命吗？(是大多数日子吗?)** 　　*若是:* **你做过相关的事情吗?** 　　　**(你做了什么?你制定了具体的计划吗？你采取过什么行动准备去实施它吗？你实际尝试过自杀吗?)**	6. 反复出现死亡的想法（而不仅仅是害怕死亡），反复出现没有具体计划的自杀观念，自杀未遂或实施自杀的具体计划。 　*注:* 临床医生应该对目前的自杀意念、计划或行为进行全面评估并在必要时采取措施。	?	1	2	3	A247
*[**注**: 如果在上述编码为"?"或"2"的条目改为"3"时才可能达到 3 项, 则需重新核对这些条目。]*	至少 3 项标准 A 条目编码为"3"。		1 跳至 ***既往躁狂发作*** A.43		3	A248
若以下信息尚未知: 　**别人注意到了你的**（编码为"3"的症状）**吗?**（编码为"3"的症状）**是否不同于你平常的行为?**	B. 混合症状代表着与个体平常行为不同的改变，且能够被他人观察到。 　*注:* 有意省略标准 C。	?	1 跳至 ***既往躁狂发作*** A.43	2	3	A249
	D. 混合症状并非归因于某种物质(例如, 毒品)、药物或其他的治疗的生理效应。	?	1		3 伴混合特征 接下页	A250

既往躁狂发作	躁狂发作标准 见 DSM-5 中文版第 119—120 页	
注: 若目前有心境高涨或者易激惹, 但尚未完全符合躁狂发作的标准, 在以下扫描问题中用如下语言代替: **"在你一生中的任何时候, 是否有过另外一段时间……"**。		
你任何时候是否有过一段时间感觉很愉快、情绪高涨、激动或高兴过了头, 以致别人认为你与平时不一样?	A. 在一段明确的时间内 (至少持续几天), 有明显异常且持续的心境高涨、膨胀或易激惹, 并有异常且持续的活动增多或精力旺盛。	?　1　2　3　A251 跳至 ***目前环性心境障碍*** A.57
若是: **那时情况是怎样的呢? (是否超出感觉良好的范围?)**	*检查是否有:*	
你还感到"亢奋"或"兴奋",并且精力异常充沛吗? 你是否比你平时更活跃? (别人有没有说你活动多了?)	心境高涨、膨胀 心境易激惹	1　　3　A252 1　　3　A253
若否: **你任何时候是否有过一段时间每天大部分时间都感到易激惹、生气或者易怒,并且至少持续好几天? (这是否与你平时的情况不同?)**		
若是: **情况是怎样的? 你还感到"亢奋"或"兴奋",并且精力异常充沛吗? 你是否比你平时更活跃? (别人有没有说你活动多了?)**		
你有没有其他像那样的时候?	*注:* 若有多于 1 次的既往发作, 选择最严重的一次询问既往躁狂发作。然而, 如果在最近 1 年内有 1 次发作, 即使不是最严重的, 也应询问这次发作。如有可能, 避开可能是物质所致的发作。	
若是: **哪次最严重或者导致了最多的后果?**		
若以下信息尚未知: **从 (1 年前) 至今, 你有没有像那样的时候?**		

?=资料不足　　　　1=无或否　　　　2=阈下　　　　3=阈上或是　　　　69

		?	1	2	3	

那是什么时候?

这种情况持续了多久?(有 1 周吗?)

若时间不足 1 周:

你是否需要住院以防止你伤害自己或别人或者做出一些有严重经济或法律后果的事情?(若否:是否有至少持续1 周的其他这种情况?)

在这段时间, 你有没有几乎每天大部分时间都感到 (兴奋/易激惹/自用词)?

		?	1	2	3	A254

这段时间持续了至少 1 周,在几乎每天的大部分时间里存在(或如果有必要住院治疗, 则可以是任何时长)。

跳至 ***既往轻躁狂发作* A.50**

注: 若心境高涨持续不足 1 周, 在跳至 A.50 之前, 检查有无一段时间心境易激惹持续了至少 1 周; 若有, 本项编码为 "3", 然后询问该次发作。

若以下信息尚未知:

在 (发作) 期间, 你什么时候最 (兴奋/易激惹/自用词)?

以下问题着重于那次发作最严重的阶段。

B. 在心境紊乱、精力旺盛或活动增加的时期内, 存在至少 3 项以下症状 (如果心境仅仅是易激惹, 则需至少 4 项), 它持续存在, 与平时行为明显不同, 且达到显著的程度。

在那时……

……你自我感觉怎么样?(较平时更为自信吗? 你是否觉得比别人要聪明得多或好得多? 有没有什么特殊的力量或能力?)

		?	1	2	3	A255

1. 自我评价过高或夸大。

……你的睡眠需要量较平时有所减少吗?(你睡多长时间?)

若是: **你感觉休息好了吗?**

2. 睡眠的需求减少 (例如, 仅 3 小时睡眠, 就感觉休息好了)。

?	1	2	3	A256

……你是否较平时更健谈?(是不是难以被别人打断或理解? 是不是在你讲话时别人难以插嘴?)

3. 比平时更健谈或有持续讲话的压力感。

?	1	2	3	A257

……你的思维像在头脑中赛跑一样吗?(情况是怎样的?)

4. 意念飘忽或思维奔逸的主观感受。

?	1	2	3	A258

……你是否很容易被周围的事情所吸引而难以将注意力集中在一件事上?(请给出一个具体的例子。)

5. 自我报告或被观察到的随境转移 (即注意力太容易被不重要或无关的外界刺激所吸引)。

?	1	2	3	A259

A

在那时……	6. 目标导向的活动增多（社交的，工作或上学的，或性活动的）或精神运动性激越（即漫无目的的、非目标导向的活动）。	?	1	2	3	A260
……**你怎么安排自己的时间？**（你的工作、交友、嗜好怎么样？你那段时间是否特别忙？）						
（你是否发现自己工作时更有热情或者工作更努力？你是否发现自己更积极地参与学校活动或者更努力地学习？）	*检查是否有*.					
（你那段时间是否更爱交际，例如，给朋友打电话，和朋友出去得更频繁，或者结交许多新朋友？）	活动增多		1		3	A261
（你是否花更多的时间想到性爱，或者单独地或与别人一起进行性活动？那对你来说是一个大变化吗？）	精神运动性激越		1		3	A262
你在那段时间是否坐立不安，例如，不停地走来走去或者不能静坐？（情况有多糟糕？）						
……**你是否做了一些给你或你的家人带来麻烦的事？**	7. 过度地参与那些很可能带来痛苦后果的高风险活动（例如，无节制的购物、轻率的性行为或愚蠢的商业投资）。	?	1	2	3	A263
（是否买了一些你不需要或者负担不起的东西？是否送给别人钱或者贵重的东西？你赌博用的钱是否超出了你的经济承受能力？）						
（你是否有过会给你带来麻烦的性行为？是否曾鲁莽地开车？）						
（你是否做了冒险或冲动的商业投资，或者参与了你通常不会参与的商业计划？）						
[*注*: 如果在上述编码为"?"或"2"的条目改为"3"时才可能达到要求的项目数（3 或 4 项)，则需重新核对这些条目。]	至少 3 项标准 B 的症状编码为"3"（若仅有心境易激惹，则需至少 4 项）。		1		3 → 跳至标准 C [**A266**]，见下页	A264

A

若以下信息尚未知:

你是否另外有（兴奋/易激惹/自用词）的时候，并且比刚才询问的那次有更多的症状？

1	3
跳至 *目前环性心境障碍* A.57	返回 *既往躁狂发作* A.43 [A251]，从头评估这次发作

A265

若以下信息尚未知:

这些（躁狂症状）**对你的生活有什么影响？**

若以下信息尚未知:

你是否需要住院以防你伤害自己或别人或者做出一些有严重经济或法律后果的事情？

根据需要询问以下问题来评估标准C:

（躁狂症状）**对你与他人的关系或者交流有什么影响？（有没有导致你与家人、恋爱对象及朋友的关系出现问题？）**

（躁狂症状）**对你的工作/学习有什么影响？[你工作/学习的考勤怎么样？**（躁狂症状）**有没有使你完成工作/学习更加困难？有没有影响你工作/课堂作业的质量？]**

（躁狂症状）**对你处理家中事情的能力有什么影响？**

C. 这种心境紊乱严重到足以导致显著的社会或职业功能的损害、必须住院以防止伤害自己或他人或者存在精神病性特征。

若存在，描述：＿＿＿＿＿＿＿

注：若已知存在精神病性特征则编码为"3"。若此时未编码为"3"，且在进行B/C模块或B模块精神病性症状的评估时发现该躁狂发作期存在精神病性特征，需要返回此处重新编码。

?	1	3
	跳至 **A268**，见下	

A266

A267

填 **A267** 后，跳至 **A269** 见下

若以下信息尚未知:

是否有另外一段时间的（兴奋/易激惹/自用词）和（承认的躁狂症状），**并且当时你与他人相处困难或者去住院了？**

1	3
跳至 *既往轻躁狂* 标准 C，见 A.52 [A297]	返回 *既往躁狂发作* A.43 [A251]，从头评估这次发作

A268

[*注：如果 **A251** 或 **A254** 编码为"?"，则需重新核对这个条目，判断是否可改为"3"。]*

躁狂发作标准 A [A251 和 A254]，B [A264] 和 C [A266] 均编码为"3"。

1	3
跳至 *目前环性心境障碍* A.57	接下页

A269

A

若以下信息尚未知:

这段时间的（兴奋/易激惹/自用词）是什么时候开始的?

在这种情况开始之前不久，你有躯体疾病吗?

若是: **医生是怎么说的?**

只有在必要时询问以下问题，用来排除其他躯体疾病所致的病因。

当（一般躯体疾病）**开始后,**（躁狂症状）**有变化吗? 只是在**（一般躯体疾病）**开始后,**（躁狂症状）**才出现或明显加重吗? 在**（一般躯体疾病）**开始多久之后,**（躁狂症状）**开始出现或明显加重的?**

若一般躯体疾病已缓解:

当（一般躯体疾病）**好转后,**（躁狂症状）**也有所好转吗?**

D. [原发性躁狂症状]

1. 这次发作不能归因于其他躯体疾病的生理效应。

如果病史、体格检查或实验室发现的证据表明，这次紊乱是其他躯体疾病的直接生理学后果，而且这次紊乱不能用其他精神障碍来更好地解释，该条目应编码为"1"。

注: 参考 A.27 [A151] 病因学上的一般躯体疾病清单。

注: 应考虑以下因素, 若存在, 则支持一般躯体疾病是躁狂症状的病因。

(1) 文献证据表明该种一般躯体疾病与躁狂症状有确切的相关性。(参考 A.27 [A151] 病因学上的一般躯体疾病的清单。)

(2) 躁狂症状的病程和该种一般躯体疾病的病程之间存在紧密的时间关系。

(3) 躁狂症状以异乎寻常的特征为特点 (例如, 起病年龄晚)。

(4) 缺乏其他解释 (例如, 躁狂症状是对诊断有一般躯体疾病的心理应激反应)。

? 　 1 　 3　　A270
接下页　　接下页

由于其他躯体疾病所致的双相及相关障碍

一般躯体疾病名称 _____　A271

标明该次发作的特征 (填写 1—3): ____　A272

1) **伴躁狂特征:** 不完全符合躁狂或轻躁狂发作的诊断标准。

2) **伴躁狂或轻躁狂样发作:** 完全符合除躁狂发作的诊断标准 D 以外的或轻躁狂发作的诊断标准 F 以外的诊断标准。

3) **伴混合特征:** 还存在抑郁症状, 但在临床表现中不占主导地位。

最近 1 个月是否存在该障碍?　(1=否, 3=是) ____　A273

跳至 A.49 [A279]

A

在这种情况开始之前不久，你服用药或者有喝酒或使用毒品的习惯吗？

　若是： **那时你是否已经开始使用** (物质/药物) **或者刚刚停用或减量？**

　　　当你开始出现 (躁狂症状) **的时候，你使用多少** (物质/药物)**？**

只有在必要时询问以下问题，用来排除非物质/药物所致的病因。

若以下信息尚未知：

　哪个在前，使用 (物质/药物) **还是** (躁狂症状)**？**

若以下信息尚未知：

　你是否有一段时间停用 (物质/药物)**？**

　若是： **在你停止使用** (物质/药物) **后，你的** (躁狂症状) **是否消失或有所改善？**

　　若是： **停用后多久才有所改善？这些症状在停用后 1 个月内消失了吗？**

若以下信息尚未知：

　你是否有其他 (躁狂症状) **的发作？**

　若是： **有多少次？在那些时候，你有没有使用** (物质/药物)**？**

2. 这次发作不能归因于某种物质 (例如，毒品)、药物或其他治疗的生理效应。

?	1	3
	接下页	接下页

A274

物质 / 药物所致的双相及相关障碍

注： 由抗抑郁治疗 (例如，药物、电休克治疗) 引起的一次完整的躁狂发作，若完全符合标准的症状持续时间超过了治疗的生理效应，这对于躁狂发作而言已是足够的证据，因此可能会诊断为双相 I 型障碍。

如果病史、体格检查或实验室的证据显示这次紊乱出现在下列物质中毒或戒断或者接触下列药物的期间或不久后，则编码为 "1"。

注：参考 A.28 [A154] 病因学上的物质/药物清单。

注：应考虑以下 3 个因素，若存在任意一条，则不支持物质/药物是躁狂症状的病因，编码为 "3"；若每条都不符合，编码为 "1"(表明由物质/药物所致)。

(1) 症状出现在开始使用物质/药物之前。

(2) 在急性戒断或重度中毒结束之后，症状仍持续足够长的时间 (例如，约 1 个月)。

(3) 有其他证据表明该次发作为独立的、非物质/药物所致的双相及相关障碍 (例如，有反复出现的与非物质/药物相关的发作病史)。

物质/药物名称：＿＿＿＿＿＿＿＿　　A275

标明该次心境的发生背景(填写 1—3)：　＿＿　　A276

1) **于中毒期间起病**

2) **于戒断期间起病**

3) **于非中毒性使用后起病**

最近 1 个月是否存在该障碍？　　(1=否, 3=是) ＿＿　　A277

跳至 **A279**，见下页

	[A270] 和 [A274] 是否均编码为 "3"? *注: 此处编码为"1"的躁狂发作无法肯定是否由一般躯体疾病或物质/药物所致，因此应该在 D.5 页 **其他特定/未特定双相及相关障碍** 予以考虑。*	1　　　　3 ┌─────┐ │原发性躁│ │狂症状│ └─────┘ ↓ ┌─────┐ │既 往 躁│ │狂发作│ └─────┘ ↓ ┌─────┐ │跳至 **A280**,│ │见下│ └─────┘	A278
若以下信息尚未知: **你是否另外有（兴奋/易激惹/自用词）和**（承认的躁狂症状）**的时候，并且当时你没有**（**患**一般躯体疾病/**使用**物质/药物)?		1　　　　3 ┌────┐　┌─────┐ │跳 至 *│　│返回 **既**│ │**目 前 环**│　│**往躁狂发**│ │**性 心 境**│　│**作** A.43│ │**障 碍** *│　│[A251],│ │A.57│　│从头评估│ └────┘　│这次发作│ 　　　　　　└─────┘	A279
若以下信息尚未知: **这段**（兴奋/易激惹/自用词）**什么时候开始的?**	这次躁狂发作开始的年月。	_ _ _ _ 年 _ _ 月	A280 A281
你一生中共有多少次独立的（兴奋/易激惹/自用词），每次持续至少 1 周，几乎每天都有你刚刚描述的一些症状，例如（最严重发作的症状)**?**	躁狂发作的总次数，包括这次发作(若发作次数太多无法计数或者不能清楚计数，则编码为 "99")。	_ _ 次 ┌─────────┐ │跳至 *经前期│ │烦躁障碍* A.75│ └─────────┘	A282

A

既往轻躁狂发作	轻躁狂发作标准 见 DSM-5 中文版第 120—121 页					
当你感到（兴奋/易激惹/自用词）时，这种情况至少持续了 4 天吗？ 　*若是：* **几乎每天大部分时间都如此吗？** *若以下信息尚未知：* 　**你有没有其他像那样的时候？** 　　*若是：* **哪次最强烈？** 　　　**从**（1 年前）**至今，你有没有像那样的时候？**	A. 在至少连续 4 天的一段时间内，在几乎每天的大部分时间里，有异常且持续的心境高涨、膨胀或易激惹，并有异常且持续的活动增多或精力旺盛。	?	1		2	3	A283
			跳至 ***目前环性 心境障碍*** A.57				
	检查是否有：						
	心境高涨、膨胀		1			3	A284
	心境易激惹		1			3	A285
	注：若有多于 1 次的既往发作，选择最严重（最强烈）的一次询问既往轻躁狂发作。然而，如果在最近 1 年内有 1 次发作，即使不是最严重的，也应询问这次发作。如有可能，避开可能是物质所致的发作。						
若以下信息尚未知： 　**在那次**（发作）**期间，你什么时候最（兴奋/易激惹/**自用词**）？** 以下问题着重于你所询问的那次发作最严重的阶段。	B. 在心境紊乱、精力旺盛和活动增加的时期内，存在至少 3 项以下症状（如果心境仅仅是易激惹，则需至少 4 项），持续存在，与平时行为相比有明显改变，且达到了显著的程度。						
在那时…… **……你自我感觉怎么样？（较平时更为自信吗？你是否觉得比别人要聪明得多或好得多？有没有什么特殊的力量或能力？）**	1. 自我评价过高或夸大。	?	1		2	3	A286
……你的睡眠需要量较平时有所减少吗？（你睡多长时间？） 　*若是：* **你感觉休息好了吗？**	2. 睡眠的需求减少（例如，仅 3 小时睡眠，就感觉休息好了）。	?	1		2	3	A287
……你是否较平时更健谈？（是不是难以被别人打断或理解？是不是在你讲话时别人难以插嘴？）	3. 比平时更健谈或有持续讲话的压力感。	?	1		2	3	A288

在那时……				
……你的思维像在头脑中赛跑一样吗？(情况是怎样的？)	4. 意念飘忽或思维奔逸的主观感受。	? 1 2 3		A289
……你是否很容易被周围的事情所吸引而难以将注意力集中在一件事上？(请给出一个具体例子。)	5. 自我报告或被观察到的随境转移（即注意力太容易被不重要或无关的外界刺激所吸引）。	? 1 2 3		A290
……你怎么安排自己的时间？(你的工作、交友、嗜好怎么样？你那段时间是否特别忙？)	6. 目标导向的活动增多（社交的，工作或上学的，或性活动的）或精神运动性激越（即漫无目的的、非目标导向的活动）。	? 1 2 3		A291
(你是否发现自己工作更有热情或者工作更努力？你是否发现自己更积极地参与学校活动或者更努力地学习？)	*检查是否有*: 　活动增多	1　　3		A292
(你那段时间是否更爱交际，例如，给朋友打电话，和朋友出去得更频繁，或者结交许多新朋友？)	．精神运动性激越	1　　3		A293
(你是否花更多的时间想到性爱，或者单独地或与别人一起进行性活动？那对你来说是一个大变化吗？)				
你在那段时间是否坐立不安，例如，不停地走来走去或者不能静坐？(情况有多糟糕？)				
……你是否做了一些可能会给你或你的家人带来麻烦的事？	7. 过度地参与那些很可能带来痛苦后果的高风险活动（例如，无节制的购物、轻率的性行为或愚蠢的商业投资）。	? 1 2 3		A294
(你是否买了一些你不需要或者负担不起的东西？是否送给别人钱或者贵重的东西？你赌博用的钱是否超出了你的经济承受能力？)				
(你是否有过会给你带来麻烦的性行为？是否曾鲁莽地开车？)				
(你是否做了冒险或冲动的商业投资，或者参与了你通常不会参与的商业计划？)				

?=资料不足　　　　1=无或否　　　　2=阈下　　　　3=阈上或是

A

[注: 如果在上述编码为"?"或"2"的条目改为"3"时才可能达到要求的条目数 (3 或 4 项), 则需重新核对这些条目。]	至少 3 项标准 B 的症状编码为"3"(若仅有心境易激惹, 则需至少 4 项)。 *注: 因为区别正常的心境良好和轻躁狂的固有难度, 回顾标准 B 中所有编码为"3"的条目, 对模棱两可的判断重新编码。*	1 3 跳至标准 C [A297], 见下	A295
若以下信息尚未知: **你是否另外有 (兴奋/易激惹/自用词) 的时候, 至少持续 4 天, 并且比刚刚询问的那次有更多症状?**		1 3 跳至 *目前环境性心境障碍* A.57 返回 *既往轻躁狂发作* A.50 [A283], 从头评估这次发作	A296
若以下信息尚未知: **这与你平常不 (兴奋/易激惹/自用词) 的情况很不相同吗? (怎样不相同? 工作时? 上学时? 与朋友相处时?)**	C. 这种发作伴有明确的功能改变, 而个体无症状时没有这些特征。 若存在, 描述: _____	? 1 2 3 跳至 **A299** 跳至标准 D [A300] 填 **A298** 后, 跳至标准 D [A300], 见下	A297 A298
若以下信息尚未知: **你是否另外有 (兴奋/易激惹/自用词) 的时候, 至少持续 4 天, 并且与你平时的情况确实不同?**		1 3 跳至 *目前环境性心境障碍* A.57 返回 *既往轻躁狂发作* A.50 [A283], 从头评估这次发作	A299
若以下信息尚未知: **别人注意到你的变化了吗? (他们说了些什么?)**	D. 这种心境紊乱和功能的改变能够被他人观察到。 若存在, 描述: _____	? 1 2 3 跳至 **A302** 跳至标准 E [A303], 接下页 填 **A301** 后, 跳至标准 E [A303], 接下页	A300 A301
若以下信息尚未知: **你是否另外有 (兴奋/易激惹/自用词) 的时候, 至少持续 4 天, 并且别人注意到了你行为的改变?**		1 3 跳至 *目前环境性心境障碍* A.57 返回 *既往轻躁狂发作* A.50 [A283], 从头评估这次发作	A302

A

若以下信息尚未知: (轻躁狂症状) **对你的生活有什么影响?** *根据需要询问以下问题来评估标准 E:* (轻躁狂症状) **对你与他人的关系或者交流有什么影响?(有没有导致你与家人、恋爱对象及朋友的关系出现问题?)** (轻躁狂症状) **对你的工作/学习有什么影响?[你工作/学习的考勤怎么样?(轻躁狂症状) 有没有使你完成工作/学习更加困难? 有没有影响你工作/课堂作业的质量?]** (轻躁狂症状) **对你处理家中事情的能力有什么影响?** *若以下信息尚未知:* **你是否需要住院以防你伤害自己或别人或者做出一些有严重经济或法律后果的事情?**	E. 这次发作没有严重到足以导致显著的社交或职业功能的损害或者需住院治疗,且没有精神病性特征。 *注: 若存在明显的功能损害、需要住院或存在精神病性症状,编码为"1"。* ┌────────────────────────────────┐ 标明其特征 (填写 1, 2):　　　　　 ____ 1) 若严重到需要住院治疗,或者存在显著损害且持续至少 1 周,返回 A.44 [A254] (既往躁狂发作标准) 并将 A254 改为 "3",然后将 A286—A295 的编码转抄到 A255—A264,并继续 A265 (评估既往躁狂发作标准 C)。 2) 若无需住院治疗,但伴有精神病性特征或存在显著损害,且整个发作持续 4—6 天,跳至***目前环性心境障碍*** A.57。(评估后,若不符合目前环性心境障碍的诊断标准,将此次严重但短暂的发作诊断为"既往其他双相及相关障碍",并且在 D.8 [D30] 标明类型为 "5"。) └────────────────────────────────┘	?　1　2　3　　 A303 ┌──┐　　　┌──┐ 跳至　　　症状 标准 F　　未严 [A305]　　重到 　　　　　足以 　　　　　做出 　　　　　躁狂 　　　　　发作 　　　　　的诊 　　　　　断 　　　　└──┘ 　　　　　接下 　　　　　页 A304
[*注: 如果 A283、A297、A300 或 A303 编码为"?"或"2",则需重新核对这些条目,判断是否可改为"3"。如果从既往躁狂发作的标准 C 跳至既往轻躁狂发作,且 A251 或 A254 编码"?"或"2",则需重新核对这些条目,判断是否可改为"3"。*]	轻躁狂发作标准 A [**A283**], B [**A295**], C [**A297**], D [**A300**] 和 E [**A303**] 均编码为"3"。 *注: 如果从既往躁狂发作的标准 C 跳至既往轻躁狂发作,标准 A [**A283**] 的评估应该参考 A251 和 A254,标准 B [**A295**] 的评估应该参考 A264。*	1　　　　3　 A305 ┌──────┐ 跳至 ***目前环性心境障碍*** A.57

A

若以下信息尚未知:

> **这段时间的（兴奋/易激惹/自用词）是什么时候开始的?**

> **在这种情况开始之前不久，你有躯体疾病吗?**

> 若是: **医生是怎么说的?**

只有在必要时询问以下问题，用来排除其他躯体疾病所致的病因。

当（一般躯体疾病）**开始后**, (轻躁狂症状) **有变化吗? 只是在** (一般躯体疾病) **开始后,** (轻躁狂症状) **才出现或明显加重吗? 在** (一般躯体疾病) **开始多久之后,** (轻躁狂症状) **开始出现或明显加重的?**

若一般躯体疾病已缓解:

> **当**（一般躯体疾病）**好转后,** (轻躁狂症状) **也有所好转吗?**

F. [原发性轻躁狂症状]

1. 这次发作不能归因于其他躯体疾病的生理效应。

如果病史、体格检查或实验室发现的证据表明，这次紊乱是其他躯体疾病的直接生理学后果，而且这次紊乱不能用其他精神障碍来更好地解释，该条目应编码为"1"。

注: 参考 A.27 [A151] 病因学上的一般躯体疾病清单。

注: 应考虑以下因素, 若存在, 则支持一般躯体疾病是轻躁狂症状的病因。

(1) 文献证据表明该种一般躯体疾病与轻躁狂症状有确切的相关性。(参考 A.27 [A151] 病因学上的一般躯体疾病的清单。)

(2) 轻躁狂症状的病程和该种一般躯体疾病的病程之间存在紧密的时间关系。

(3) 轻躁狂症状以异乎寻常的特征为特点 (例如, 起病年龄晚)。

(4) 缺乏其他解释 (例如, 轻躁狂症状是对诊断有一般躯体疾病的心理应激反应)。

?	1	3
	接下页	接下页

A306

由于其他躯体疾病所致的双相及相关障碍

一般躯体疾病名称 ＿＿＿＿＿＿   A307

标明该次发作的特征 (填写 1—3):   ＿＿ A308

1) **伴躁狂特征**: 不完全符合躁狂或轻躁狂发作的诊断标准。
2) **伴躁狂或轻躁狂样发作**: 完全符合除躁狂发作的诊断标准 D 以外的或轻躁狂发作的诊断标准 F 以外的诊断标准。
3) **伴混合特征**: 还存在抑郁症状, 但在临床表现中不占主导地位。

最近 1 个月是否存在该障碍?   (1=否, 3=是) ＿＿ A309

跳至 A.56 [A315]

在这种情况开始之前不久，你服用药或者有喝酒或使用毒品的习惯吗？

若是： **那时你是否已经开始使用**（物质/药物）**或者刚刚停用或减量？**

当你开始出现（轻躁狂症状）**的时候，你使用多少**（物质/药物）**？**

只有在必要时询问以下问题，用来排除非物质/药物所致的病因。

若以下信息尚未知：

哪个在前，使用（物质/药物）**还是**（轻躁狂症状）**？**

若以下信息尚未知：

你是否有一段时间停用（物质/药物）**？**

若是： **在你停止使用**（物质/药物）**后，你的**（轻躁狂症状）**是否消失或有所改善？**

若是： **停用后多久才有所改善？这些症状在停用后 1 个月内消失了吗？**

若以下信息尚未知：

你是否有其他（轻躁狂症状）**的发作？**

若是： **有多少次？在那些时候，你有没有使用**（物质/药物）**？**

---

2. 这次发作不能归因于某种物质（例如，毒品）、药物或其他治疗的生理效应。

?	1	3	A310
	接下页	接下页	

物质/药物所致的双相及相关障碍

注： 由抗抑郁治疗（例如，药物、电休克治疗）引起的一次完整的躁狂发作，若完全符合标准的症状持续时间超过了治疗的生理效应，这对于躁狂发作而言已是足够的证据，因此可能会诊断为双相Ⅰ型障碍。

如果病史、体格检查或实验室的证据显示这次紊乱出现在下列物质中毒或戒断或者接触下列药物的期间或不久后，则编码为"1"。

注：参考 A.28 [A154] 病因学上的物质/药物清单。

注：应考虑以下 3 个因素，若存在任意一条，则不支持物质/药物是轻躁狂症状的病因，编码为"3"；若每条都不符合，编码为"1"（表明由物质/药物所致）。

(1) 症状出现在开始使用物质/药物之前。

(2) 在急性戒断或重度中毒结束之后，症状仍持续足够长的时间（例如，约 1 个月）。

(3) 有其他证据表明该次发作为独立的、非物质/药物所致的双相及相关障碍（例如，有反复出现的与非物质/药物相关的发作病史）。

物质/药物名称：_____　　　A311

标明该次心境的发生背景（填写 1—3）：___　A312

1) 于中毒期间起病
2) 于戒断期间起病
3) 于非中毒性使用后起病

最近 1 个月是否存在该障碍？　　（1=否, 3=是）___　A313

跳至 **A315**，见下页

A

A

	[A306] 和 **[A310]** 是否均编码为 "3"？ *注：此处编码为 "1" 的轻躁狂发作无法肯定是否由一般躯体疾病或物质/药物所致，因此应该在 D.5 页* ***其他特定/未特定双相及相关障碍*** *予以考虑。*	1 3 A314 原发性轻躁狂症状 既往轻躁狂发作 跳至 **A316**，见下
若以下信息尚未知： **你是否另外有（兴奋/易激惹/自用词）和**（承认的躁狂症状）**的时候，并且当时你没有**（**患**一般躯体疾病/**使用**物质/药物）**？**		1 3 A315 跳至 *****目前环性心境障碍*** A.57	返回 ***既往轻躁狂发作*** A.50 [A283]，从头评估这次发作
若以下信息尚未知： **这段（兴奋/易激惹/自用词）什么时候开始的？**	这次轻躁狂发作开始的年月。	＿＿＿＿**年** A316 ＿＿**月** A317
你一生中共有多少次独立的（兴奋/易激惹/自用词），每次持续至少 4 天，几乎每天都有你刚刚描述的一些症状，例如（最严重发作的症状）**？**	轻躁狂发作的总次数，包括这次发作（若发作次数太多无法计数或者不能清楚计数，则编码为 "99"）。	＿＿ **次** A318 跳至 *****经前期烦躁障碍*** A.75

目前环性心境障碍	目前环性心境障碍标准 见 DSM-5 中文版第 135—137 页		
是否有过重性抑郁发作、躁狂发作或轻躁狂发作？		1 3 跳至 *目前持续 性抑郁障碍* A.62	A319
在最近 2 年内，从（2 年前）**至今，你是否有很多次感到兴奋、激动或易激惹，并且也有很多次感到情绪低落、抑郁或兴趣减退？** *若是*：**和我讲一讲。**	A. 在至少 2 年（儿童和青少年至少 1 年）的时间内有多个存在轻躁狂症状的时间段，但不符合轻躁狂发作的诊断标准，且有多次抑郁心境或兴趣减退，但不符合重性抑郁发作的诊断标准。	1 3 跳全 *目前持续 性抑郁障碍* A.62	A320
从（2 年前）**至今，你是否在大部分时间里是这样的？** *若是*：**从**（2 年前）**至今，你感到正常的时候最长有多久，也就是说既没有感到兴奋、易激惹，也没有感到情绪低落、抑郁或兴趣减退？**	B. 在上述 2 年（儿童和青少年为 1 年）的时间内，轻躁狂期和抑郁期累积至少有一半的时间，且个体无症状的时间每次从未超过 2 个月。 *注：有意省略诊断标准 C。*	1 3 跳至 *目前持续 性抑郁障碍* A.62	A321
若以下信息尚不清楚，在完成精神病性障碍模块后返回本条目。	D. 诊断标准 A 的症状不能更好地用分裂情感性障碍、精神分裂症、精神分裂样障碍、妄想障碍或者其他特定或未特定精神分裂症谱系障碍及其他精神病性障碍来解释。	1 3 跳至 *目前持续 性抑郁障碍* A.62	A322

A

若以下信息尚未知:

情绪波动对你的生活有怎样的影响?(例如:你有没有在感觉良好时承担了一些事情,但在感到抑郁时却没有坚持下去?)

根据需要询问以下问题来评估标准 F:

情绪波动对你与他人的关系或者交流有什么影响?(有没有导致你与家人、恋爱对象及朋友的关系出现问题?)

情绪波动对你的工作/学习有什么影响?(你工作/学习的考勤怎么样?情绪波动有没有让你完成工作/学习更加困难?有没有影响你工作/课堂作业的质量?)

情绪波动对你处理家中事情的能力有什么影响?

情绪波动有没有影响到你生活的其他重要方面?

若情绪波动并未影响到生活:

情绪波动给你造成了多大程度的困扰或烦恼?

F. 这些症状引起有临床意义的痛苦,或者导致社交、职业或其他重要功能的损害。

? 1 3

A323

跳至 ***目前持续性抑郁障碍*** A.62

A

若以下信息尚未知:

   这些症状是从什么时候开始的?

从你出现这些症状之前不久至今, 你有躯体疾病吗?

   若是: **医生是怎么说的?**

<u>只有在必要时</u>询问以下问题, 用来排除其他躯体疾病所致的病因。

当 (一般躯体疾病) **开始后,** (情绪波动症状) **有变化吗? 只是在** (一般躯体疾病) **开始后,** (情绪波动症状) **才出现或明显加重吗? 在** (一般躯体疾病) **开始多久之后,** (情绪波动症状) **开始出现或明显加重的?**

若一般躯体疾病已缓解:

   当 (一般躯体疾病) **好转后,** (情绪波动症状) **也有所好转吗?**

E. [原发性环性心境症状]

1. 这些症状不能归因于其他躯体疾病的生理效应。

如果病史、体格检查或实验室发现的证据表明, 这次紊乱是其他躯体疾病的直接生理学后果, 而且这次紊乱不能用其他精神障碍来更好地解释, 该条目应编码为 "1"。

注: 参考 A.27 [A151] 病因学上的一般躯体疾病清单。

注: 应考虑以下因素, 若存在, 则支持一般躯体疾病是双相症状的病因。

(1) 文献证据表明该种一般躯体疾病与双相症状有确切的相关性。(参考 A.27 [A151] 病因学上的一般躯体疾病的清单。)

(2) 双相症状的病程和该种一般躯体疾病的病程之间存在紧密的时间关系。

(3) 双相症状以异乎寻常的特征为特点 (例如, 起病年龄晚)。

(4) 缺乏其他解释 (例如, 双相症状是对诊断有一般躯体疾病的心理应激反应)。

?	1	3	
	接下页	接下页	A324

由于其他躯体疾病所致的双相及相关障碍

一般躯体疾病名称 _____   A325

标明该次发作的特征 (填写 1—3): ____   A326

   1) **伴躁狂特征:** 不完全符合躁狂或轻躁狂发作的诊断标准。

   2) **伴躁狂或轻躁狂样发作:** 完全符合除躁狂发作的诊断标准 D 以外的或轻躁狂发作的诊断标准 F 以外的诊断标准。

   3) **伴混合特征:** 目前还存在抑郁症状, 但在临床表现中不占主导地位。

跳至 ***目前持续性抑郁障碍*** A.62

<table>
<tr><td></td><td></td><td>?</td><td>1</td><td>3</td><td>A327</td></tr>
</table>

在这种情况开始之前不久,你服用药或者有喝酒或使用毒品的习惯吗?

若是: **那时你是否已经开始使用** (物质/药物) **或者刚刚停用或减量?**

当你开始出现 (情绪波动症状) **的时候,你使用多少** (物质/药物)?

只有在必要时询问以下问题,用来排除非物质/药物所致的病因。

若以下信息尚未知:

哪个在前,使用 (物质/药物) **还是** (情绪波动症状)?

若以下信息尚未知:

你是否有一段时间停用 (物质/药物)?

若是: **在你停止使用** (物质/药物) **后,你的** (情绪波动症状) **是否消失或有所改善?**

若是: **停用后多久才有所改善? 这些症状在停用后 1 个月内消失了吗?**

若以下信息尚未知:

你是否有其他 (情绪波动症状) **的发作?**

若是: **有多少次? 在那些时候,你有没有使用** (物质/药物)?

---

2. 这些症状不能归因于某种物质(例如,毒品)或药物的生理效应。

如果病史、体格检查或实验室的证据显示这次紊乱出现在下列物质中毒或戒断或者接触下列药物的期间或不久后,则编码为"1"。

注: 参考 A.28 [A154] 病因学上的物质/药物清单。

注: 应考虑以下 3 个因素,若存在任意一条,则不支持物质/药物是双相症状的病因,编码为 "3";若每条都不符合,编码为 "1" (表明由物质/药物所致)。

(1) 症状出现在开始使用物质/药物之前。

(2) 在急性戒断或重度中毒结束之后,症状仍持续足够长的时间 (例如,约 1 个月)。

(3) 有其他证据表明该次发作为独立的、非物质/药物所致的双相及相关障碍 (例如,有反复出现的与非物质/药物相关的发作病史)。

?	1	3
	跳至 **A330**,见下	跳至 **A330**,见下

物质/药物所致的双相及相关障碍

物质/药物名称: _____   A328

标明该次心境的发生背景(填写 1—3): ___   A329

1) **于中毒期间起病**
2) **于戒断期间起病**
3) **于非中毒性使用后起病**

跳至 * **目前持续性抑郁障碍** * A.62

[A324] 和 [A327] 是否均编码为"3"?

注: 此处编码为 "1" 的环性心境症状无法肯定是否由一般躯体疾病或物质/药物所致,因此应该在 D.5 页 * **其他特定/未特定双相及相关障碍** * 予以考虑。

1	3	A330
跳至 * **目前持续性抑郁障碍** * A.62	原发性环性心境症状	
	目前环性心境障碍	
	接下页	

若以下信息尚未知: **你情绪波动的情况是从什么时候开始的?**	环性心境障碍发作开始的年月。	_____**年** A331
		__**月** A332

A

> # 若不需要评估目前环性心境障碍的标注, 跳至 A.62 [A340]
> ### 环性心境障碍的标注见 DSM-5 中文版第 144—148 页

伴焦虑痛苦	**焦虑痛苦标注标准**	
在你感到抑郁、兴奋或易激惹的大多数日子里, 你是否还……	在环性心境障碍的大多数日子里, 存在下列症状中的至少 2 项。	
……感到激动或紧张? (是大多数日子吗?)	1. 感到激动或紧张。	?　1　2　3　A333
……感到异常的坐立不安? (是大多数日子吗?)	2. 感到异常的坐立不安。	?　1　2　3　A334
……因为有事情担心而难以集中注意力? (是大多数日子吗?)	3. 因担心而难以集中注意力。	?　1　2　3　A335
……害怕可能会发生可怕的事? (是大多数日子吗?)	4. 害怕可能发生可怕的事情。	?　1　2　3　A336
……感觉你会无法控制自己的焦虑或担心? (是大多数日子吗?)	5. 感觉对焦虑或担心可能会失去自我控制。	?　1　2　3　A337
[注: 如果在上述编码为 "?" 或 "2" 的条目改为 "3" 时才可能达到 2 项, 则需重新核对这些条目。]	至少 2 项编码为 "3"。	1　　　3　A338 接下页　伴焦虑痛苦;在 **A339** 标明目前的严重程度
标明目前的<u>严重程度</u> (填写 1—4): *若上述症状有 4 项或 5 项编码为 "3", 在评估该条目过程中为鉴别是否伴有运动性激越, 可问:* **在你感到焦虑的那些日子里, 你是否也有不停地走来走去、动个不停或无法静坐?**	1) **轻度**: 2 个症状。 2) **中度**: 3 个症状。 3) **中-重度**: 4 或 5 个症状, 不伴运动性激越。 4) **重度**: 4 或 5 个症状, 伴运动性激越。	__ A339

?=资料不足　　　1=无或否　　　2=阈下　　　3=阈上或是

目前持续性抑郁障碍	目前持续性抑郁障碍标准 见 DSM-5 中文版第 161—165 页			
从未有过躁狂或轻躁狂发作。		1　　　　　3 跳至 *经前期烦躁障碍* A.75		A340
在最近 2 年内，从 (2 年前) **至今，你是否在大多数的日子里，每天大部分时间，被抑郁心境困扰着?** (**超过一半的时间吗?**) *若是:* **情况是怎样的呢?**	A. 在至少 2 年内的多数日子里，一天内的大部分时间存在抑郁心境，既可以是主观的体验，也可以是他人的观察。 **注:** 若是儿童和青少年 (即小于 18 岁)，异常心境应持续至少 1 年，可以表现为易激惹。	?　1　2　3 跳至 *既往持续性抑郁障碍* A.70		A341
在那段 (慢性抑郁的自用词) **期间，你是否经常……**	B. 抑郁状态时，存在下列至少 2 项症状。			
……没有食欲? (**过度进食?**)	1. 食欲不振或过度进食。	?　1　2　3		A342
……失眠或睡眠过多?	2. 失眠或睡眠过多。	?　1　2　3		A343
……做事缺乏精力或感到很疲劳?	3. 缺乏精力或疲劳。	?　1　2　3		A344
……觉得自己不行? (**感到自己无价值或失败?**)	4. 自我评价低。	?　1　2　3		A345
……难以集中注意力或做决定?	5. 注意力不集中或犹豫不决。	?　1　2　3		A346
……感到无望?	6. 感到无望。	?　1　2　3		A347
[**注:** 如果在上述编码为 "?" 或 "2" 的条目改为 "3" 时才可能达到 2 项，则需重新核对这些条目。]	至少 2 项标准 B 的症状编码为 "3"。	1　　　　　3 跳至 *既往持续性抑郁障碍* A.70		A348
从 (2 年前) **至今，你感到正常，即没有** (心境恶劣症状) **的时间最长有多久?**	C. *在 2 年的心境紊乱期间 (小于 18 岁的儿童或青少年为 1 年)，个体没有诊断标准 A 和 B 症状的最长时间段不超过 2 个月。* *注: 若有过 1 次正常心境持续超过 2 个月，编码为 "1"。*	1　　　　　3 跳至 *既往持续性抑郁障碍* A.70		A349

A

若此处信息不明确，完成精神病性障碍模块后返回此条目。	*注: 有意省略诊断标准 D 和 E。* F. 这段时间的心境紊乱不能用一种持续性的分裂情感性障碍、精神分裂症、妄想障碍、其他特定的或未特定的精神分裂症谱系及其他精神病性障碍来更好地解释。 *注: 若无慢性精神病性障碍或者抑郁症状不能用一种慢性精神病性障碍来更好地解释，编码为"3"。*	1　　　　3　　A350 跳至 **＊既往持续性抑郁障碍＊** A.70
若以下信息尚未知: 　(抑郁症状) **对你的生活有什么影响?** *根据需要询问以下问题来评估标准 H:* (抑郁症状) **对你与他人的关系或者交流有什么影响? (有没有导致你与家人、恋爱对象及朋友的关系出现问题?)** (抑郁症状) **对你的工作/学习有什么影响? [你工作/学习的考勤怎么样? (抑郁症状) 有没有使你完成工作/学习更加困难? 有没有影响你工作/课堂作业的质量?]** (抑郁症状) **对你处理家中事情的能力有什么影响? 对日常小事，例如，穿衣服、洗澡或者刷牙有什么影响? 对你参与那些你认为重要的事情有什么影响，例如，宗教活动、体育锻炼或者兴趣爱好? 你会因为感觉做不到一些事就避免去做它吗?** (抑郁症状) **有没有影响到你生活的其他重要方面?** *若抑郁症状并未影响到生活:* 　(抑郁症状) **给你造成了多大程度的困扰或烦恼?**	H. 这些症状引起有临床意义的痛苦，或者导致社交、职业或其他重要功能方面的损害。	?　1　　　3　　A351 跳至 **＊既往持续性抑郁障碍＊** A.70

?=资料不足　　　　1=无或否　　　　2=阈下　　　　3=阈上或是　　　　89

[注: 如果 **A341** 编码为 "?" 或 "2", 则需重新核对这些条目, 判断是否可改为 "3"。]	持续性抑郁障碍标准 A [A341], B [A348], C [A349], F [A350] 和 H [A351] 均编码为 "3"。	1 3 跳至 ***既往持续性抑郁障碍*** A.70	A352

A

若以下信息尚未知:

    这是什么时候开始的?

在这种情况开始之前不久至今,你有躯体疾病吗?

    若是: **医生是怎么说的?**

只有在必要时询问以下问题,用来排除其他躯体疾病所致的病因。

当 (一般躯体疾病) **开始后,** (抑郁症状) **有变化吗? 只是在** (一般躯体疾病) **开始后,** (抑郁症状) **才出现或明显加重吗? 在** (一般躯体疾病) **开始多久之后,** (抑郁症状) **开始出现或明显加重的?**

若一般躯体疾病已缓解:

    当 (一般躯体疾病) **好转后,** (抑郁症状) **也有所好转吗?**

G. [原发性持续性抑郁症状]

1. 这些症状不能归因于其他躯体疾病 (例如, 甲状腺功能减退症) 的生理效应。

如果病史、体格检查或实验室发现的证据表明, 这次紊乱是其他躯体疾病的直接生理学后果, 而且这次紊乱不能用其他精神障碍来更好地解释, 该条目应编码为 "1"。

注: 参考 A.5 [A24] 病因学上的一般躯体疾病清单。

注: 应考虑以下因素, 若存在, 则支持一般躯体疾病是抑郁症状的病因。

(1) 文献证据表明该种一般躯体疾病与抑郁症状有确切的相关性。(参考 A.5 [A24] 病因学上的一般躯体疾病的清单。)

(2) 抑郁症状的病程和该种一般躯体疾病的病程之间存在紧密的时间关系。

(3) 抑郁症状以异乎寻常的特征为特点 (例如, 起病年龄晚)。

(4) 缺乏其他解释 (例如, 抑郁症状是对诊断有一般躯体疾病的心理应激反应)。

?	1	3	A353
接下页		接下页	

由于其他躯体疾病所致的抑郁障碍

一般躯体疾病名称_____ A354

标明该次发作的特征 (填写 1—3): ____ A355

  1) **伴抑郁特征**: 不完全符合重性抑郁发作的诊断标准。

  2) **伴重性抑郁样发作**: 完全符合重性抑郁发作的诊断标准 (除诊断标准 C 外)。

  3) **伴混合特征**: 目前还存在躁狂或轻躁狂症状, 但在临床表现中不占主导地位。

跳至 ***既往持续性抑郁障碍*** A.70

在这种情况开始之前不久, 你服用药或者有喝酒或使用毒品的习惯吗?

若是: **那时你是否已经开始使用** (物质/药物) **或者刚刚停用或减量?**

当你开始出现 (抑郁症状) **的时候, 你使用多少** (物质/药物)?

只有在必要时询问以下问题, 用来排除非物质所致的病因。

若以下信息尚未知:

哪个在前, 使用 (物质/药物) **还是** (抑郁症状)?

若以下信息尚未知:

你是否有一段时间停用 (物质/药物)?

若是: **在你停止使用** (物质/药物) **后, 你的** (抑郁症状) **是否消失或有所改善?**

若是: **停用后多久才有所改善? 这些症状在停用后 1 个月内消失了吗?**

若以下信息尚未知:

你是否有其他 (抑郁症状) **的发作?**

若是: **有多少次? 在那些时候, 你有没有使用** (物质/药物)?

---

2. 这些症状不能归因于某种物质 (例如, 毒品) 或药物的生理效应。

如果病史、体格检查或实验室的证据显示这次紊乱出现在下列物质中毒或戒断或者接触下列药物的期间或不久后, 则编码为 "1"。

注: 参考 A.6 [A27] 病因学上的物质/药物清单。

注: 应考虑以下 3 个因素, 若存在任意一条, 则不支持物质/药物是抑郁症状的病因, 编码为 "3"; 若每条都不符合, 编码为 "1" (表明由物质/药物所致)。

(1) 症状出现在开始使用物质/药物之前。

(2) 在急性戒断或重度中毒结束之后, 症状仍持续足够长的时间 (例如, 约 1 个月)。

(3) 有其他证据表明该次发作为独立的、非物质/药物所致的抑郁障碍 (例如, 有反复出现的与非物质/药物相关的发作病史)。

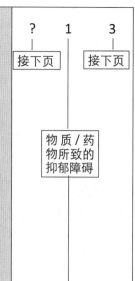

?	1	3	A356
接下页		接下页	

物质 / 药物所致的抑郁障碍

物质/药物名称: _____   A357

标明该次心境的发生背景(填写 1—3): ___   A358

1) **于中毒期间起病**

2) **于戒断期间起病**

3) **于非中毒性使用后起病**

跳至 ***既往持续性抑郁障碍*** A.70

A

A

	[A353] 和 [A356] 是否均编码为"3"? 注: 此处编码为"1" 的抑郁发作无法肯定是否由一般躯体疾病或物质/药物所致, 因此应该在 D.11 页 ***其他特定抑郁障碍*** 予以考虑。	**1**　　　**3** ┃　　　┃ 跳至***既往持续性抑郁障碍*** A.70　　原发性抑郁症状 目前持续性抑郁障碍　　A359
若以下信息尚未知: **目前这种** (抑郁症状) **是从什么时候持续到现在的?**	这次持续性抑郁障碍开始的年月。	____**年**　A360 __**月**　A361
标明<u>目前持续性抑郁障碍在最近 2 年内的特征</u> (填写 1—4): 注: 为评估这些特征, 可能需要有关最近2 年内重性抑郁发作起病和好转的补充信息。	1) **单纯的心境恶劣综合征**: 在最近至少 2 年内, 不符合重性抑郁发作的诊断标准。 2) **伴持续性重性抑郁发作**: 在最近 2 年内, 始终完全符合重性抑郁发作的诊断标准。 3) **伴间歇性重性抑郁发作, 目前为发作状态**: 目前完全符合重性抑郁发作的诊断标准, 但在最近 2 年内, 有持续至少 8 周的时间段不完全符合重性抑郁发作的标准。 4) **伴间歇性重性抑郁发作, 目前为未发作状态**: 目前不完全符合重性抑郁发作的诊断标准, 但在最近 2 年内, 至少有一次完全符合重性抑郁发作的标准。	___　A362
若以下信息尚未知: **在最近1个月内, 你是否出现过惊恐发作, 即突然感到极度害怕或焦虑或突然出现许多躯体症状?** 注: 在完成惊恐发作 (F.8) 的评估后, 可能需要返回此处重新编码。	**伴惊恐发作**: 在持续性抑郁障碍的背景下, 在最近 1 个月内有 1 次或多次惊恐发作 (见 F.8 [F44]) 但从未符合惊恐障碍的诊断标准。	1　　　3　A363

A

你一生中共有多少次独立的像你刚刚描述的那样的抑郁状态，每次持续至少 2 年？	持续性抑郁发作的总次数，包括这次发作（若发作次数太多无法计数或者不能清楚计数，则编码"99"）。	__ __ 次 A364
若以下信息尚未知： **你第一次出现**（持续性抑郁发作）**时多大年龄？**	首次持续性抑郁发作的起病年龄（若未知，编码"99"）。 *注：若仅有本次发作，则询问本次发作的起病年龄。*	__ __ 岁 A365

若不需要评估目前持续性抑郁障碍的标注，跳至 A.75 [A402]
持续性抑郁障碍的标注见 DSM-5 中文版第 177—180 页

伴焦虑痛苦	**焦虑痛苦标注标准**	
在你感到抑郁的大多数日子里，你是否还……	在持续性抑郁障碍的大多数日子里，存在下列症状中的至少 2 项。	
……感到激动或紧张？（是大多数日子吗？）	1. 感到激动或紧张。	? 1 2 3 A366
……感到异常的坐立不安？（是大多数日子吗？）	2. 感到异常的坐立不安。	? 1 2 3 A367
……因为有事情担心而难以集中注意力？（是大多数日子吗？）	3. 因担心而难以集中注意力。	? 1 2 3 A368
……害怕可能会发生可怕的事？（是大多数日子吗？）	4. 害怕可能发生可怕的事情。	? 1 2 3 A369
……感觉你会无法控制自己的焦虑或担心？（是大多数日子吗？）	5. 感觉对焦虑或担心可能会失去自我控制。	? 1 2 3 A370
[注: *如果在上述编码为"?"或"2"的条目改为"3"时才可能达到 2 项，则需重新核对这些条目。*]	至少 2 项编码为"3"。	1 3 A371 跳至 ***非典型特征***，见下页 ／ 伴焦虑痛苦，在 **A372** 标明目前严重程度

?=资料不足　　1=无或否　　2=阈下　　3=阈上或是　　93

标明目前的<u>严重程度</u> (填写 1—4): *若上述症状有 4 项或 5 项编码为"3"，在评估该条目过程中为鉴别是否伴有运动性激越，可问：* **在你感到焦虑的那些日子里，你是否也有不停地走来走去、动个不停或无法静坐?**	1) **轻度**: 2 个症状。 2) **中度**: 3 个症状。 3) **中-重度**: 4 或 5 个症状，不伴运动性激越。 4) **重度**: 4 或 5 个症状，伴运动性激越。	____　A372

伴非典型特征	**非典型特征标注标准**	
在你感到抑郁的大多数日子里……	在目前持续性抑郁障碍的大多数日子里，必须存在以下特征。	
……如果你遇到一些好事或有人试着让你高兴起来，你会不会至少有一段时间感觉好些?	A. 有心境反应 (即实际发生的或潜在发生的正性事件会使其心境好转)。	?　　1　　　3 跳至 ***经前期烦躁障碍*** A.75　A373
	B. 有下列至少 2 项特征:	
若以下信息尚未知： **……你的食欲增加了很多或体重增加了很多吗? (增加多少? 是大多数日子吗?)**	1. 明显的体重增加或食欲增加。	?　1　2　3　A374
……当你感到抑郁的时候，你通常一天内包括打盹儿能睡几个小时? (是大多数日子吗?)	2.睡眠过多。 *注: 如果每天超过 10 小时或比没有抑郁时至少多 2 小时，编码为"3"。*	?　1　2　3　A375
……你的手臂或腿经常感到沉重吗，就像灌满了铅一样? (是大多数日子吗?)	3. 灌铅样麻痹 (即上肢或下肢有沉重的、灌铅样的感觉)。	?　1　2　3　A376

A

长期以来,包括在你感到抑郁之前的日子里…… **……你是否通常对别人怎样对待你特别敏感?** **……当别人拒绝、批评或怠慢你时,你通常会有什么样的反应?**(你会非常消沉或生气吗?持续多长时间?它会怎样影响你?你的反应比多数人要极端一些吗?你会因为害怕被批评或遭拒绝而不敢做事或与人相处吗?是大多数日子吗?)	4. 长期对会被人拒绝感到敏感(不限于心境紊乱发作期),导致社交或职业功能的明显损害。	?　1　2　3　A377
[注:如果在上述编码为"?"或"2"的条目改为"3"时才可能达到 2 项,则需重新核对这些条目。]	至少 2 个标准 B 的条目编码为"3"。	1　　3　A378

既往持续性抑郁障碍	既往持续性抑郁障碍标准 见 DSM-5 中文版第 161—165 页					
在你一生的任何时候, 是否在一个至少为期 2 年的时间段的大多数日子里, 每天大部分时间, 被抑郁心境困扰着, 且这个时间段的起点是在 2 年以前? (当时超过一半的时间吗?) *若是*: 情况是怎样的呢?	A. 在至少 2 年内的大多数日子里, 一天内的大部分时间存在抑郁心境, 既可以是主观的体验, 也可以是他人的观察。 **注**: 若是儿童和青少年 (即小于 18 岁), 异常心境应持续至少 1 年, 可以表现为易激惹。	?	1	2	3	A379 跳至 *经前期烦躁障碍* A.75
在那段 (慢性抑郁的自用词) **期间**, 你是否经常……	B. 抑郁状态时, 存在下列至少 2 项症状。					
……**没有食欲?** (是否过度进食?)	1. 食欲不振或过度进食。	?	1	2	3	A380
……**失眠或睡眠过多?**	2. 失眠或睡眠过多。	?	1	2	3	A381
……**做事缺乏精力或感到很疲劳?**	3. 缺乏精力或疲劳。	?	1	2	3	A382
……**觉得自己不行?** (感到自己无价值或失败?)	4. 自我评价低。	?	1	2	3	A383
……**难以集中注意力或做决定?**	5. 注意力不集中或犹豫不决。	?	1	2	3	A384
……**感到无望?**	6. 感到无望。	?	1	2	3	A385
[*注*: 如果在上述编码为 "?" 或 "2" 的条目改为 "3" 时才可能达到 2 项, 则需重新核对这些条目。]	至少 2 项标准 B 的症状编码为 "3"。		1		3	A386 跳至 *经前期烦躁障碍* A.75
在这段长期抑郁的期间, 你感到正常, 即没有 (心境恶劣症状) 的时间最长有多久?	C. 在 2 年的心境紊乱期间 (小于 18 岁的儿童或青少年为 1 年), 个体没有诊断标准 A 和 B 症状的最长时间段不超过 2 个月。 *注: 若有过 1 次正常心境持续超过 2 个月, 编码为 "1"。* *注: 有意省略诊断标准 D 和 E。*		1		3	A387 跳至 *经前期烦躁障碍* A.75

若以下信息不明确，完成精神病性障碍模块后返回此条目。	F. 这段时间的心境紊乱不能用一种持续性的分裂情感性障碍、精神分裂症、妄想障碍、其他特定的或未特定的精神分裂症谱系及其他精神病性障碍来更好地解释。 *注：若无慢性精神病性障碍或者抑郁症状不能被一种慢性精神病性障碍更好地解释，编码为"3"。*	1　　　　3 跳至 ***经前期 烦燥障碍*** A.75	A388

A

<table>
<tr><td>

若以下信息尚未知:
　　(抑郁症状) **对你的生活有什么影响?**

根据需要询问以下问题来评估标准 H:

(抑郁症状) **对你与他人的关系或者交流有什么影响?(有没有导致你与家人、恋爱对象及朋友的关系出现问题?)**

(抑郁症状) **对你的工作/学习有什么影响?[你工作/学习的考勤怎么样?(抑郁症状)有没有使你完成工作/学习更加困难?有没有影响你工作/课堂作业的质量?]**

(抑郁症状) **对你处理家中事情的能力有什么影响?对日常小事,例如,穿衣服、洗澡或者刷牙有什么影响?对你参与那些你认为重要的事情有什么影响,例如,宗教活动、体育锻炼或者兴趣爱好?你会因为感觉做不到一些事就避免去做它吗?**

(抑郁症状) **有没有影响到你生活的其他重要方面?**

若抑郁症状并未影响到生活:
　　(抑郁症状) **给你造成了多大程度的困扰或烦恼?**

</td><td>

H. 这些症状引起有临床意义的痛苦,或者导致社交、职业或其他重要功能方面的损害。

</td><td>

?　　1　　　3
跳至 ***经前期烦
燥障碍*** A.75

</td><td>A389</td></tr>
</table>

?=资料不足　　　1=无或否　　　2=阈下　　　3=阈上或是　　　97

[注: 如果 A379 编码为 "?" 或 "2", 则需重新核对这个条目, 判断是否可改为 "3"。]	持续性抑郁障碍标准 A [A379], B [A386], C [A387], F [A388] 和 H [A389] 均编码为 "3"。	1 跳至 *经前期烦躁障碍* A.75	3	A390

A

若以下信息尚未知:

这是什么时候开始的?
是什么时候缓解的?

从这种情况开始之前不久到缓解之前, 你有躯体疾病吗?

若是: **医生是怎么说的?**

只有在必要时询问以下问题, 用来排除其他躯体疾病所致的病因。

当 (一般躯体疾病) **开始后,** (抑郁症状) **有变化吗? 只是在** (一般躯体疾病) **开始后,** (抑郁症状) **才出现或明显加重吗? 在** (一般躯体疾病) **开始多久之后,** (抑郁症状) **开始出现或明显加重的?**

若一般躯体疾病已缓解:

当 (一般躯体疾病) **好转后,** (抑郁症状) **也有所好转吗?**

G. [原发性持续性抑郁症状]

1. 这些症状不能归因于其他躯体疾病 (例如, 甲状腺功能减退症) 的生理效应。

如果病史、体格检查或实验室发现的证据表明, 这次紊乱是其他躯体疾病的直接生理学后果, 而且这次紊乱不能用其他精神障碍来更好地解释, 该条目应编码为 "1"。

参考A.5 [A24]病因学的一般躯体疾病的清单。

注: 应考虑以下因素, 若存在, 则支持一般躯体疾病是抑郁症状的病因。

(1) 文献证据表明该种一般躯体疾病与抑郁症状有确切的相关性。(参考 A.5 [A24]病因学上的一般躯体疾病清单。)

(2) 抑郁症状的病程和该种一般躯体疾病的病程之间存在紧密的时间关系。

(3) 抑郁症状以异乎寻常的特征为特点 (例如, 起病年龄晚)。

(4) 缺乏其他解释 (例如, 抑郁症状是对诊断有一般躯体疾病的心理应激反应)。

? 接下页	1 接下页	3	A391
		由于其他躯体疾病所致的抑郁障碍	

一般躯体疾病名称_____ A392

标明该次发作的特征 (填写 1—3): ___ A393

1) **伴抑郁特征:** 不完全符合重性抑郁发作的诊断标准。

2) **伴重性抑郁样发作:** 完全符合重性抑郁发作的诊断标准 (除诊断标准 C 外)。

3) **伴混合特征:** 还存在躁狂或轻躁狂症状, 但在临床表现中不占主导地位。

最近 1 个月是否存在该障碍?	(1=否, 3=是) ___	A394

跳至 **经前期烦躁障碍* A.75

从这种情况开始之前不久到缓解之前，你服用药或者有喝酒或使用毒品的习惯吗？

若是: **那时你是否已经开始使用** (物质/药物) **或者刚刚停用或减量？**

当你开始出现 (抑郁症状) **的时候，你使用多少** (物质/药物)？

只<u>有在必要时</u>询问以下问题，用来排除非物质所致的病因。

若以下信息尚未知:

哪个在前，使用 (物质/药物) **还是** (抑郁症状)？

若以下信息尚未知:

你是否有一段时间停用 (物质/药物)？

若是: **在你停止使用** (物质/药物) **后，你的** (抑郁症状) **是否消失或有所改善？**

若是: **停用后多久才有所改善？这些症状在停用后 1 个月内消失了吗？**

若以下信息尚未知:

你是否有其他 (抑郁症状) **的发作？**

若是: **有多少次？在那些时候，你有没有使用** (物质/药物)？

2. 这些症状不能归因于某种物质（例如，毒品）或药物的生理效应。

如果病史、体格检查或实验室的证据显示这次紊乱出现在下列物质中毒或戒断或者接触下列药物的期间或不久后，则编码为"1"。

参考 A.6 [A27]病因学的物质/药物清单。

注: 应考虑以下 3 个因素，若存在任意一条，则不支持物质/药物是抑郁症状的病因，编码为"3"；若每条都不符合，编码为"1"（表明由物质/药物所致）。

(1) 症状出现在开始使用物质/药物之前。

(2) 在急性戒断或重度中毒结束之后，症状仍持续足够长的时间（例如，约 1 个月）。

(3) 有其他证据表明该次发作为独立的、非物质/药物所致的抑郁障碍（例如，有反复出现的与非物质/药物相关的发作病史）。

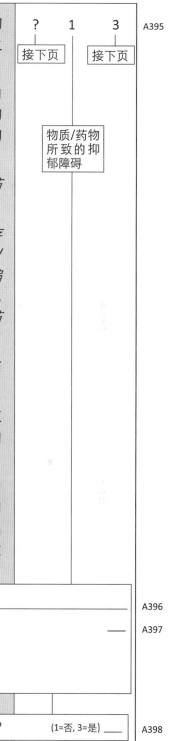

?	1	3	A395
接下页		接下页	

物质/药物所致的抑郁障碍

物质/药物名称:＿＿＿＿＿＿＿＿＿＿＿ A396

标明该次心境的发生背景 (填写 1—3): ＿＿ A397

1) **于中毒期间起病**

2) **于戒断期间起病**

3) **于非中毒性使用后起病**

最近 1 个月是否存在该障碍?　(1=否, 3=是) ＿＿ A398

跳至 *经前期烦躁障碍* A.75

A

	[A391] 和 [A395] 是否均编码为 "3"？ 注: 此处编码为"1" 的抑郁发作无法肯定是否由一般躯体疾病或物质/药物所致，因此应该在 D.11 页 *其他特定/未特定抑郁障碍* 予以考虑。	1　　　3 跳 至 *经前期烦躁障碍 *,接下页　　原发性抑郁症状 既往持续性抑郁障碍	A399
你一生中共有多少次独立的像你刚刚描述的那样的抑郁状态，每次持续至少 2 年？	持续性抑郁发作的总次数，包括这次发作（若发作次数太多无法计数或者不能清楚计数，则编码为 "99"）。	＿＿ ＿＿ 次	A400
若以下信息尚未知: **你第一次出现** (持续性抑郁发作) **时多大年龄?**	首次持续性抑郁发作的起病年龄(若未知，编码 "99")。 注: 若仅有本次发作，则询问本次发作的起病年龄。	＿＿ ＿＿ 岁	A401

经前期烦躁障碍 (最近 12 个月)	经前期烦躁障碍标准 见 DSM-5 中文版第 165—168 页					
调查对象是否是生物学上的男性、绝经的女性、孕妇或切除子宫及卵巢的女性？			1		3	A402
			跳至下一模块			
回顾最近 12 个月，从 (1 年前) 至今的月经周期，你有过情绪症状吗，例如，愤怒、易激惹、焦虑或抑郁？	A(1). 在大多数的月经周期中，下列标准 B 和 C 的 11 个症状中至少有 5 个在月经开始前 1 周出现；在月经开始后几天内症状开始改善，在月经 1 周后症状变得轻微或不存在。	?	1	2	3	A403
若有：**这些症状是否在你的月经周期之前出现，然后在你的月经开始后的 1 周之内消失？**			**跳至下一模块**			
若是：**在症状消失之后，是否至少有 1 周不存在这些症状？**	*注：若症状存在的天数在每个月 20 天或以上，需复核症状消失和症状出现之间的时间间隔。*					
在 1 个月经周期中，你有多少天存在上述症状？						
从 (1 年前) 至今，这种情况会在你大多数月经周期中出现吗？	*注：A(2) 标准在 C 标准之后的 [A418] 项评估。*					
想想从 (1 年前) 至今，你哪次月经前症状最严重？和我讲一讲。						
现在我将询问你一些有关那次月经前的具体问题。	B. 必须存在下列至少 1 个症状。					
在那时你是否有情绪波动，比如会突然感到悲伤或流泪？	1. 明显的情绪不稳定 (例如，情绪波动、突然感到悲伤或流泪或者对拒绝的敏感性增强)。	?	1	2	3	A404
若否：**别人批评或拒绝你时，你是否会变得特别心烦？**						
若上述两个问题之一回答为 "是"： **这些情况会在你月经期开始时或不久后就消失吗？**						

A

在那时…… **……你感到特别易激惹或生气吗?** *若否*: **是否经常与别人吵架或争论?** *若上述两个问题之一回答为"是":* **这些情况会在你月经期开始时或不久之后就消失吗?**	2. 明显的易激惹或愤怒或者人际冲突增多。	?	1	2	3	A405
……你感到非常悲伤、情绪低落、抑郁或无望吗? *若否*: **你觉得你过分地自我批评或自己做的所有事都是错的吗?** *若上述两个问题之一回答为"是":* **这些情况会在你月经期开始时或不久之后就消失吗?**	3. 明显的抑郁心境、无望感或自我贬低的想法。	?	1	2	3	A406
……你是否感到非常焦虑或紧张,或者你特别不安或神经绷得很紧? *若是*: **这些情况会在你月经期开始时或不久之后就消失吗?**	4. 明显的焦虑、紧张或者感到紧绷或忐忑。	?	1	2	3	A407
*[**注**: 如果在上述编码为"?"或"2"的标准 B 条目改为"3"时才可能达到 1 项,则需重新核对这些条目。]*	至少 1 个标准 B 的症状编码为"3"。		1 3 跳至下一模块			A408
现在我将询问一些可能会伴随这些情绪症状出现的其他体验。	C. 必须存在至少 1 个下列标准 C 的症状。					
在那时…… **……你对工作、上学、与朋友外出或爱好的兴趣明显减少吗?** *若是*: **这些情况会在你月经期开始时或不久之后就消失吗?**	1. 对日常活动的兴趣下降 (例如,工作、上学、朋友、爱好)。	?	1	2	3	A409
……你发现你难以集中注意力吗? *若是*: **这些情况会在你月经期开始时或不久之后就消失吗?**	2. 主观感觉注意力难以集中。	?	1	2	3	A410

在那时……						
……你觉得自己精力明显不足或非常容易疲劳吗？ *若是:* **这些情况会在你月经期开始时或不久之后就消失吗？**	3. 无力、易疲劳或精力明显不足。	?	1	2	3	A411
……你的食欲有变化吗？你对特定的食物有渴求吗，比如巧克力或油炸食品？ *若是:* **这些情况会在你月经期开始时或不久之后就消失吗？**	4. 明显的食欲改变，进食过多或对特定食物有渴求。	?	1	2	3	A412
……你睡得比平时多或失眠吗？（在那段时期中，你一天睡多久?） *若是:* **这些情况会在你月经期开始时或不久之后就消失吗？**	5. 睡眠过多或失眠。	?	1	2	3	A413
……你感到无能为力或好像对生活失去了控制吗？ *若是:* **这些情况会在你月经期开始时或不久之后就消失吗？**	6. 感到无能为力或对生活失去控制。	?	1	2	3	A414
……你有躯体症状吗，比如乳房疼痛或肿胀，关节或肌肉疼痛，或感觉肿胀？你的体重增加了吗？ *若是:* **这些情况会在你月经期开始时或不久之后就消失吗？**	7. 躯体症状，例如，乳房疼痛和肿胀、关节或肌肉疼痛、感觉"肿胀"或体重增加。	?	1	2	3	A415
[注: 如果在上述编码为"?"或"2"的标准 C 条目改为"3"时才可能达到 1 项，则需重新核对这些条目。]	至少 1 项标准 C 的症状编码为"3"。		1		3 跳至下一模块	A416
[注: 如果在上述编码为"?"或"2"的标准 B 和 C 条目改为"3"时才可能达到 5 项，则需重新核对这些条目。]	至少 5 项标准 B 和 C 的症状编码为"3"。		1		3 跳至下一模块	A417
若以下信息尚未知: **在最近 1 年内，你的大多数月经周期中会出现这种情况吗？**	A(2). 在最近 1 年内，至少有 7 个月经周期的症状符合诊断标准 B 和 C。	?	1 跳至下一模块	2	3	A418

?=资料不足　　　　1=无或否　　　　2=阈下　　　　3=阈上或是　　　　103

若以下信息尚未知: 　(经前期烦躁症状) **对你的生活有 什么影响?** *根据需要询问以下问题来评估标准 D:* (经前期烦躁症状) **对你与他人的关系 或者交流有什么影响? (有没有导致你 与家人、恋爱对象及朋友的关系出现问 题?)** (经前期烦躁症状) **对你的工作/学习 有什么影响? [你工作/学习的考勤怎么 样? (经前期烦躁症状) 有没有使你完 成工作/学习更加困难? 有没有影响你 工作/课堂作业的质量?]** (经前期烦躁症状) **对你处理家中事情 的能力有什么影响? 对日常小事, 例 如, 穿衣服、洗澡或者刷牙有什么影 响? 对你参与那些你认为重要的事情 有什么影响, 例如, 宗教活动、体育锻 炼或者兴趣爱好? 你会因为感觉做不 到一些事就避免去做它吗?** (经前期烦躁症状) **有没有影响到你生 活的其他重要方面?** *若经前期烦躁症状并未影响到生活:* 　(经前期烦躁症状) **给你造成了多 大程度的困扰或烦恼?**	D. 这些症状伴有有临床意义 的痛苦, 或干扰了工作、上 学、平常的社交活动或与他 人的关系 (例如, 回避社交 活动, 在工作、学校或家庭 中的效率下降)。	?　1　2　3　A419 跳至下一模块
若有另外一种精神障碍的病史或以下 信息尚未知: 　**这些症状与你** (既往障碍) **的症 状不同吗? 或者是与** (既往障碍) **的症状相同, 但在月经周期前加 重了?**	E. 这些心境紊乱不仅仅是其 他障碍如重性抑郁障碍、惊 恐障碍、持续性抑郁障碍 (心境恶劣) 或某种人格障 碍症状的加重, 然而它可 以与这些障碍共同出现。	?　1　2　3　A420 跳至下一模块
*[**注**: 如果 **A403**, **A418**, **A419** 或 **A420** 编码为 "?" 或 "2", 则需重新核对这个条目, 判断是 否可改为 "3"。]*	经前期烦躁障碍标准 A(1) [**A403**], B/C [**A417**], A(2) [**A418**], D [**A419**] 和 E [**A420**]均编码为 "3"。	1　　　　3　A421 跳至下一模块

从 (1 年前) **至今, 你出现这些症状的时候, 你有躯体疾病吗?**

若是: **医生是怎么说的?**

只有在必要时询问以下问题, 用来排除其他躯体疾病所致的病因。

当 (一般躯体疾病) **开始后,** (经前期烦躁症状) **有变化吗? 只是在** (一般躯体疾病) **开始后,** (经前期烦躁症状) **才出现或明显加重吗? 在** (一般躯体疾病) **开始多久之后,** (经前期烦躁症状) **开始出现或明显加重的?**

若一般躯体疾病已缓解:

当 (一般躯体疾病) **好转后,** (经前期烦躁症状) **也有所好转吗?**

G. [原发性经前期烦躁症状]

1. 这些症状不能归因于其他躯体疾病 (例如, 甲状腺功能亢进症) 的生理效应。

	?	1	3	
	接下页		接下页	A422

由于其他躯体疾病所致的抑郁障碍

如果病史、体格检查或实验室发现的证据表明, 这次紊乱是其他躯体疾病的直接生理学后果, 而且这次紊乱不能用其他精神障碍来更好地解释, 该条目应编码为 "1"。

注: 参考 A.5 [A24] 病因学上的一般躯体疾病清单。

注: 应考虑以下因素, 若存在, 则支持一般躯体疾病是抑郁症状的病因。

(1) 文献证据表明该种一般躯体疾病与抑郁症状有确切的相关性。(参考 A.5 [A24]病因学上的一般躯体疾病的清单。)

(2) 抑郁症状的病程和该种一般躯体疾病的病程之间存在紧密的时间关系。

(3) 抑郁症状以异乎寻常的特征为特点 (例如, 起病年龄晚)。

(4) 缺乏其他解释 (例如, 抑郁症状是对诊断有一般躯体疾病的心理应激反应)。

一般躯体疾病名称＿＿＿＿＿＿＿＿＿＿＿＿＿＿＿＿ A423

标明该次发作的特征 (填写 1—3): ＿＿ A424

1) **伴抑郁特征:** 不完全符合重性抑郁发作的诊断标准。

2) **伴重性抑郁样发作:** 完全符合重性抑郁发作的诊断标准 (除诊断标准 C 外)。

3) **伴混合特征:** 存在躁狂或轻躁狂症状, 但在临床表现中不占主导地位。

跳至下一模块

从 (1 年前) **至今, 你出现这些症状的时候, 你服用药或者有喝酒或使用毒品的习惯吗?**

若是: **那时你是否已经开始使用** (物质/药物) **或者刚刚停用或减量?**

当你开始出现 (经前期烦躁症状) **的时候, 你使用多少** (物质/药物)**?**

只有在必要时询问以下问题, 用来排除非物质所致的病因。

若以下信息尚未知:
哪个在前, 使用 (物质/药物) **还是** (经前期烦躁症状)**?**

若以下信息尚未知:
你是否有一段时间停用 (物质/药物)**?**

若是: **在你停止使用** (物质/药物) **后, 你的** (经前期烦躁症状) **是否消失或有所改善?**

若是: **停用后多久才有所改善? 这些症状在停用后 1 个月内消失了吗?**

若以下信息尚未知:
你是否有其他 (经前期烦躁症状) **的发作?**

若是: **有多少次? 在那些时候, 你有没有使用** (物质/药物)**?**

2. 这次发作不能归因于某种物质 (例如, 毒品) 或药物的生理效应。

如果病史、体格检查或实验室的证据显示这次紊乱出现在下列物质中毒或戒断或者接触下列药物的期间或不久后, 则编码为"1"。

注: 参考 A.6 [A27] 病因学上的物质/药物清单。

注: 应考虑以下 3 个因素, 若存在任意一条, 则不支持物质/药物是抑郁症状的病因, 编码为"3"; 若每条都不符合, 编码为"1" (表明由物质/药物所致)。

(1) 症状出现在开始使用物质/药物之前。

(2) 在急性戒断或重度中毒结束之后, 症状仍持续足够长的时间 (例如, 约 1 个月)。

(3) 有其他证据表明该次发作为独立的、非物质/药物所致的抑郁障碍 (例如, 有反复出现的与非物质/药物相关的发作病史)。

?	1	3	A425
接下页		接下页	

物质/药物所致的抑郁障碍

物质/药物名称:_____   A426

标明该次心境的发生背景 (填写 1—3): ___   A427

   1) 于中毒期间起病
   2) 于戒断期间起病
   3) 于非中毒性使用后起病

跳至下一模块

	[A422] 和 **[A425]** 是否均编码为 "3"？ *注: 此处编码为 "1" 的经前期烦躁症状无法肯定是否由一般躯体疾病或物质/药物所致，因此应该在 D.11 页* ***其他特定/未特定抑郁障碍*** 予以考虑。*	1 3 A428 跳至下 原发性经 一模块 前期烦躁 症状 目前经 前期烦 躁障碍
标明<u>诊断类型</u> (填写 1, 2): *若以下信息尚未知:* **你对你的症状有记录吗？它们与你的月经周期有怎样的关系?**	F. [是否有 2 个发作周期的前瞻性的评估] 1) **临时诊断**: 标准 B 和 C 编码为 "3" 的症状尚未通过至少 2 个发作周期的前瞻性的日常评估予以确认。 2) **确切诊断**: 已通过至少 2 个发作周期的前瞻性的日常评估予以确认诊断；即每个发作周期至少有 5 个标准 B 和 C 编码为 "3" 的症状在月经开始前一周出现，在月经开始后几天内症状改善，在月经一周后症状变得轻微或不存在。	─┬─ A429 跳至下一模块
若以下信息尚未知: **目前这种1年中至少有7个月经周期出现** (经前期烦躁症状) **的情况是从什么时候持续到现在的?**	这次经前期烦躁障碍开始的年月。	_ _ _ _ **年** A430 _ _ **月** A431

B/C. 精神病扫描

<table>
<tr><td>**注意**</td></tr>
<tr><td>如果调查需要诊断各类原发性精神病性障碍, 应跳至 B 模块, 分别完成 B 模块和 C 模块; 若调查仅仅需要排除原发性精神病性障碍 (即无须诊断原发性精神病性障碍), 则继续 B/C 模块, 完成后跳至 D 模块。</td></tr>
</table>

B/C

> *注: 本模块编码调查对象一生中任何时点出现过的精神病性及相关症状。它可用于排除有原发性精神病性症状的个体。("原发性" 在这里是指精神病性症状并非由于一般躯体疾病或物质/药物所致, 也并非在重性抑郁发作或者躁狂发作背景下出现。)*

对于每个编码为 "3" 的精神病性症状, 请描述其确切内容, 并标明症状存在的时间段。此外, 对于出现的精神病性及相关症状, 要判断症状是否一定是 "原发" 的 (即由于某种精神障碍所致), 或者, 是否存在可能的或明确的病因学上的一般躯体疾病或物质/药物。(参考 C.5 [**C9**] 和 C.6 [**C12**] 病因学上的一般躯体疾病及物质/药物的清单。)

若概述部分没有提供这些信息, 以下问题在判断症状是否是原发性时可能会有帮助:

在 (精神病性症状) **开始之前不久**……

> ……**你使用毒品吗?** *若是:* **当时你使用什么毒品?**

> ……**你服用药吗?** *若是:* **当时你服用什么药?**

> ……**你有比平常喝酒更多或者一段时间大量喝酒后停止喝酒吗?**

> ……**你有躯体疾病吗?**

若对上述任一问题的回答为 "是":
> **在你没有 [使用** (毒品) **/服用** (药物) **/改变饮酒习惯/患躯体疾病] 时, 是否出现过** (精神病性症状)?

> *注: 若某个精神病性症状是一般躯体疾病或物质/药物所致, 第一个条目评估为 "3", 下悬方框内的条目评估为 "1", 且对病因学上的一般躯体疾病或物质/药物进行描述。*

?=资料不足   1=无或否   2=阈下   3=阈上或是   109

B/C

妄想

一种错误的信念，以对外界现实的歪曲推论为基础。尽管几乎无人相信，且有确凿又明显的事实证据与之相悖，个体仍然坚信不疑。同一文化或者亚文化的人通常不接受这种信念（例如，它不属于宗教信仰的条款）。若错误信念涉及价值判断，只有判断过于极端而不可信的时候，才能被认为是妄想。超价观念（不合理且顽固的信念，没有达到妄想的程度）编码为"2"。

现在我将询问你人们有时会有的一些不寻常的体验。 在一生中的任何时候，你是否觉得人们在谈论你或特别注意你？（你认为他们在说你什么呢？） 　*若是：* **你是否敢肯定他们在谈论你，或者你觉得这可能仅仅是你的想象？** 你任何时候是否觉得收音机、电视或电影里的内容专门针对你？（它不仅仅是与你密切相关，它就是特地针对你的。） 你是否曾经觉得某首流行歌曲的歌词专门给你传递了一个特殊的信息？（它不仅仅是与你密切相关，它就是特地针对你的。） 你是否曾经觉得人们的穿着是为了给你传递一个特殊的信息？ 你是否曾经觉得路牌或广告牌有针对你的特殊意义？	**关系妄想：** 即周围的事、物或其他人被视作有一种特殊的或不寻常的意义的信念。 若存在，描述：_____

关系妄想栏右侧编码：
- ?　1　2　3　BC1
- | 1 | 3 | BC2
- 可能/确定　原发
- 继发
- BC3

任何时候，是否有人故意为难你或试图伤害你？（和我讲一讲。） 你是否曾经觉得被跟踪、被监视、被操纵或被暗算？ 你是否曾经觉得被下了毒或你的食物被动了手脚？	**被害妄想：** 即核心的主题是个体（或与其关系密切的人）被攻击、骚扰、欺骗、迫害或者暗算的信念。 若存在，描述：_____

被害妄想栏右侧编码：
- ?　1　2　3　BC4
- | 1 | 3 | BC5
- 可能/确定　原发
- 继发
- BC6

你任何时候是否觉得你在某方面特别重要或者你有某些特殊的力量或知识？（跟我讲一讲。） 你是否曾经认为自己与某个明星或者名人有特殊的或亲密的关系？	**夸大妄想**：即内容涉及夸大的自我价值、权力、学识、地位或者是与神明或名人有特殊的关系。 若存在，描述：＿＿＿＿	？ 1 2 3 1 3 可能/确定 原发 继发	BC7 BC8 BC9
你任何时候是否坚信你的身体有严重健康问题，例如，得了癌症或其他可怕的疾病，但是医生说没有问题？（跟我讲一讲。） 你是否曾经觉得你身体某些部分有些奇怪的现象发生？	**躯体妄想**：即涉及身体健康、躯体外表或器官功能的变化和紊乱的信念。 若存在，描述：＿＿＿＿	？ 1 2 3 1 3 可能/确定 原发 继发	BC10 BC11 BC12
你任何时候是否觉得你犯了罪或做了一些可怕的、应该被处罚的事？（跟我讲一讲。） 你是否曾经觉得你做过的或该做而没有做的事，对你的父母、孩子、其他家人或朋友造成了严重的伤害？（跟我讲一讲。） 你是否曾经觉得自己需要对一场灾难负责，例如，火灾、洪水或地震？（跟我讲一讲。）	**罪恶妄想**：即认为自己过去的一个小错误会导致灾难；或者犯了可怕的罪行，应当被严厉地惩罚；或者要对一个毫不相关的灾难负责，例如，地震或火灾。 若存在，描述：＿＿＿＿	？ 1 2 3 1 3 可能/确定 原发 继发	BC13 BC14 BC15
你任何时候是否坚信你的配偶或伴侣对你不忠？ *若是*：你是怎么知道他/她对你不忠的？（对此你有什么线索？）	**嫉妒妄想**：即认为自己的性伴侣不忠的信念。 若存在，描述：＿＿＿＿	？ 1 2 3 1 3 可能/确定 原发 继发	BC16 BC17 BC18
你任何时候是否有过"神秘的爱慕者"，但当你试图联系他们时，他们否认爱上了你？（跟我讲一讲。） 你是否曾经与名人有过恋情？（跟我讲一讲。）	**钟情妄想**：即坚信他人爱上了自己，通常他人地位较高。 若存在，描述：＿＿＿＿	？ 1 2 3 1 3 可能/确定 原发 继发	BC19 BC20 BC21

B/C

?=资料不足   1=无或否   2=阈下   3=阈上或是

你是一个有宗教信仰或精神信仰的人吗? → *若是:* **你任何时候是否有过你的宗教或精神信仰团体里的其他人没有过的宗教或精神信仰经历?** 　　→ *若是:* **跟我讲讲你的经历 (他们怎么看你的经历?)** 　　→ *若否:* **你是否曾觉得上帝、魔鬼、上苍或其他神灵直接与你联系? (跟我讲一讲。你所在的宗教或者精神信仰团体里的其他人也有这样的经历吗?)** → *若否:* **你任何时候是否觉得上帝、魔鬼、上苍或其他神灵直接与你联系? (跟我讲一讲。你所在的宗教或精神信仰团体里的其他人也有这样的经历吗?)**	**宗教妄想**: 即宗教或精神信仰方面的妄想。 若存在, 描述: ＿＿＿＿＿	？　1　2　3 　1　　　　3 可能/确定　原发 继发	BC22 BC23 BC24
你任何时候是否感觉到其他人或外界的东西在控制你的思想和行为, 违背了你的意愿? (跟我讲一讲。)	**被控制妄想**: 即感到情感、冲动、思想、行动受到外力控制, 而非其本人控制的信念。 若存在, 描述: ＿＿＿＿＿	？　1　2　3 　1　　　　3 可能/确定　原发 继发	BC25 BC26 BC27
你是否曾经觉得有些不是你自己的思想被插入你脑中? (跟我讲一讲。)	**思维插入**: 即有些想法不是自己的, 而是由外界植入其脑中的信念。 若存在, 描述: ＿＿＿＿＿	？　1　2　3 　1　　　　3 可能/确定　原发 继发	BC28 BC29 BC30
你是否曾经觉得你的思想被外力从脑中提走了? (跟我讲一讲。)	**思维被夺**: 即自己的想法被外界的力量取走的信念。 若存在, 描述: ＿＿＿＿＿	？　1　2　3 　1　　　　3 可能/确定　原发 继发	BC31 BC32 BC33

B/C

你是否曾经觉得你的思想被大声地广播出去，以致其他人确实能听到你的想法？（跟我讲一讲。）	**思维广播**：即自己的想法被大声地广播出去而为人所知的一种妄想。 若存在，描述：＿＿＿＿＿	? 1 2 3 1　　　3 可能/确定　原发 继发	BC34 BC35 BC36
你是否曾经相信有人可以读出你的思想？（跟我讲一讲。）	**其他妄想**：例如，别人可以读出其思想的信念；本人已经在几年前去世的妄想等。 若存在，描述：＿＿＿＿＿．	? 1 2 3 1　　　3 可能/确定　原发 继发	BC37 BC38 BC39

B/C

幻觉

在没有外界刺激作用于相应的感觉器官时出现的一种知觉体验，像真实知觉一样清晰而生动。个体对幻觉的非真实性可能有自知力，也可能没有自知力（即有些有幻觉的人可能意识到这是一种虚假的感觉体验，而另外一些人可能坚信这种体验来源于现实）。

注：对于那些存在时间太短而没有诊断意义的幻觉，编码为"2"。
那些在即将入睡或即将醒来时出现的临睡前或觉醒前幻觉，编码为"1"。

在一生中的任何时候，你是否听到过别人听不到的声音，例如，噪声、人们的耳语或谈话的声音？（那时你是醒着的吗？） *若是：*你听到了什么？你多久听到一次？	**听幻觉**：即，完全清醒的时候听到声音的幻觉，最常听到的是说话声，声音可能来自脑内，也可能来自脑外。 若存在，描述：＿＿＿＿＿	? 1 2 3 1　　　3 可能/确定　原发 继发	BC40 BC41 BC42
你任何时候是否看到过别人看不到的东西？（跟我讲一讲，那时你是醒着的吗？）	**视幻觉**：即视觉的幻觉，可能是成形的图像，例如，人；也可能是不成形的图像，例如，闪光。 *注：与错觉（即对真实存在的外界刺激的错误知觉）鉴别。* 若存在，描述：＿＿＿＿＿	? 1 2 3 1　　　3 可能/确定　原发 继发	BC43 BC44 BC45
在任何时候，你的皮肤上有没有奇怪的感觉，像有东西在皮肤上或皮肤下爬行或蠕动？有没有感觉到被触摸或者被抚摸？（跟我讲一讲。）	**触幻觉**：即体验到被触摸或者在其皮肤之下有东西的幻觉。 若存在，描述：＿＿＿＿＿	? 1 2 3 1　　　3 可能/确定　原发 继发	BC46 BC47 BC48

?=资料不足   1=无或否   2=阈下   3=阈上或是

B/C

你体内的某一部分是否曾经有过奇怪的感觉，例如，感到有电流？ (跟我讲一讲。)	**躯体幻觉**：即身体内部的躯体体验性幻觉（例如，感到有电流）。 若存在，描述：＿＿＿＿＿	?	1	2	3	BC49

上述躯体幻觉条目编码框：
1	3	BC50
可能/确定 继发	原发	BC51

你是否曾经吃到或者喝到一些你认为味道不好或奇怪的东西，尽管其他尝过它的人认为它是好的？ (跟我讲一讲。)	**味幻觉**：即味道感知的幻觉，通常是不好的。 若存在，描述：＿＿＿＿＿	?	1	2	3	BC52

1	3	BC53
可能/确定 继发	原发	BC54

你是否曾经闻到过你认为难闻的东西，而别人都闻不到，例如，腐烂食物的气味或尸体的气味？（跟我讲一讲。）	**嗅幻觉**：即气味感知的幻觉。 若存在，描述：＿＿＿＿＿	?	1	2	3	BC55

1	3	BC56
可能/确定 继发	原发	BC57

[*注*：*如果有编码为"?"或"2"的妄想或幻觉症状，需重新核对这些条目，判断是否可以改为"3"。若可以改为"3"，还需评估相应的"继发/原发"条目。*]	上述任何妄想或幻觉症状的"继发/原发"条目编码为"3"。	1	3	BC58
		跳至 D 模块	原发性精神病症状存在	

若任何时候有过重性抑郁发作或躁狂发作： **你一生的任何时候是否有过一段时间，你有**（精神病性症状）**但不感到**（抑郁/情绪高涨/易激惹/自用词）**?**	在重性抑郁或躁狂发作以外的时间出现过精神病性症状。 *注：存在精神病性症状，且满足下列三者之一，编码为"3"：(1) 从未有过重性抑郁发作或者躁狂发作；(2) 一些精神病性症状出现在心境发作的时期以外；(3) 精神病性症状仅仅发生于无抑郁心境的重性抑郁发作期 [即符合兴趣减退 (A2)，但无抑郁心境 (A1) 的重性抑郁发作]。若精神病性症状仅仅出现在符合抑郁心境 (A1) 的重性抑郁发作期，和/或仅仅出现在躁狂发作期，编码为"1"。*	?	1		3	BC59
			可能是精神病性障碍		精神病性心境障碍；跳至 D 模块	
	描述详细情况和诊断意义： ＿＿＿＿＿＿＿＿＿					BC60
	跳至 D 模块					

B. 精神病性及相关症状

→ *若承认有精神病性症状:* **你已经告诉过我**（精神病性症状）。**现在我想询问你别的类似体验。** → *若未承认有精神病性症状:* **现在我将询问你人们有时会有的一些不寻常的体验。**	*注: 本模块编码调查对象终身任何时点出现过的精神病性及相关症状。对于每个编码为"3"的精神病性症状，请描述其确切内容、频率、以及严重程度，例如，可询问* ***"多久会出现这种情况?""它对你有怎样的影响?"***

B

妄想

一种错误的信念，以对外界现实的歪曲推论为基础。尽管几乎无人相信，且有确凿又明显的事实证据与之相悖，个体仍然坚信不疑。同一文化或者亚文化的人通常不接受这种信念（例如，它不属于宗教信仰的条款）。若错误信念涉及价值判断，只有判断过于极端而不可信的时候，才能被认为是妄想。超价观念（不合理且顽固的信念，没有达到妄想的程度）编码为"2"。

在一生中的任何时候，你是否觉得人们在谈论你或特别注意你?（你认为他们在说你什么呢?） *若是:* **你是否敢肯定他们在谈论你，或者你觉得这可能仅仅是你的想象?** **你任何时候是否觉得收音机、电视或电影里的内容专门针对你?（它不仅仅是与你密切相关，它就是特地针对你的。）** **你是否曾经觉得某首流行歌曲的歌词专门给你传递了一个特殊的信息?（它不仅仅是与你密切相关，它就是特地针对你的。）** **你是否曾经觉得人们的穿着是为了给你传递一个特殊的信息?** **你是否曾经觉得路牌或广告牌有针对你的特殊意义?**	**关系妄想:** 即周围的事、物或其他人被视作有一种特殊的或不寻常的意义的信念。 若存在，描述:＿＿＿＿＿＿	?	1	2	3	B1 B2

		?	1	2	3	
任何时候，是否有人故意为难你或试图伤害你？（和我讲一讲。） **你是否曾经觉得被跟踪、被监视、被操纵或被暗算？** **你是否曾经觉得被下了毒或你的食物被动了手脚？**	**被害妄想：**即核心的主题是个体（或与其关系密切的人）被攻击、骚扰、欺骗、迫害或者暗算的信念。 若存在，描述：＿＿＿＿＿＿	?	1	2	3	B3 B4
你任何时候是否觉得你在某方面特别重要或者你有某些特殊的力量或知识？（跟我讲一讲。） **你是否曾经认为自己与某个明星或者名人有特殊的或亲密的关系？**	**夸大妄想：**即内容涉及夸大的自我价值、权力、学识、地位或者是与神明或名人有特殊的关系。 若存在，描述：＿＿＿＿＿＿	?	1	2	3	B5 B6
你任何时候是否坚信你的身体有严重的健康问题，例如，得了癌症或其他可怕的疾病，但是医生说没有问题？（跟我讲一讲。） **你是否曾经觉得你身体某些部分有些奇怪的现象发生？**	**躯体妄想：**即涉及身体健康、躯体外表或器官功能的变化和紊乱的信念。 若存在，描述：＿＿＿＿＿＿	?	1	2	3	B7 B8
你任何时候是否觉得你犯了罪或做了一些可怕的、应该被处罚的事？（跟我讲一讲。） **你是否曾经觉得你做过的或该做而没有做的事，对你的父母、孩子、其他家人或朋友造成了严重的伤害？（跟我讲一讲。）** **你是否曾经觉得自己需要对一场灾难负责，例如，火灾、洪水或地震？（跟我讲一讲。）**	**罪恶妄想：**即认为自己过去的一个小错误会导致灾难；或者犯了可怕的罪行，应当被严厉地惩罚；或者要对一个毫不相关的灾难负责，例如，地震或火灾。 若存在，描述：＿＿＿＿＿＿	?	1	2	3	B9 B10
你任何时候是否坚信你的配偶或伴侣对你不忠？ *若是：* **你是怎么知道他/她对你不忠的?（对此你有什么线索？）**	**嫉妒妄想：**即认为自己的性伴侣不忠的信念。 若存在，描述：＿＿＿＿＿＿	?	1	2	3	B11 B12

你任何时候是否有过"神秘的爱慕者"，但当你试图联系他们时，他们否认爱上了你?（跟我讲一讲。） 你是否曾经与名人有过恋情?（跟我讲一讲。）	**钟情妄想**: 即坚信他人爱上了自己，通常他人地位较高。 若存在，描述: _____	?	1	2	3	B13 B14
你是一个有宗教信仰或精神信仰的人吗? →若是: 你任何时候是否有过你的宗教或精神信仰团体里的其他人没有过的宗教或精神信仰经历? 　→若是: 跟我讲讲你的经历（他们怎么看你的经历?） 　→若否: 你是否曾觉得上帝、魔鬼、上苍或其他神灵直接与你联系?（跟我讲一讲。你所在的宗教或者精神信仰团体里的其他人也有这样的经历吗?） →若否: 你任何时候是否觉得上帝、魔鬼、上苍或其他神灵直接与你联系?（跟我讲一讲。你所在的宗教或精神信仰团体里的其他人也有这种经历吗?）	**宗教妄想**: 即宗教或精神信仰方面的妄想。 若存在，描述: _____	?	1	2	3	B15 B16
你任何时候是否感觉到其他人或外界的东西在控制你的思想和行为，违背了你的意愿?（跟我讲一讲。）	**被控制妄想**: 即感到情感、冲动、思想、行动受到外力控制，而非其本人控制的信念。 若存在，描述: _____	?	1	2	3	B17 B18

B

B

你是否曾经觉得有些不是你自己的思想被插入你脑中？(跟我讲一讲。)	**思维插入**：即有些想法不是自己的，而是由外界植入其脑中的信念。 若存在，描述：_____	?	1	2	3	B19 B20
你是否曾经觉得你的思想被外力从脑中提走了？(跟我讲一讲。)	**思维被夺**：即自己的想法被外界的力量取走的信念。 若存在，描述：_____	?	1	2	3	B21 B22
你是否曾经觉得你的思想被大声地广播出去，以致其他人确实能听到你的想法？(跟我讲一讲。)	**思维广播**：即自己的想法被大声地广播出去而为人所知的一种妄想。 若存在，描述：_____	?	1	2	3	B23 B24
你是否曾经相信有人可以读出你的思想？(跟我讲一讲。)	**其他妄想**：例如，别人可以读出其思想的信念；本人已经在几年前去世的妄想等。 若存在，描述：_____	?	1	2	3	B25 B26
若有妄想: **你怎样解释** (妄想内容)？	**怪异妄想**：即所涉及的现象在个体所处的文化中被视为是根本在物理上不可能的 (例如，个体的大脑被取走，并被别人的大脑所取代)。 *注: 根据以上任何一个编码为"3"的妄想进行编码。若任一原本就怪异的妄想 (B17, B19, B21, B23) 编码为"3"，该项也应该编码为"3"。* 若存在，描述怪异内容：_____	?	1	2	3	B27 B28

标明最近 7 天内所有妄想最重的<u>严重程度</u> (填写 0—4)：
 	
若以下信息尚未知:
    在最近 1 周内，从 (1 周前) **至今，你多久会想到一次** (妄想)？
 	
若以下信息尚未知:
    在最近 1 周内，(妄想) **对你有多大的困扰？**
 	
若以下信息尚未知:
    在最近 1 周内，你因为 (妄想) **做过什么事情吗？**
	0) **不存在**
	1) **可疑的** (严重程度或持续时间尚不足以考虑精神病性症状)
	2) **存在，但为轻度** (几乎没有要按妄想信念去行动的压力，且几乎不受妄想的困扰)
	3) **存在且为中度** [有些要按妄想信念去行动的压力 (有些沉浸于妄想观念)，或有些受妄想信念的困扰]
	4) **存在且为重度** [有要按妄想信念去行动的极大压力 (完全沉浸于妄想观念)，或非常受妄想信念的困扰]
					____	B29

幻觉

在没有外界刺激作用于相应的感觉器官时出现的一种知觉体验，像真实知觉一样清晰而生动。个体对幻觉的非真实性可能有自知力，也可能没有自知力（即有些有幻觉的人可能意识到这是一种虚假的感觉体验，而另外一些人可能坚信这种体验来源于现实）。

注: 对于那些存在时间太短而没有诊断意义的幻觉，编码为"2"。

那些在即将入睡或即将醒来时出现的临睡前或觉醒前幻觉，编码为"1"。

在一生中的任何时候，你是否听到过别人听不到的声音，例如，噪声、人们的耳语或谈话的声音?（那时你是醒着的吗?） *若是:* **你听到了什么? 你多久听到一次?**	**听幻觉**: 即完全清醒的时候听到声音的幻觉，最常听到的是说话声，声音可能来自脑内，也可能来自脑外。 若存在，描述:＿＿＿＿＿	?	1	2	3	B30 B31
你任何时候是否看到过别人看不到的东西?（跟我讲一讲，那时你是醒着的吗?）	**视幻觉**: 即视觉的幻觉，可能是成形的图像，例如人; 也可能是不成形的图像，例如闪光。 *注: 与错觉（即对真实存在的外界刺激的错误知觉）鉴别。* 若存在，描述:＿＿＿＿＿	?	1	2	3	B32 B33
在任何时候，你的皮肤上有没有奇怪的感觉，像有东西在皮肤上或皮肤下爬行或蠕动? 有没有感觉到被触摸或者被抚摸?（跟我讲一讲。）	**触幻觉**: 即体验到被触摸或者在其皮肤之下有东西的幻觉。 若存在，描述:＿＿＿＿＿	?	1	2	3	B34 B35
你体内的某一部分是否曾经有过奇怪的感觉，例如，感到有电流?（跟我讲一讲。）	**躯体幻觉**: 即身体内部的躯体体验性幻觉（例如，感到有电流）。 若存在，描述:＿＿＿＿＿	?	1	2	3	B36 B37
你是否曾经吃到或者喝到一些你认为味道不好或奇怪的东西，尽管其他尝过它的人认为它是好的?（跟我讲一讲。）	**味幻觉**: 即味道感知的幻觉，通常是不好的。 若存在，描述:＿＿＿＿＿	?	1	2	3	B38 B39
你是否曾经闻到过你认为难闻的东西，而别人都闻不到，例如，腐烂食物的气味或尸体的气味?（跟我讲一讲。）	**嗅幻觉**: 即气味感知的幻觉。 若存在，描述:＿＿＿＿＿	?	1	2	3	B40 B41

?=资料不足　　　　1=无或否　　　　2=阈下　　　　3=阈上或是　　　　119

标明最近 7 天内所有幻觉最重的<u>严重程度</u> (填写 0—4):	0) **不存在**
	1) **可疑的** (严重程度或持续时间尚不足以考虑精神病性症状)
若以下信息尚未知:	2) **存在, 但为轻度** [几乎没有要去按声音 (或其他幻觉) 行动的压力, 且几乎不受声音 (或其他幻觉) 的困扰]
在最近 1 周内, 从 (1 周前) **至今, 你多久会出现一次** (幻觉)**?**	
若以下信息尚未知:	3) **存在且为中度** [有些要去按声音 (或其他幻觉) 行动的压力, 或有些受声音 (或其他幻觉) 的困扰]
在最近 1 周内, (幻觉) **对你有怎样的困扰?**	
若以下信息尚未知:	4) **存在且为重度** [有要去按声音 (或其他幻觉) 行动的极大压力, 或非常受声音 (或其他幻觉) 的困扰]
在最近 1 周内, 你因为 (幻觉) **做过什么事情吗?**	
若是视幻觉或听幻觉:	
你跟 (幻觉) **有对话吗?**	
若是言语性幻觉:	
如果声音要你做什么事情, 你会按照它的去做吗?	

B42

	精神病性相关症状		
是否存在任何精神病性症状（包括妄想、幻觉、言语紊乱、紊乱的或紧张症的行为，以及阴性症状）的证据？		1 3 ┌─────────┐ │ 跳至下一模块 │ └─────────┘	B43
言语紊乱			
我要停一会儿做些记录，请稍等一下。 以下条目依据观察和病史进行评估〔参考以往记录和其他观察者(家属或治疗人员) 提供的资料〕。	**言语紊乱**: 个体可能从一个话题转到另一个话题 (思维脱轨或联想松弛)。对问题的回答可能不大相关或完全不相关 (接触性离题)。在极少数的情况下，个体的语言可能严重紊乱，以至于让人几乎完全无法理解，类似感觉性失语 (不连贯或 "词的杂拌")。因为轻度的言语紊乱是常见的且没有特异性，所以这一症状必须严重到明显影响有效沟通的程度。 若存在，描述: ＿＿＿＿＿＿＿＿	? 1 2 3	B44 B45
标明最近 7 天内言语紊乱最重的<u>严重程度</u> (填写 0—4):	 0) **不存在** 1) **可疑的** (严重程度或持续时间尚不足以考虑精神病性症状) 2) **存在，但为轻度** (理解其言语有些困难) 3) **存在且为中度** (理解其言语经常有困难) 4) **存在且为重度** (几乎无法理解其言语)	＿＿	B46

B

?=资料不足   1=无或否   2=阈下   3=阈上或是

B

明显紊乱的行为或紧张症的行为					
	明显紊乱的行为: 从儿童式的愚蠢行为到无法预测的激越。个体可能蓬头垢面, 可能有非常怪异的打扮 (例如, 热天穿几件厚衣服、戴几条围巾或几双手套), 可能有明显不合时宜的性行为 (例如, 在公共场合手淫), 或者可能有不可预料的或无诱因的激越 (例如, 大吼大叫或咒骂)。	?	1	2	3	B47
	若存在, 描述: _____					B48
以下 6 个条目依据<u>观察</u>和知情人的报告进行评估 [参考以往记录和其他观察者 (家人和其他治疗人员) 提供的资料]	**紧张症的行为:**					
	木僵 (即无精神运动性活动; 不主动与环境联系)。	?	1	2	3	B49
	若存在, 描述: _____					B50
	扮鬼脸 (即与情境无关的、奇怪的且不合时宜的面部表情)。	?	1	2	3	B51
	若存在, 描述: _____					B52
	装相 (即奇怪地、矫揉造作地模仿正常的行为)。	?	1	2	3	B53
	若存在, 描述: _____					B54
	作态 (即自发且主动地维持对抗重力的姿势)。	?	1	2	3	B55
	若存在, 描述: _____					B56
	非外界刺激导致的激越。	?	1	2	3	B57
	若存在, 描述: _____					B58
	刻板行为 (即重复的、异常频繁的、非目标导向的运动)。	?	1	2	3	B59
	若存在, 描述: _____					B60

以下 3 个条目可在<u>访谈</u>期间评估或通过知情人提供的信息进行评估。	**缄默** (即没有或几乎没有言语反应, 已确诊的失语症除外)。	?	1	2	3	B61
	若存在, 描述: ＿＿＿＿＿＿					B62
	模仿言语 (即模仿他人的言语)。	?	1	2	3	B63
	若存在, 描述: ＿＿＿＿＿＿					B64
	违拗 (即对指令或外部刺激抗拒或没有反应)。	?	1	2	3	B65
	若存在, 描述: ＿＿＿＿＿＿					B66
以下 3 个条目可通过<u>体检</u>或知情人提供的信息进行评估。	**模仿动作** (即模仿他人的动作)。	?	1	2	3	B67
	若存在, 描述: ＿＿＿＿＿＿					B68
	僵住 (即对检查者改变姿势不产生阻力, 在检查者松开手后保持对抗重力的姿势)。	?	1	2	3	B69
	若存在, 描述: ＿＿＿＿＿＿					B70
	蜡样屈曲 [即对检查者改变姿势产生均匀且轻微的阻力 (类似于软蜡棒的弯曲), 在检查者松开手后保持对抗重力的姿势]。	?	1	2	3	B71
	若存在, 描述: ＿＿＿＿＿＿					B72
标明最近 7 天内异常精神运动性行为最重的<u>严重程度</u> (填写 0—4):	0) **不存在** 1) **可疑的** (严重程度或持续时间尚不足以考虑异常的精神运动性行为) 2) **存在, 但为轻度** (偶然出现异常的或奇怪的动作行为或者紧张症) 3) **存在且为中度** (频繁出现异常的或奇怪的动作行为或者紧张症) 4) **存在且为重度** (几乎持续存在异常的或奇怪的动作行为或者紧张症)				＿＿	B73

B

阴性症状

针对每个编码为"3"的阴性症状, 判断症状一定是原发的 (即精神病性障碍所致的) 还是可能/一定是继发的 [即与其他精神障碍 (例如, 重性抑郁障碍), 物质或一般躯体疾病 (例如, 药物所致的运动不能), 或者某个精神病性症状 (例如, 不准动的命令幻觉) 相关]。

根据概述获得的信息评估该条目。 *若以下信息尚未知:* 　　**有没有一段时间, 至少持续了好几个月, 你没有去工作, 没有去上学, 也没有去做任何事情?** *若以下信息尚未知:* 　　**有没有一段时间, 你处理不好基本的日常事务, 例如, 刷牙或洗澡?** 　　　*若否:* **任何时候有人说过你处理不好这些或其他基本的日常事务吗?**	**意志减退**: 不能开始并且坚持目标导向的行为。若严重到被认为是病理性状态时, 意志减退则是全面的, 使得个体不能完成许多不同类型的活动 (例如, 工作、智力活动、生活自理)。 若存在, 描述: _____	?　　1　　2　　3 　　1　　　　3 可能/确定　　原发 继发	B74 B75 B76
该条目可以通过访谈或者知情人进行评估。	**情感表达减少**: 包括面部神情、目光接触、讲话语调 (韵律) 的减少, 以及通常在言语时用作加强语气的手部、头部和面部动作的减少。 若存在, 描述: _____	?　　1　　2　　3 　　1　　　　3 可能/确定　　原发 继发	B77 B78 B79

标明最近 7 天内阴性症状最重的<u>严重程度</u>（填写 0—4）。可用下列问题来帮助评估该条目：

告诉我，在最近 1 周内，你怎么安排你的时间？你的目标是什么？（你会花许多时间仅仅就是坐着而不做什么特别的事吗？）

若目前在工作：

在最近 1 周内，你一般在工作上要花多长时间？你是怎么去上班的？（你是自己去上班吗？）你会自觉开始干活，还是要等别人告诉你做什么？

若目前在上学：

在最近 1 周内，你一般在学校或在学习上花多长时间？你怎么去学校？（你是自己去上学吗？）你要等别人告诉你做什么，还是自觉开始做功课？

若目前不在工作或者上学：

在最近 1 周内，你找过工作吗？（有寻找过课程吗？）

若有： **是别人建议，还是你自己要找？**

若正在参与治疗项目：

在最近 1 周内，你参加治疗项目的小组活动吗？

若是： **是别人鼓励你参加，还是你自己要参加这些活动？**

在最近 1 周内，你会花很多时间看电视吗？

若是： **你对你看的电视节目感兴趣吗，还是仅仅在打发时间？**

在最近 1 周内，你多久会洗一次澡？你多久会打扫一次你的（宿舍/房间/房子）？需要别人提醒你去做这些事情吗？

0) **不存在**

1) **可疑的** （面部表情、语调、手势或自发行为存在可疑的减少）

2) **存在，但为轻度** （面部表情、语调、手势或自发行为存在轻度的减少）

3) **存在且为中度** （面部表情、语调、手势或自发行为存在中度的减少）

4) **存在且为重度** （面部表情、语调、手势或自发行为存在重度的减少）

_____ B80

B

精神病性症状时序表

若有任何精神病性症状编码为 "3"，在下表记录其类别、发作过程 (例如，间歇性或持续性)、起始和消失的年月以及在最近 1 个月内存在与否。举例，"被外星人控制的怪异妄想"；"间断存在"；"1993/10"；"2011/06"；"1"。

若以下信息尚未知，需要询问，例如：(症状) **是什么时候开始的?** 若目前不存在: **它们最后一次出现是什么时候?**

症状类别	发作过程	起始时间 (年/月)	消失时间 (年/月)	最近 1 个月 是否出现 (1=否, 3=是)
＿＿＿＿＿＿＿ B81	＿＿＿＿＿＿＿ B82	＿＿＿＿／＿＿ B83—B84	＿＿＿＿／＿＿ B85—B86	＿＿ B87
＿＿＿＿＿＿＿ B88	＿＿＿＿＿＿＿ B89	＿＿＿＿／＿＿ B90—B91	＿＿＿＿／＿＿ B92—B93	＿＿ B94
＿＿＿＿＿＿＿ B95	＿＿＿＿＿＿＿ B96	＿＿＿＿／＿＿ B97—B98	＿＿＿＿／＿＿ B99—B100	＿＿ B101
＿＿＿＿＿＿＿ B102	＿＿＿＿＿＿＿ B103	＿＿＿＿／＿＿ B104—B105	＿＿＿＿／＿＿ B106—B107	＿＿ B108
＿＿＿＿＿＿＿ B109	＿＿＿＿＿＿＿ B110	＿＿＿＿／＿＿ B111—B112	＿＿＿＿／＿＿ B113—B114	＿＿ B115

C. 精神病性障碍的鉴别诊断

B 模块是否有任何症状编码为 "3"?	*注: 当评估该项和C 模块所有障碍时, 不考虑文化认可的反应性的信念; 也不考虑能被躯体变形障碍或强迫症, 伴缺乏自知力/妄想信念的诊断更好解释的妄想。*	1　　　　　3 ┗跳至下一模块	C1
B 模块所有编码为 "3" 的幻觉和妄想是否均已确定由于一般躯体疾病或物质/药物所致?	*注: 原发性精神病性症状可能与由于一般躯体疾病或物质/药物所致的精神病性症状同时在同一个体存在, 在这种情况下可能需要多次重复询问本模块的问题以做出最终诊断。*	?　　1　　　　3 ┗跳至 ***其他特定/未特定精神分裂症谱系及其他精神病性障碍* C.24**	C2
若任何时候有过重性抑郁发作或躁狂发作: **在你一生的任何时候是否有过一段时间, 你有**(精神病性症状)**但不感到**(**抑郁/情绪高涨/易激惹/自用词**)**?**	在重性抑郁或躁狂发作以外的时间出现过精神病性症状。 *注: 若存在精神病性症状, 且满足下列 3 条之一, 编码为 "3":* *(1) 从未有过重性抑郁发作或者躁狂发作。* *(2) 一些精神病性症状出现在心境发作的时期之外。* *(3) 精神病性症状仅仅发生于无抑郁心境的重性抑郁发作期 [即符合兴趣和愉悦感减退 (**A2/A97** 为 "3"), 但无抑郁心境 (**A1/A96** 未评为 "3") 的重性抑郁发作]。* *注: 若精神病性症状<u>仅仅</u>出现在符合抑郁心境 (**A1/A96** 评为 "3") 的重性抑郁发作期, 和/或<u>仅仅</u>出现在躁狂发作期, 编码为 "1"。*	?　　1　　　　3 ┌──────┐ 精神病性心境障碍, 跳至 D 模块 └──────┘ ┌──────┐ 需排除非心境性精神病性障碍, 接下页 └──────┘	C3

?=资料不足　　　　1=无或否　　　　2=阈下　　　　3=阈上或是　　　　127

精神分裂症	精神分裂症诊断标准 见 DSM-5 中文版第 94—101 页	
	注: 诊断标准的顺序和DSM-5的不同。	
核对是否存在活动期症状。 参考精神病性及相关症状 (B 模块) 中编码为 "3" 的条目: 　妄想的评估在 B.1— B.4。 　幻觉的评估在 B.5— B.6。 　言语紊乱的评估在 B.7。 　明显紊乱的或紧张症的行为的评估在 B.8—B.9。 　阴性症状的评估在 B.10—B.11。	A. 至少 2 项下列症状在同 1 个月内同时存在 (若经成功治疗, 则可小于 1 个月), 且其出现的时间占据相当的比例, 其中至少 1 项必须是 (1)、(2) 或 (3): 　(1) 妄想。 　(2) 幻觉。 　(3) 言语紊乱 (例如, 频繁地思维脱轨或思维不连贯)。 　(4) 明显紊乱的或紧张症的行为。 　(5) 阴性症状 (即情感表达减少或意志减退)。 注: 若仅存在妄想和与其主题相关的触幻觉和/或嗅幻觉 (与妄想障碍的诊断一致), 则考虑编码为 "1"。	?　　1　　　3　　C4 跳至 *妄想障碍* C.16 跳至 *其他特定/未特定精神分裂症谱系及其他精神病性障碍* C.24

	D. 分裂情感性障碍和伴精神病性特征的抑郁障碍或双相障碍已经被排除，因为：	

若以下信息不清楚:

你是否曾经有过一段时间，在有（活动期精神病性症状）**的时候，同时还感到（抑郁/情绪高涨/易激惹/**自用词**）?**

1. 没有与活动期症状（即以上列出的标准 A 的症状）同时出现的重性抑郁发作或躁狂发作。

注: 若从未出现过重性抑郁发作或躁狂发作，或者重性抑郁发作和躁狂发作仅仅出现在前驱期或残留期，编码为 "3"。若任何心境发作与活动期的症状有重叠，编码为 "1"。

注: 由于鉴别精神分裂症前驱期和残留期的症状与重性抑郁发作有难度，所以检查者需要重新考虑任何编码过的重性抑郁发作症状的评估，以确保它们是准确无误的。

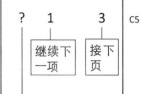

C5

若以下信息不清楚:

在你有（活动期或残留期的精神病性症状）**的期间，有多长时间你同时也有（抑郁/情绪高涨/易激惹/**自用词**）?**

2. 若心境发作出现在症状活动期，则它们仅仅存在于该疾病的活动期和残留期整个病程的小部分时间内（少于 50%）。

注: 只有符合重性抑郁发作或者躁狂发作标准的症状出现在活动期和残留期整个病程中 50% 以上的时间时，编码为 "1"。

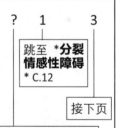

C6

现在对精神分裂症和精神分裂样障碍进行鉴别诊断。	C. 这次紊乱的征象至少持续 <u>6 个月</u>。此 6 个月应包括至少 <u>1 个月</u> (如经成功治疗,则可少于 1 个月) <u>符合诊断标准 A 的症状</u> (即活动期症状),还可包括前驱期或残留期。在<u>前驱期或残留期</u>中,这次紊乱的征象可表现为仅有阴性症状或有轻微的诊断标准 A 所列的至少 2 项症状 (例如,奇怪的信念、不寻常的知觉体验)。 前驱期/残留期症状包括: • 不同寻常的或者奇怪的信念 (例如,牵连观念或奇幻思维),达不到妄想的程度。 • 不同寻常的知觉体验 (例如,感受到一个看不见的人存在)。 • 大致可以理解的语言,但会离题、含糊或啰唆。 • 不寻常的行为,但又没有完全紊乱 (例如,收集废品、在公共场合自言自语、囤积食物)。 • 阴性症状 (例如,个人卫生或梳洗的功能明显受损;主动性、兴趣或精力的显著缺失)。 • 情感迟钝或不适切。 • 明显的社会隔离或退缩。	?	1	3	C7 跳至 ***精神分裂样障碍*** C.8
若以下信息尚未知: **从你得病以来,有没有一段时间你日常功能有很多困难 (例如,不能去工作或上学,或者不能照顾自己? 与家人或朋友相处困难,或者不想待在其他人身边?)**	B. <u>自紊乱发生以来的很大一部分时间内</u>,至少 1 个重要方面的功能水平,如工作、人际关系或自我照顾,明显低于障碍发生前具有的水平 (或当障碍发生于儿童或青少年时,人际关系、学业或职业功能未能达到预期的发展水平)。	?	1	3	C8 跳至 ***其他特定/未特定精神分裂症谱系及其他精神病性障碍*** C.24

若以下信息尚未知:

(精神病性症状) **是从什么时候开始的?**

在 (精神病性症状) **开始之前不久, 你有躯体疾病吗?**

　　若是: **医生是怎么说的?**

只有在必要时询问以下问题, 用来排除其他躯体疾病所致的病因。

当 (一般躯体疾病) **开始后,** (精神病性症状) **有变化吗? 只是在** (一般躯体疾病) **开始后,** (精神病性症状) **才出现或明显加重吗? 在** (一般躯体疾病) **开始多久之后,** (精神病性症状) **开始出现或明显加重的?**

若一般躯体疾病已缓解:

　　当 (一般躯体疾病) **好转后,** (精神病性症状) **也有所好转吗?**

E. [原发性精神病性障碍]

1. 这次紊乱不能归因于其他躯体疾病的生理效应。

如果病史、体格检查或实验室发现的证据表明, 这次紊乱是其他躯体疾病的直接生理学后果, 而且这次紊乱不能用其他精神障碍来更好地解释, 该条目应编码为 "1"。

<u>病因学上的一般躯体疾病包括:</u> 神经疾病 (例如, 肿瘤、脑血管疾病、亨廷顿舞蹈病、多发性硬化、癫痫、听觉或视觉神经受伤或受损、耳聋、偏头痛、中枢神经系统感染), 内分泌系统疾病 (例如, 甲状腺功能亢进症或减退症、甲状旁腺功能亢进症或减退症、肾上腺皮质功能亢进症或减退症), 代谢疾病 (例如, 缺氧、高碳酸血症、低血糖), 水或电解质平衡紊乱, 肝脏或肾脏疾病, 以及累及中枢神经系统的自身免疫病 (例如, 系统性红斑狼疮)。

注: 应考虑以下因素, 若存在, 则支持一般躯体疾病是精神病性症状的病因。

　　(1) 文献证据表明该种一般躯体疾病与精神病性症状有确切的相关性。(参考上述病因学上的一般躯体疾病的清单。)

　　(2) 精神病性症状的病程和该种一般躯体疾病的病程之间存在紧密的时间关系。

　　(3) 精神病性症状以异乎寻常的特征为特点 (例如, 起病年龄晚)。

　　(4) 缺乏其他解释 (例如, 精神病性症状是对诊断有一般躯体疾病的心理应激反应)。

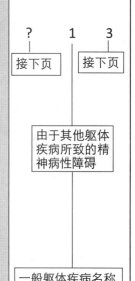

C9

? ── 接下页　　1　3 ── 接下页

由于其他躯体疾病所致的精神病性障碍

一般躯体疾病名称 _____　C10

标明该次发作的特征 (填写 1, 2): ___　C11

1) **伴妄想**: 若主要症状是妄想。

2) **伴幻觉**: 若主要症状是幻觉。

跳至 ***时序*** C.31 [**C97**]

C

在（精神病性症状）**开始之前不久，你服用药或者有喝酒或使用毒品的习惯吗？**

　若是： **那时你是否已经开始使用**（物质/药物）**或者刚刚停用或减量？**

　　当你开始出现（精神病性症状）**的时候，你使用多少**（物质/药物）**？**

只有在必要时询问以下问题，用来排除非物质所致的病因。

若以下信息尚未知：
　　哪个在前，使用（物质/药物）**还是**（精神病性症状）**？**

若以下信息尚未知：
　　你是否有一段时间停用（物质/药物）**？**

　若是： **在你停止使用**（物质/药物）**后，你的**（精神病性症状）**是否消失或有所改善？**

　　若是： **停用后多久才有所改善？这些症状在停用后 1 个月内消失了吗？**

若以下信息尚未知：
　　你是否有其他（精神病性症状）**的发作？**

　若是： **有多少次？在那些时候，你有没有使用**（物质/药物）**？**

2. 这次紊乱不能归因于某种物质（例如，毒品）或药物的生理效应。

如果病史、体格检查或实验室的证据显示这次紊乱出现在下列物质中毒或戒断或者接触下列药物的期间或不久后，则编码为"1"。

病因学上的物质/药物包括：在中毒期间起病的物质 [大麻、其他致幻剂、苯环利定及相关物质、吸入剂、兴奋剂（包括可卡因）]，在中毒或戒断期间起病的物质（酒精、镇静剂、催眠药、抗焦虑药），麻醉和镇痛药，抗胆碱能药；抗痉挛药，抗组胺药，降压药及心血管系统药物，抗菌药，抗帕金森病药物，化疗药（例如，环孢霉素、丙卡巴肼），皮质类固醇，消化道药，肌肉松弛药；非甾体类抗炎药，其他非处方药（例如，苯肾上腺素、伪麻黄碱），抗抑郁药，以及戒酒硫。毒素包括抗胆碱酯酶剂，有机磷杀虫剂，沙林和其他神经气体，一氧化碳，二氧化碳以及燃料和涂料等挥发剂。

注：应考虑以下3 个因素，若存在任意一条，则不支持物质/药物是抑郁症状的病因，编码为"3"；若每条都不符合，编码为"1"（表明由物质/药物所致）。

(1) 症状出现在开始使用物质/药物之前。

(2) 在急性戒断或重度中毒结束之后，症状仍持续足够长的时间（如约 1 个月）。

(3) 有其他证据表明存在一种独立的、非物质/药物所致的精神病性障碍（例如，有反复出现的与非物质/药物相关的发作病史）。

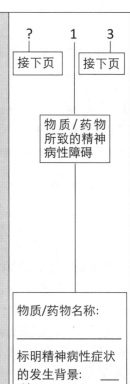

C12

?	1	3
接下页		接下页

物质/药物所致的精神病性障碍

物质/药物名称：

＿＿＿＿＿＿　C13

标明精神病性症状　C14
的发生背景：　＿＿＿
（填写 1—3）
1) **于中毒期间起病**
2) **于戒断期间起病**
3) **于非中毒性使用后起病**

跳至 ***时序***
C.31 [C97]

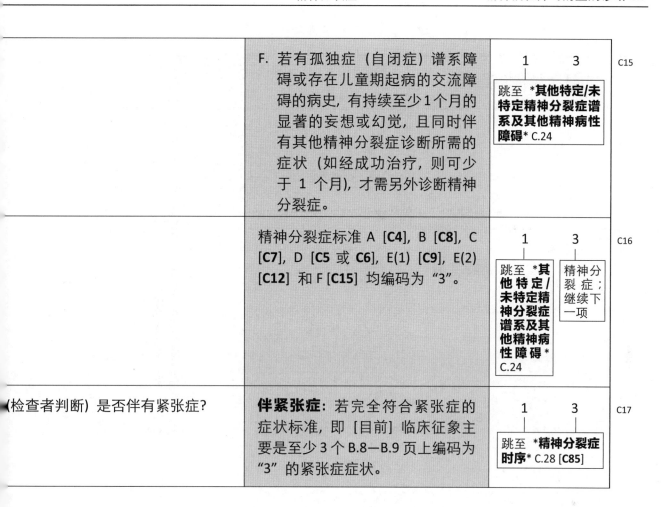

		1	3	C15
	F. 若有孤独症（自闭症）谱系障碍或存在儿童期起病的交流障碍的病史, 有持续至少1个月的显著的妄想或幻觉, 且同时伴有其他精神分裂症诊断所需的症状（如经成功治疗, 则可少于 1 个月）, 才需另外诊断精神分裂症。	跳至 *其他特定/未特定精神分裂症谱系及其他精神病性障碍* C.24		
	精神分裂症标准 A [C4], B [C8], C [C7], D [C5 或 C6], E(1) [C9], E(2) [C12] 和 F [C15] 均编码为"3"。	跳至 *其他特定/未特定精神分裂症谱系及其他精神病性障碍* C.24	精神分裂症；继续下一项	C16
(检查者判断) 是否伴有紧张症?	**伴紧张症**: 若完全符合紧张症的症状标准, 即 [目前] 临床征象主要是至少 3 个 B.8—B.9 页上编码为"3"的紧张症症状。	跳至 *精神分裂症时序* C.28 [C85]		C17

精神分裂样障碍	精神分裂样障碍诊断标准 见 DSM-5 中文版第 92—94 页		
	A. 至少 2 项精神分裂症标准 A **[C4]** 的症状在同 1 个月内同时存在（若经成功治疗，则可小于 1 个月），且其出现的时间占据相当的比例。	3 该条目在 C.2 **[C4]** 已评估为 "3"。	C18
若以下信息尚未知: （精神病性症状）**持续了多久?**	B. 这次紊乱的发作持续至少 1 个月，但少于 6 个月。	1　　　　　3 跳至 ***短暂精神病性障碍* C.20**	C19
	C. 分裂情感性障碍和伴精神病性特征的抑郁障碍或双相障碍已经被排除。	3 该条目在 C.3 **[C5 和 C6]** 已评估为 "3"。	C20

若以下信息尚未知:

（精神病性症状）**是从什么时候开始的?**

在（精神病性症状）**开始之前不久, 你有躯体疾病吗?**

若是: **医生是怎么说的?**

只有在必要时询问以下问题, 用来排除其他躯体疾病所致的病因。

当（一般躯体疾病）**开始后,**（精神病性症状）**有变化吗? 只是在**（一般躯体疾病）**开始后,**（精神病性症状）**才出现或明显加重吗?**
在（一般躯体疾病）**开始多久之后,**（精神病性症状）**开始出现或明显加重的?**

若一般躯体疾病已缓解:

当（一般躯体疾病）**好转后,**（精神病性症状）**也有所好转吗?**

D. [原发性精神病性障碍]

1. 这次紊乱不能归因于其他躯体疾病的生理效应。

如果病史、体格检查或实验室发现的证据表明, 这次紊乱是其他躯体疾病的直接生理学后果, 而且这次紊乱不能用其他精神障碍来更好地解释, 该条目应编码为 "1"。

注: 参考 C.5 [C9] 病因学上的一般躯体疾病清单。

注: 应考虑以下因素, 若存在, 则支持一般躯体疾病是精神病性症状的病因。

(1) 文献证据表明该种一般躯体疾病与精神病性症状有确切的相关性。(参考 C.5 [C9] 病因学上的一般躯体疾病的清单。)

(2) 精神病性症状的病程和该种一般躯体疾病的病程之间存在紧密的时间关系。

(3) 精神病性症状以异乎寻常的特征为特点 (例如, 起病年龄晚)。

(4) 缺乏其他解释 (例如, 精神病性症状是对诊断有一般躯体疾病的心理应激反应)。

	?	1	3	C21
	接下页		接下页	

由于其他躯体疾病所致的精神病性障碍

一般躯体疾病名称＿＿＿＿＿＿＿＿＿　　C22

标明该次发作的特征 (填写 1, 2):　＿＿　C23
　1) **伴妄想**: 若主要症状是妄想。
　2) **伴幻觉**: 若主要症状是幻觉。

跳至 ***时序***
C.31 [C97]

C

在（精神病性症状）**开始之前不久**，**你服用药或者有喝酒或使用毒品的习惯吗**？

　　若是： **那时你是否已经开始使用**（物质/药物）**或者刚刚停用或减量**？

　　　　当你开始出现（精神病性症状）**的时候，你使用多少**（物质/药物）？

只有在必要时询问以下问题，用来排除非物质所致的病因。

若以下信息尚未知：

　　哪个在前，使用（物质/药物）**还是**（精神病性症状）？

若以下信息尚未知：

　　你是否有一段时间停用（物质/药物）？

　　若是： **在你停止使用**（物质/药物）**后，你的**（精神病性症状）**是否消失或有所改善**？

　　　　若是： **停用后多久才有所改善**？**这些症状在停用后 1 个月内消失了吗**？

若以下信息尚未知：

　　你是否有其他（精神病性症状）**的发作**？

　　若是： **有多少次**？**在那些时候，你有没有使用**（物质/药物）？

---

2. 这次紊乱不能归因于某种物质（例如，毒品）或药物的生理效应。

如果病史、体格检查或实验室的证据显示这次紊乱出现在下列物质中毒或戒断或者接触下列药物的期间或不久后，则编码为"1"。

注：参考 C.6 [C12] 病因学上的物质/药物清单。

注：应考虑以下 3 个因素，若存在任意一条，则不支持物质/药物是抑郁症状的病因，编码为"3"；若每条都不符合，编码为"1"（表明由物质/药物所致）。

(1) 症状出现在开始使用物质/药物之前。

(2) 在急性戒断或重度中毒结束之后，症状仍持续足够长的时间（例如，约 1 个月）。

(3) 有其他证据表明存在一种独立的、非物质/药物所致的精神病性障碍（例如，有反复出现的与非物质/药物相关的发作病史）。

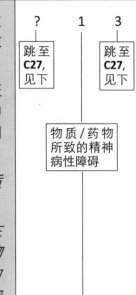

	？	1	3	C24
	跳至 **C27**，见下		跳至 **C27**，见下	

物质/药物所致的精神病性障碍

物质/药物名称＿＿＿＿＿＿＿＿＿＿＿　C25
标明精神病性症状的发生背景（填写 1—3）：＿＿　C26
　1) **于中毒期间起病**
　2) **于戒断期间起病**
　3) **于非中毒性使用后起病**

跳至 ***时序*** C.31 [**C97**]

精神分裂样障碍诊断标准 A [**C18**]、B [**C19**]、 C[**C20**]、D(1) [**C21**] 和 D(2) [**C24**] 均编码为"3"。

1	3	C27
跳至 ***其他特定/未特定精神分裂症谱系及其他精神病性障碍*** C.24	精神分裂样障碍；接下页	

标明是<u>临时诊断</u>或<u>明确诊断</u> (填写 1, 2):	**1) 临时诊断**: 预期的痊愈尚未出现, 即调查对象持续存在精神病性症状, 但病程小于 6 个月。 **2) 明确诊断**: 预期的痊愈已经出现, 即精神病性症状缓解, 总病程小于 6 个月。			—	C28
确定是否存在良好的预后特征。	存在至少 2 项以下通常与良好的预后相关的特征:				
	• 显著的精神病性症状发生在日常行为或功能首次出现可觉察变化的 4 周之内。	?	1	3	C29
	• 意识模糊或混乱。	?	1	3	C30
	• 病前社会或职业功能良好。	?	1	3	C31
	• 无情感迟钝或情感平淡。	?	1	3	C32
标明<u>伴良好的预后特征</u>或<u>不伴良好的预后特征</u> (填写 1, 2):	**1) 伴良好的预后特征**: 至少 2 项良好的预后特征评估为 "3"。 **2) 不伴良好的预后特征**: 少于 2 项良好的预后特征评估为 "3"。			—	C33
(检查者判断) 是否伴有紧张症?	**伴紧张症**: 若完全符合紧张症的症状标准, 即 [目前] 临床征象主要是至少 3 个 B.8—B.9 页上编码为 "3" 的紧张症症状。	1	3 跳至 ***精神分裂样障碍时序*** * C.31 [**C95**]		C34

C

?=资料不足   1=无或否   2=阈下   3=阈上或是

分裂情感性障碍	**分裂情感性障碍诊断标准** 见 DSM-5 中文版第 101—106 页				
因为在精神病性症状发作的大部分时间内都存在显著的心境症状,所以已经排除了精神分裂症和精神分裂样障碍。考虑分裂情感性障碍的诊断。	A. 在一个不间断的疾病时期中,同时存在完全符合精神分裂症诊断标准 A 的症状与重性心境发作 [躁狂发作或伴抑郁心境的重性抑郁发作 (即不能是仅局限于兴趣或愉悦感明显减少的重性抑郁发作)]。 *注: 重性抑郁发作必须包括诊断标准 A1/A96: 抑郁心境。* *注: 如果躁狂或者符合 A1/A96 标准的重性抑郁发作 (即有抑郁心境), 与精神分裂症标准A 症状同时发生, 那么编码为 "3"。如果伴发的重性抑郁发作并不符合 A1/A96 的标准 (即兴趣或愉悦感明显减少但是无抑郁心境), 那么编码为 "1"。*	?	1	3	C35
			仅有不伴抑郁心境的重性抑郁发作, 返回精神分裂症标准 D(2) **[C6]**, 将编码改为 "3", 并继续评估精神分裂症标准 C		
			跳至 ***其他特定/未特定精神分裂症谱系及其他精神病性障碍*** C.24		
若以下信息尚未知: **回顾你从第一次发病至今的整个人生, 有没有一段时间你有** (精神病性症状) **却没有感到** (抑郁/兴奋/易激惹/自用词)**?**	B. 在该障碍的全程中, 在缺少重性心境发作 (抑郁或躁狂) 的情况下, 存在至少持续 2 周的妄想或幻觉。	?	1	3	C36
			跳至 ***其他特定/未特定精神分裂症谱系及其他精神病性障碍*** C.24		
若以下信息尚未知: **在你有** (活动期及残留期的症状) **的时候, 有多少时间你也感到** (抑郁/兴奋/易激惹/自用词)**?**	C. 在该障碍活动期和残留期整个病程的大部分时间内(即 50% 以上), 存在符合重性心境发作诊断标准的症状。 *注: 判断心境症状与该障碍活动期和残留期同时存在的比例时, 不考虑仅有意志减退但没有抑郁心境的重性抑郁发作存在的时间。*	?	1	3	C37
			跳至 ***其他特定/未特定精神分裂症谱系及其他精神病性障碍*** C.24		

若以下信息尚未知:

（分裂情感性障碍症状）**是从什么时候开始的?**

在（分裂情感性障碍症状）**开始之前不久, 你有躯体疾病吗?**

若是: **医生是怎么说的?**

只有在必要时询问以下问题, 用来排除其他躯体疾病所致的病因。

当（一般躯体疾病）**开始后,**（分裂情感性障碍症状）**有变化吗? 只是在**（一般躯体疾病）**开始后,**（分裂情感性障碍症状）**才出现或明显加重吗? 在**（一般躯体疾病）**开始多久之后,**（分裂情感性障碍症状）**开始出现或明显加重的?**

若一般躯体疾病已缓解:

当（一般躯体疾病）**好转后,**（分裂情感性障碍症状）**也有所好转吗?**

D. [原发性精神病性障碍]

1. 这次紊乱不能归因于其他躯体疾病的生理效应。

如果病史、体格检查或实验室发现的证据表明, 这次紊乱是其他躯体疾病的直接生理学后果, 而且这次紊乱不能用其他精神障碍来更好地解释, 该条目应编码为 "1"。

注: 参考 C.5 [C9] 病因学上的一般躯体疾病清单。

注: 应考虑以下因素, 若存在, 则支持一般躯体疾病是精神病性症状的病因。

(1) 文献证据表明该种一般躯体疾病与精神病性症状有确切的相关性。(参考 C.5 [C9] 病因学上的一般躯体疾病的清单。)

(2) 精神病性症状的病程和该种一般躯体疾病的病程之间存在紧密的时间关系。

(3) 精神病性症状以异乎寻常的特征为特点 (例如, 起病年龄晚)。

(4) 缺乏其他解释 (例如, 精神病性症状是对诊断有一般躯体疾病的心理应激反应)。

?	1	3	C38
接下页		接下页	

由于其他躯体疾病所致的精神病性障碍

一般躯体疾病名称＿＿＿＿＿＿＿　　C39

标明该次发作的特征 (填写 1, 2): ＿＿　C40
1) **伴妄想**: 若主要症状是妄想。
2) **伴幻觉**: 若主要症状是幻觉。

跳至 ***时序***
C.31 [C97]

在 (分裂情感性障碍症状) **开始之前不久，你服用药或者有喝酒或使用毒品的习惯吗?**

若是: **那时你是否已经开始使用** (物质/药物) **或者刚刚停用或减量?**

当你开始出现 (分裂情感性障碍症状) **的时候，你使用多少** (物质/药物)**?**

只有在必要时询问以下问题，用来排除非物质所致的病因。

若以下信息尚未知:
哪个在前，使用 (物质/药物) **还是** (分裂情感性障碍症状)**?**

若以下信息尚未知:
你是否有一段时间停用 (物质/药物)**?**

若是: **在你停止使用** (物质/药物) **后，你的** (分裂情感性障碍症状) **是否消失或有所改善?**

若是: **停用后多久才有所改善? 这些症状在停用后 1 个月内消失了吗?**

若以下信息尚未知:
你是否有其他 (分裂情感性障碍症状) **的发作?**

若是: **有多少次? 在那些时候，你有没有使用** (物质/药物)**?**

2. 这次紊乱不能归因于某种物质 (例如,毒品) 或药物的生理效应。

如果病史、体格检查或实验室的证据显示这次紊乱出现在下列物质中毒或戒断或者接触下列药物的期间或不久后，则编码为 "1"。

注: 参考 C.6 [C12] 病因学上的物质/药物清单。

注: 应考虑以下 3 个因素, 若存在任意一条, 则不支持物质/药物是抑郁症状的病因, 编码为 "3"; 若每条都不符合, 编码为 "1" (表明由物质/药物所致)。

(1) 症状出现在开始使用物质/药物之前。

(2) 在急性戒断或重度中毒结束之后，症状仍持续足够长的时间 (例如，约 1 个月)。

(3) 有其他证据表明存在一种独立的、非物质/药物所致的精神病性障碍 (例如，有反复出现的与非物质/药物相关的发作病史)。

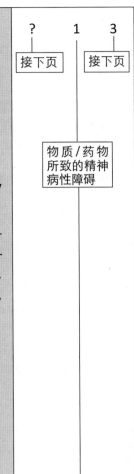

?   1   3   C41

接下页   接下页

物质/药物所致的精神病性障碍

物质/药物名称＿＿＿＿＿＿   C42

标明精神病性症状的发生背景 (填写 1—3): ＿＿   C43
1) **于中毒期间起病**
2) **于戒断期间起病**
3) **于非中毒性使用后起病**

跳至 ***时序***
C.31 **[C97]**

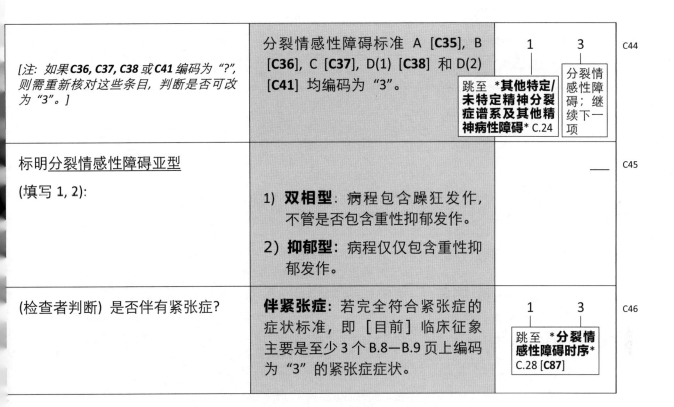

[*注: 如果 C36, C37, C38 或 C41 编码为 "?", 则需重新核对这些条目, 判断是否可改为 "3"。*]	分裂情感性障碍标准 A [**C35**], B [**C36**], C [**C37**], D(1) [**C38**] 和 D(2) [**C41**] 均编码为 "3"。	1 跳至 ***其他特定/未特定精神分裂症谱系及其他精神病性障碍*** C.24	3 分裂情感性障碍; 继续下一项	C44
标明分裂情感性障碍亚型 (填写 1, 2):	1) **双相型**: 病程包含躁狂发作, 不管是否包含重性抑郁发作。 2) **抑郁型**: 病程仅仅包含重性抑郁发作。		___	C45
(检查者判断) 是否伴有紧张症?	**伴紧张症**: 若完全符合紧张症的症状标准, 即 [目前] 临床征象主要是至少 3 个 B.8—B.9 页上编码为 "3" 的紧张症症状。	1 跳至 ***分裂情感性障碍时序*** C.28 [C87]	3	C46

C

妄想障碍	妄想障碍诊断标准 见 DSM-5 中文版第 86—89 页		
(检查者评估) 是否有过任何妄想?		1　　　　　3 跳至 **短暂精神病性障碍** C.20	C47
已经排除精神分裂症、精神分裂样障碍和分裂情感性障碍。	注: 下列妄想障碍诊断标准的顺序与 DSM-5 的不同。		
若对躁狂发作或重性抑郁发作的信息尚未知: **在你有** (妄想) **的期间, 有多长时间你同时也感到** (**抑郁/兴奋/易激惹/**自用词)?	D. 若出现躁狂或重性抑郁发作,则这些发作相对于妄想的病程而言是短暂的。 注: 若从未有过重性抑郁发作或躁狂发作, 或者虽然有过这些发作, 但其总持续时间与妄想的总持续时间相比是短暂的, 则编码为 "3"。	?　　1　　　　3 跳至 **其他特定/未特定精神分裂症谱系及其他精神病性障碍** C.24	C48
	A. 存在为期至少 1 个月的 1 个或多个妄想。	?　　1　　　　3 跳至 **短暂精神病性障碍** C.20	C49
	B. 从未符合精神分裂症的诊断标准 A。**注**: 若存在幻觉, 当该幻觉不突出或与妄想的主题相关 (例如, 与感染妄想有关的被昆虫感染的感觉) 时, 编码为 "3"。 注: 如果存在其他活动期的精神分裂症症状 (如幻觉), 但又不能充分满足标准 A (如持续少于 1 个月), 那么编码为 "3"。	?　　1　　　　3 跳至 **其他特定/未特定精神分裂症谱系及其他精神病性障碍** C.24	C50
	C. 除了受妄想或其后果的影响, 功能没有显著损害, 且行为不是明显奇怪或怪异。	?　　1　　　　3 跳至 **其他特定/未特定精神分裂症谱系及其他精神病性障碍** C.24	C51

E. [其他精神障碍排除标准] 该紊乱不能用其他精神障碍 (例如，躯体变形障碍或强迫症) 来更好地解释。

      1   3   C52

跳至 ***其他特定/未特定精神分裂症谱系及其他精神病性障碍*** C.24

若以下信息尚未知:

(妄想) **是从什么时候开始的?**

在 (妄想) **开始之前不久, 你有躯体疾病吗?**

若是: **医生是怎么说的?**

只有在必要时询问以下问题，用来排除其他躯体疾病所致的病因。

当 (一般躯体疾病) **开始后,** (妄想) **有变化吗? 只是在** (一般躯体疾病) **开始后,** (妄想) **才出现或明显加重吗? 在** (一般躯体疾病) **开始多久之后,** (妄想) **开始出现或明显加重的?**

若一般躯体疾病已缓解:

当 (一般躯体疾病) **好转后,** (妄想) **也有所好转吗?**

E. [原发性精神病性障碍]

E(1). 这次紊乱不能归因于其他躯体疾病的生理效应。

    ?   1   3   C53

接下页　　　接下页

如果病史、体格检查或实验室发现的证据表明，这次紊乱是其他躯体疾病的直接生理学后果，而且这次紊乱不能用其他精神障碍来更好地解释，该条目应编码为"1"。

注: 参考 C.5 [**C9**] 病因学上的一般躯体疾病清单。

由于其他躯体疾病所致的精神病性障碍

注: 应考虑以下因素，若存在，则支持一般躯体疾病是精神病性症状的病因。

(1) 文献证据表明该种一般躯体疾病与精神病性症状有确切的相关性。(参考 C.5 [**C9**] 病因学上的一般躯体疾病的清单。)

(2) 精神病性症状的病程和该种一般躯体疾病的病程之间存在紧密的时间关系。

(3) 精神病性症状以异乎寻常的特征为特点 (例如，起病年龄晚)。

(4) 缺乏其他解释 (例如，精神病性症状是对诊断有一般躯体疾病的心理应激反应)。

一般躯体疾病名称＿＿＿＿＿＿＿＿＿＿＿　　C54

标明该次发作的特征 (填写 1, 2):　＿＿　　C55
    1) **伴妄想**: 若主要症状是妄想。
    2) **伴幻觉**: 若主要症状是幻觉。

跳至 ***时序*** C.31 [**C97**]

---

c

在（妄想）**开始之前不久，你服用药或者有喝酒或使用毒品的习惯吗**？

　　若是：**那时你是否已经开始使用**（物质/药物）**或者刚刚停用或减量？**

　　　　当你开始出现（妄想）**的时候，你使用多少**（物质/药物）**？**

只有在必要时询问以下问题，用来排除非物质所致的病因。

若以下信息尚未知：

哪个在前，使用（物质/药物）**还是**（妄想）**？**

若以下信息尚未知：

你是否有一段时间停用（物质/药物）**？**

　　若是：**在你停止使用**（物质/药物）**后，你的**（妄想）**是否消失或有所改善？**

　　　　若是：**停用后多久才有所改善？这些症状在停用后 1 个月内消失了吗？**

若以下信息尚未知：

你是否有其他（妄想）**的发作？**

　　若是：**有多少次？在那些时候，你有没有使用**（物质/药物）**？**

E(2). 这次紊乱不能归因于某种物质（例如，毒品）或药物的生理效应。

如果病史、体格检查或实验室的证据显示这次紊乱出现在下列物质中毒或戒断或者接触下列药物的期间或不久后，则编码为"1"。

注：参考 C.6 [C12] 病因学上的物质/药物清单。

注：应考虑以下 3 个因素，若存在任意一条，则不支持物质/药物是抑郁症状的病因，编码为"3"；若每条都不符合，编码为"1"（表明由物质/药物所致）。

(1) 症状出现在开始使用物质/药物之前。

(2) 在急性戒断或重度中毒结束之后，症状仍持续足够长的时间（例如，约 1 个月）。

(3) 有其他证据表明存在一种独立的、非物质/药物所致的精神病性障碍（例如，有反复出现的与非物质/药物相关的发作病史）。

C56

?	1	3
接下页		接下页

物质/药物所致的精神病性障碍

物质/药物名称_____　C57

标明精神病性症状的发生背景（填写 1—3）：____　C58

　　1）**于中毒期间起病**

　　2）**于戒断期间起病**

　　3）**于非中毒性使用后起病**

跳至 ***时序***
C.31 [**C97**]

		1	3	C59
*[注: 如果 **C49, C50, C51, C53** 和 **C56** 编码为 "?"，则需重新核对这些条目，判断是否可改为 "3"。]*	妄想障碍诊断标准 D [**C48**], A [**C49**], B [**C50**], C [**C51**], E [**C52**], E(1) [**C53**] 和 E(2) [**C56**] 均编码为 "3"。	跳至 ***其他 特定/ 未特定精神分裂症谱系及其他精神病性障碍*** * C.24	妄 想 障碍; 继续下一项	
根据妄想最主要的主题标明妄想障碍**亚型** (填写 1—7):	1) **被害型**: 妄想的核心主题涉及如下信念: 自己被阴谋算计、被欺骗、被监视、被跟踪、被投毒或被下药、被恶意诽谤、被骚扰，或追求长期目标受到妨碍。		___	C60
	2) **嫉妒型**: 妄想的核心主题是自己的配偶或爱人不忠。			
	3) **钟情型**: 妄想的核心主题是另一个人钟爱自己。			
	4) **躯体型**: 妄想的核心主题涉及躯体的功能或感觉。			
	5) **夸大型**: 妄想的核心主题是坚信自己有一些非凡的 (但未被认可的) 天赋或洞察力，或者取得了一些重大的发现。			
	6) **混合型**: 没有一种妄想主题占主导地位。			
	7) **未特定型**: 占主导地位的妄想信念不能被清楚地确定或其特定类型不能被清楚地描述 (例如，没有突出的迫害或夸大成分的关系妄想)。			
检查者判断) 是否伴有怪异内容？	**伴怪异内容:** 若妄想的内容显然是难以置信的，不可理解的，也不是来自平常的生活体验 (例如，个体相信一个陌生人取走了自己的内脏器官，取而代之以他人的器官，且没有留下任何伤口或疤痕)，那么妄想被视为怪异的。	跳至 ***妄想障碍时序*** * C.28 [**C86**]	3	C61

C

?=资料不足　　　　1=无或否　　　　2=阈下　　　　3=阈上或是　　　　145

短暂精神病性障碍	**短暂精神病性障碍诊断标准** 见 DSM-5 中文版第 89—92 页	
妄想的评估在 B.1—B.4。 幻觉的评估在 B.5—B.6。 言语紊乱的评估在 B.7。 明显紊乱的或紧张症的行为的评估在 B.8—B.9。	A. 存在至少 1 项下列症状，至少其中 1 项必须是 (1)、(2) 或 (3)： 　(1) 妄想。 　(2) 幻觉。 　(3) 言语紊乱 (例如，频繁的思维脱轨或思维不连贯)。 　(4) 明显紊乱的或紧张症的行为。 注：*不考虑文化认可的反应性的症状。*	?　　1　　　3　　C62 跳至 ***其他特定/未特定精神分裂症谱系及其他精神病性障碍*** C.24
	B. 这次紊乱的发作持续至少 1 天，但少于 1 个月，且在起病后 1 个月之内完全恢复到发病前的功能水平。	?　　1　　　3　　C63 跳至 ***其他特定/未特定精神分裂症谱系及其他精神病性障碍*** C.24
	C. [其他精神障碍排除标准] 这次紊乱不能用伴精神病性特征的重性抑郁障碍或双相障碍或者其他精神病性障碍来更好地解释，例如，精神分裂症或紧张症。	?　　1　　　3　　C64 跳至 ***其他特定/未特定精神分裂症谱系及其他精神病性障碍*** C.24

C

若以下信息尚未知:
（精神病性症状）**是从什么时候开始的?**

在（精神病性症状）**开始之前不久，你有躯体疾病吗?**

　　若是: **医生是怎么说的?**

只有在必要时询问以下问题，用来排除其他躯体疾病所致的病因。

当（一般躯体疾病）**开始后,**（精神病性症状）**有变化吗? 只是在**（一般躯体疾病）**开始后,**（精神病性症状）**才出现或明显加重吗? 在**（一般躯体疾病）**开始多久之后,**（精神病性症状）**开始出现或明显加重的?**

若一般躯体疾病已缓解:

　　当（一般躯体疾病）**好转后,**（精神病性症状）**也有所好转吗?**

C. [原发性精神病性障碍]

C(1). 该紊乱也不能归因于其他躯体疾病的生理效应。

如果病史、体格检查或实验室发现的证据表明，这次紊乱是其他躯体疾病的直接生理学后果，而且这次紊乱不能用其他精神障碍来更好地解释，该条目应编码为"1"。

注: 参考 C.5 [C9] 病因学上的一般躯体疾病清单。

注: 应考虑以下因素，若存在，则支持一般躯体疾病是精神病性症状的病因。

(1) 文献证据表明该种一般躯体疾病与精神病性症状有确切的相关性。(参考 C.5 [C9] 病因学上的一般躯体疾病的清单。)

(2) 精神病性症状的病程和该种一般躯体疾病的病程之间存在紧密的时间关系。

(3) 精神病性症状以异乎寻常的特征为特点（例如，起病年龄晚）。

(4) 缺乏其他解释（例如，精神病性症状是对诊断有一般躯体疾病的心理应激反应）。

| ? | 1 | 3 | C65 |
|接下页| |接下页| |

由于其他躯体疾病所致的精神病性障碍

一般躯体疾病名称＿＿＿＿　C66
标明精神病性症状的特征（填写 1, 2）:　＿＿＿　C67
　1) **伴妄想**: 若主要症状是妄想。
　2) **伴幻觉**: 若主要症状是幻觉。

跳至 ***时序***
C.31 [C97]

在（精神病性症状）**开始之前不久，你服用药或者有喝酒或使用毒品的习惯吗?**

　　若是: **那时你是否已经开始使用**（物质/药物）**或者刚刚停用或减量?**

　　　　当你开始出现（精神病性症状）**的时候，你使用多少**（物质/药物)?

只有在必要时询问以下问题，用来排除非物质所致的病因。

若以下信息尚未知:
　　哪个在前，使用（物质/药物）**还是**（精神病性症状)?

若以下信息尚未知:
　　你是否有一段时间停用(物质/药物)?

　　若是: **在你停止使用**（物质/药物）**后，你的**(精神病性症状)**是否消失或有所改善?**

　　　　若是: **停用后多久才有所改善? 这些症状在停用后 1 个月内消失了吗?**

若以下信息尚未知:
　　你是否有其他（精神病性症状）**的发作?**

　　若是: **有多少次? 在那些时候，你有没有使用**(物质/药物)?

C(2). 该紊乱也不能归因于某种物质（例如，毒品）或药物的生理效应。

如果病史、体格检查或实验室的证据显示这次紊乱出现在下列物质中毒或戒断或者接触下列药物的期间或不久后，则编码为"1"。

注: *参考 C.6 [C12] 病因学上的物质/药物清单。*

注: *应考虑以下 3 个因素，若存在任意一条，则不支持物质/药物是抑郁症状的病因，编码为"3"; 若每条都不符合，编码为"1"（表明由物质/药物所致)。*

(1) 症状出现在开始使用物质/药物之前。

(2) 在急性戒断或重度中毒结束之后，症状仍持续足够长的时间（例如，约 1 个月)。

(3) 有其他证据表明存在一种独立的、非物质/药物所致的精神病性障碍（例如，有反复出现的与非物质/药物相关的发作病史)。

?	1	3	C68
接下页		接下页	

物质/药物所致的精神病性障碍

物质/药物名称＿＿＿＿＿　　C69

标明精神病性症状的发生背景（填写 1—3): ＿＿＿　C70
　　1) **于中毒期间起病**
　　2) **于戒断期间起病**
　　3) **于非中毒性使用后起病**

跳至 *时序*
C.31 [C97]

		1	3	C71
	短暂精神病性障碍诊断标准 A [**C62**], B [**C63**], C [**C64**], C(1) [**C65**] 和 C(2) [**C68**] 编码为 "3"。	跳至 ***其他特定/未特定精神分裂症谱系及其他精神病性障碍*** 接下页	短暂精神病性障碍；继续下一项	
标明其**特点** (填写 1, 2):	1) **伴显著的应激源（短暂反应性精神病）**。症状是对以下单一或复合事件的反应：在患者所处的文化中及在相同的环境下，对几乎所有人都是显著的应激。 2) **不伴显著的应激源**。症状<u>不是</u>对以下单一或复合事件的反应：在患者所处文化中及在相同的环境下，对几乎所有人都是显著的应激。	——		C72
(检查者判断) 是否伴围产期起病?	**伴围产期起病**：发生于怀孕期间或产后 4 周内。	1	3	C73
(检查者判断) 是否伴紧张症?	**伴紧张症**：若完全符合紧张症的症状标准，即 [目前] 临床征象主要是至少 3 个 B.8–B.9 上编码为 "3" 的紧张症症状。	1 跳至 ***短暂精神病性障碍时序*** C.31 [**C96**]	3	C74

其他特定/未特定精神分裂症谱系及其他精神病性障碍	其他特定/未特定精神分裂症谱系及其他精神病性障碍诊断标准 见 DSM-5 中文版第 117 页	
注: 不考虑文化认可的反应性的症状; 也不考虑能被精神分裂症谱系以外的精神障碍更好解释的精神病性症状(例如, 能被躯体变形障碍或强迫症, 伴缺乏自知力/妄想信念的诊断更好解释的妄想)。	该诊断类型适用于以下情况: 无论是否已经存在本模块上述诊断, 仍有尚未诊断的精神分裂症谱系及其他精神病性障碍的典型症状。	1　　　3 跳至下一模块　C75
若以下信息尚未知: (精神病性症状) **对你的生活有什么影响?** *根据需要询问以下问题来评估标准:* (精神病性症状) **对你与他人的关系或者交流有什么影响? (有没有导致你与家人、恋爱对象及朋友的关系出现问题?)** (精神病性症状) **对你的工作/学习有什么影响? [你工作/学习的考勤怎么样? (精神病性症状) 有没有使你完成工作/学习更加困难? 有没有影响你工作/课堂作业的质量?]** (精神病性症状) **对你处理家中事情的能力有什么影响? 对日常小事, 例如, 穿衣服、洗澡或者刷牙有什么影响? 对你参与那些你认为重要的事情有什么影响, 例如, 宗教活动、体育锻炼或者兴趣爱好?** (精神病性症状) **有没有影响到你生活的其他重要方面, 例如不能照顾自己?** *若精神病性症状并未影响到生活:* (精神病性症状) **给你造成了多大程度的困扰或烦恼?**	[症状] 引起有临床意义的痛苦, 或者导致社交、职业或其他重要功能方面的损害。	1　　　3 跳至下一模块　C76

若以下信息尚未知:

(精神病性症状) **是从什么时候开始的?**

在 (精神病性症状) **开始之前不久, 你有躯体疾病吗?**

> *若是:* **医生是怎么说的?**

只有在必要时询问以下问题,用来排除其他躯体疾病所致的病因。

当 (一般躯体疾病) **开始后,** (精神病性症状) **有变化吗? 只是在** (一般躯体疾病) **开始后,** (精神病性症状) **才出现或明显加重吗? 在** (一般躯体疾病) **开始多久之后,** (精神病性症状) **开始出现或明显加重的?**

若一般躯体疾病已缓解:

> **当** (一般躯体疾病) **好转后,** (精神病性症状) **也有所好转吗?**

[原发性精神病性障碍]

1. 这次紊乱不能归因于其他躯体疾病的生理效应。

如果病史、体格检查或实验室发现的证据表明, 这次紊乱是其他躯体疾病的直接生理学后果, 而且这次紊乱不能用其他精神障碍来更好地解释, 该条目应编码为 "1"。

注: 参考 C.5 [C9] 病因学上的一般躯体疾病清单。

注: 应考虑以下因素, 若存在, 则支持一般躯体疾病是精神病性症状的病因。

(1) 文献证据表明该种一般躯体疾病与精神病性症状有确切的相关性。(参考 C.5 [C9] 病因学上的一般躯体疾病的清单。)

(2) 精神病性症状的病程和该种一般躯体疾病的病程之间存在紧密的时间关系。

(3) 精神病性症状以异乎寻常的特征为特点 (例如, 起病年龄晚)。

(4) 缺乏其他解释 (例如, 精神病性症状是对诊断有一般躯体疾病的心理应激反应)。

	?	1	3	C77
		接下页	接下页	

由于其他躯体疾病所致的精神病性障碍

一般躯体疾病名称 _____	C78
标明精神病性症状的特征 (填写 1, 2):	C79

    1) **伴妄想**: 若主要症状是妄想。
    2) **伴幻觉**: 若主要症状是幻觉。

跳至 *时序*
C.31 [C97]

在（精神病性症状）**开始之前不久，你服用药或者有喝酒或使用毒品的习惯吗?**

若是： **那时你是否已经开始使用**（物质/药物）**或者刚刚停用或减量?**

当你开始出现（精神病性症状）**的时候，你使用多少**（物质/药物)**?**

只有在必要时询问以下问题，用来排除非物质所致的病因。

若以下信息尚未知：
哪个在前，使用（物质/药物）**还是**（精神病性症状)**?**

若以下信息尚未知：
你是否有一段时间停用（物质/药物)**?**

若是： **在你停止使用**（物质/药物）**后，你的**（精神病性症状）**是否消失或有所改善?**

若是： **停用后多久才有所改善? 这些症状在停用后 1 个月内消失了吗?**

若以下信息尚未知：
你是否有其他（精神病性症状）**的发作?**

若是： **有多少次? 在那些时候，你有没有使用**（物质/药物)**?**

---

2. 这次紊乱不能归因于某种物质（例如，毒品）或药物的生理效应。

如果病史、体格检查或实验室的证据显示这次紊乱出现在下列物质中毒或戒断或者接触下列药物的期间或不久后，则编码为"1"。

注： *参考C.6 [C12] 病因学上的物质/药物清单。*

注： *应考虑以下3 个因素，若存在任意一条，则不支持物质/药物是抑郁症状的病因，编码为"3"；若每条都不符合，编码为"1"（表明由物质/药物所致)。*

(1) 症状出现在开始使用物质/药物之前。

(2) 在急性戒断或重度中毒结束之后，症状仍持续足够长的时间（例如，约 1 个月)。

(3) 有其他证据表明存在一种独立的、非物质/药物所致的精神病性障碍（例如，有反复出现的与非物质/药物相关的发作病史)。

?	1	3	C80
其他特定/未特定精神分裂症谱系及其他精神病性障碍；跳至 **C83**，接下页		其他特定/未特定精神分裂症谱系及其他精神病性障碍；跳至 **C83**，接下页	

物质/药物所致的精神病性障碍

物质/药物名称＿＿＿＿＿　　C81

标明精神病性症状的发生背景（填写 1—3）:　＿＿　　C82
　　1) **于中毒期间起病**
　　2) **于戒断期间起病**
　　3) **于非中毒性使用后起病**

跳至 ***时序***
C.31 [**C97**]

标明其他特定/未特定精神分裂症谱系及其他精神病性障碍的<u>类型</u> (填写 1—9):

1) **持续性听幻觉**出现在无任何其他特征的情况下。

2) **妄想伴显著的重叠性心境发作**: 在存在持续性妄想的期间, 重叠的心境发作出现的时间占据相当显著的比例 (按照诊断标准规定, 仅有短暂心境紊乱的妄想障碍不符合此诊断)。

3) **轻微精神病性综合征**: 此综合征的特点是存在阈下的精神病样症状, 即不完全符合精神病性障碍 (例如, 症状不那么严重、更短暂, 且自知力相对完整)。

4) **妄想障碍个体的伴侣的妄想症状**: 在伴侣关系的背景下, 其妄想起主导作用的伴侣的妄想素材成为另一方妄想的内容, 且另一方不能完全符合妄想障碍的诊断标准。

5) **产后精神病, 不符合**伴精神病性特征的心境障碍、短暂精神病性障碍, 或者由于其他躯体疾病或物质/药物所致的精神病性障碍的诊断标准。

6) **持续不足 1 个月, 但尚未缓解的精神病性症状**, 所以不符合短暂精神病性障碍的诊断标准。

7) **这种情况适合临床医生判定存在精神病性障碍, 但无法确定它是原发性的**或者由于其他躯体疾病或物质/药物使用所致的。

8) **其他** (描述): _____

9) **未特定**, 信息不够, 无法作出更特定的诊断。

C83

跳至 ***时序***
C.31 [C98]

C84

精神分裂症、妄想障碍以及分裂情感性障碍的时序		

精神分裂症 **在最近 1 个月内, 从**（1 个月前）**至今, 你有过**（编码为 "3" 的精神病性症状）**吗?**	在最近 1 个月的某个时间, 符合活动期标准（病程除外）, 即以下症状至少出现 2 项: (1) 妄想, (2) 幻觉, (3) 言语紊乱, (4) 明显紊乱的或紧张症的行为, (5) 阴性症状, 其中 1 项为 (1), (2) 或 (3)。	1 3 跳至 **C88**, 见下 目前精神分裂症 跳至 **C89**, 见下 C85
妄想障碍 **在最近 1 个月内, 从**（1 个月前）**至今, 你有过**（编码为 "3" 的妄想）**吗?**	在最近1个月的某段时间内存在妄想。	1 3 跳至 **C88**, 见下 目前妄想障碍 跳至 **C89**, 见下 C86
分裂情感性障碍 **在最近 1 个月内, 从**（1 个月前）**至今, 你有过**（编码为 "3" 的精神病性症状、抑郁或躁狂症状）**吗?**	(1) 在最近 1 个月内的某段时间同时存在符合重性抑郁发作或躁狂发作标准（病程除外）的症状与符合精神分裂症诊断标准 A 的症状, 或 (2) 在最近 1 个月内的某段时间, 在没有重性抑郁发作或躁狂发作的情况下存在幻觉或妄想。	1 3 继续下一项 目前分裂情感性障碍 跳至 **C89**, 见下 C87
针对精神分裂症或妄想障碍: **你最近仍存在**（精神病性症状）**是在什么时候?** *针对分裂情感性障碍:* **你最近仍存在**（抑郁、欣快或易激惹症状）**是在什么时候?**	患者最近一次存在完全符合精神分裂症、妄想障碍或分裂情感性障碍诊断标准的症状, 距离本次访谈的月数。	__ __ __ **月** C88
你第一次有（精神病性症状）**时年龄多大?**	精神病性障碍的发病年龄（若未知, 编码 "99"）。	__ __ **岁** C89
若以下信息尚未知: **你有多少个独立时间段的**（精神病性症状）**发作?**	发作或者恶化次数（若数量太多或难以统计, 编码 "99"）。	__ __ **次** C90
（检查者判断）正在评估的障碍是否是妄想障碍?		1 3 继续下一项 跳至 **C93**, 见下页 C91

若以下信息尚未知: **从什么时候开始，你自己或者别人开始注意到，你没有平时表现那么好了，因为你的思维、你做事的精力或兴趣，或者你与人相处发生了变化? 当时你多大?**	前驱期症状起病的年龄 (若无前驱期，编码 "97"；若不详，编码 "99")。 前驱期症状包括: • 不寻常的或者奇怪的信念 (例如，牵连观念或奇幻思维)，达不到妄想的程度。 • 不同寻常的知觉体验 (例如，感受到一个看不见的人存在)。 • 大致可以理解的语言，但会离题、含糊或者啰唆。 • 不寻常的行为，但又没有完全紊乱 (例如，收集废品，在公共场合自言自语，囤积食物)。 • 阴性症状 (例如，个人卫生或梳洗的明显功能受损；主动性、兴趣或精力的显著缺失)。 • 情感迟钝或者不适切。 • 明显的社交孤立或者退缩。	__ __ **岁**	C92
(检查者判断) 正在评估障碍的病程是否大于或等于 1 年?		1 跳至 C.32 **[C103]**　　　3 接下页	C93

病程标注

标明最能体现紊乱纵向病程变化的<u>标注</u>
(填写 1—8):

病程标注只能用于此障碍病程大于或等于 1 年的情况。

1) **初次发作，目前在急性发作期**："初次发作"是指在整个病程中只有一次符合症状和时间诊断标准的发作。"急性发作期"是指符合症状诊断标准的时间段。

2) **初次发作，目前为部分缓解**："部分缓解"是指在先前发作后，有所改善且部分符合诊断标准的时间至少持续了 1 个月。

3) **初次发作，目前为完全缓解**："完全缓解"是指在先前发作后，障碍相关症状完全消失的时间至少持续了 1 个月。

4) **多次发作，目前在急性发作期**："多次发作"是指在整个病程中至少有 2 次独立的符合症状和时间诊断标准的发作，在第一次发作之后有过至少持续 3 个月的缓解期 (即症状部分或完全消失)，之后至少存在 1 次复发。

5) **多次发作，目前为部分缓解。**

6) **多次发作，目前为完全缓解。**

7) **持续型**：符合症状诊断标准的症状在整个病程中几乎一直存在，阈下症状的时段相对于整个病程而言是非常短暂的。

8) **其他或未特定型**：该标注适用于其他或未特定的病程模式 (或者该模式尚未知)。

C94

跳至 C.32 [**C103**]

精神分裂样障碍、短暂精神病性障碍、由于其他躯体疾病或物质/药物所致的精神病性障碍或者其他特定/未特定精神分裂症谱系及其他精神病性障碍时序			

精神分裂样障碍 **在最近 1 个月内,从** (1 个月前) **至今,你有过** (编码为 "3" 的精神病性症状) **吗?**	在最近 1 个月的某个时间,符合活动期标准 (病程除外), 即以下症状至少出现 2 项: (1) 妄想, (2) 幻觉, (3) 言语紊乱, (4) 明显紊乱的或紧张症的行为, (5) 阴性症状。其中 1 项为 (1), (2) 或 (3)。*(注: 临时诊断和明确诊断均可考虑。)*	1 跳至 **C99**,见下	3 目前精神分裂样障碍 跳至 **C100**, 接下页	C95
短暂精神病性障碍 **在最近 1 个月内,从** (1 个月前) **至今,你有过** (编码为 "3" 的精神病性症状) **吗?**	在最近 1 个月内的某个时间, 以下症状至少存在 1 条: (1) 妄想, (2) 幻觉, (3) 言语紊乱。*(注: 在最近 1 个月内出现过精神病性症状, 但目前已经恢复到先前的功能水平。)*	1 跳至 **C99**,见下	3 目前短暂精神病性障碍 跳至 **C100**, 接下页	C96
由于其他躯体疾病或者物质/药物所致的精神病性障碍 **在最近 1 个月内,从** (1 个月前) **至今,你有过** (编码为 "3" 的精神病性症状) **吗?**	在最近 1 个月内的某个时间, 存在妄想或者幻觉。	1 跳至 **C99**,见下	3 目前由于其他躯体疾病或者物质/药物所致的精神病性障碍 跳至 **C100**, 接下页	C97
其他特定/未特定精神分裂症谱系及其他精神病性障碍 **在最近 1 个月内,从** (1 个月前) **至今,你有过** (编码为 "3" 的精神病性症状) **吗?**	在最近 1 个月内的某个时间, 存在精神病性症状。	1 继续下一项	3 目前其他特定/未特定精神分裂症谱系及其他精神性障碍 跳至 **C100**, 接下页	C98
你最后有 (精神病性症状) **是什么时候?**	症状最后完全符合下列障碍诊断标准至今的月数: 精神分裂样障碍、短暂精神病性障碍、由于其他躯体疾病所致的精神病性障碍、物质/药物所致的精神病性障碍或其他特定/未特定精神分裂症谱系及其他精神病性障碍。	＿ ＿ ＿ **月**		C99

C

?=资料不足　　　　　1=无或否　　　　　2=阈下　　　　　3=阈上或是　　　　157

你第一次有 (精神病性症状) **时年龄多大?**	精神病性障碍的发病年龄（若未知, 编码 "99"）。	__ __ 岁	C100
(检查者判断) 正在评估的障碍是否是精神分裂样障碍?		1 3 跳至 **C103**, 见下	C101
若以下信息尚未知: **从什么时候开始, 你自己或者别人开始注意到, 你没有平时表现那么好了, 因为你的思维、你做事的精力或兴趣, 或者你与人相处发生了变化? 当时你多大?**	前驱期症状起病的年龄（若无前驱期, 编码 "97"; 若不详, 编码 "99"）。 前驱期症状包括: • 不寻常的或者奇怪的信念 (例如, 牵连观念或奇幻思维), 达不到妄想的程度。 • 不同寻常的知觉体验 (例如, 感受到一个看不见的人存在)。 • 大致可以理解的语言, 但会离题、含糊或者啰唆。 • 不寻常的行为, 但又没有完全紊乱 (例如, 收集废品, 在公共场合自言自语, 囤积食物)。 • 阴性症状 (例如, 个人卫生或梳洗的明显功能受损; 主动性、兴趣或精力的显著缺失)。 • 情感迟钝或者不适切。 • 明显的社交孤立或者退缩。	__ __ 岁 跳至 **C103**, 见下	C102
(检查者判断) 是否仍有尚未诊断的精神分裂症谱系及其他精神病性障碍的典型症状?		1 3 跳至 D.1 (心境障碍的鉴别诊断) 返回 **C.2 [C4]**, 并评估这些症状	C103

D. 心境障碍的鉴别诊断

是否有过任何有临床意义的心境症状，且不能被分裂情感性障碍 (参考 C 模块) 解释？		1　　　3 跳至下一模块	D1

双相Ⅰ型障碍	**双相Ⅰ型障碍诊断标准** 见 DSM-5 中文版第 119—128 页		
条目 **A157** (A.29) 或条目 **A278** (A.49) 评估为 "3" 说明存在躁狂发作。	A. 至少 1 次符合了躁狂发作的诊断标准。	1　　　3 跳至 ***双相Ⅱ型障碍*** 见下	D2
	B. 至少 1 次躁狂发作不能用分裂情感性障碍、精神分裂症、精神分裂样障碍、妄想障碍或者其他特定/未特定精神分裂症谱系及其他精神病性障碍来更好地解释。 *注: 无论是否有过重性抑郁发作，只要有过符合 D3 项要求的躁狂发作就编码"3"。*	1　　　3 跳至 ***双相Ⅱ型障碍*** 见下　双相Ⅰ型障碍	D3
	标明目前或最近双相Ⅰ型障碍发作类型 (填写1—4): ＿＿ (*注: 若同时完全符合躁狂发作和重性抑郁发作的标准，考虑该个体为目前躁狂发作，而非目前抑郁发作。*) 1) **躁狂发作** 2) **轻躁狂发作** 3) **重性抑郁发作** 4) **未特定** (即除病程标准外，目前或最近符合躁狂、轻躁狂或者重性抑郁发作的标准) 跳至 ***快速循环*** D.3, [D10]		D4

双相Ⅱ型障碍	**双相Ⅱ型障碍诊断标准** 见 DSM-5 中文版第 128—135 页		
条目**A229** (A.39) 或 **A314** (A.56) 编码为 "3" 说明存在轻躁狂发作。 条目**A30** (A.7) 或 **A129** (A.22) 编码为 "3" 说明存在重性抑郁发作。	A. 符合至少 1 次轻躁狂发作和至少 1 次重性抑郁发作的诊断标准。 *注: 此处有意省略标准 B。*	1　　　3 跳至 ***其他特定/未特定双相及相关障碍*** D.5	D5

?=资料不足　　　1=无或否　　　2=阈下　　　3=阈上或是　　　159

D

	C. 至少 1 次轻躁狂发作和至少 1 次重性抑郁发作不能用分裂情感性障碍、精神分裂症、精神分裂样障碍、妄想障碍或其他特定/未特定精神分裂症谱系及其他精神病性障碍来更好地解释。	1　　　　3 跳至 ***其他特定/未特定双相及相关障碍*** D.5　　D6
若以下信息尚未知: 　　**这些** (双相Ⅱ型障碍症状) **对你的生活有什么影响?** *根据需要问以下问题评估标准 D:* (双相 Ⅱ 型障碍症状) **对你与他人的关系或者交流有什么影响? (有没有导致你与家人、恋爱对象及朋友的关系出现问题?)** (双相Ⅱ型障碍症状) **对你的工作/学习有什么影响? [你工作/学习的考勤怎么样?** (双相Ⅱ型障碍症状) **有没有使你完成工作/学习更加困难? 有没有影响你工作/课堂作业的质量?]** (双相 Ⅱ 型障碍症状) **对你处理家中事情的能力有什么影响? 对日常小事, 例如, 穿衣服、洗澡或者刷牙有什么影响? 对你参与那些你认为重要的事情有什么影响, 例如, 宗教活动、体育锻炼或者兴趣爱好? 你会因为感觉做不到一些事就避免去做它吗?** (双相 Ⅱ 型障碍症状) **有没有影响到你生活的其他重要方面?** *若双相 Ⅱ 型障碍症状并未影响到生活:* 　　(双相 Ⅱ 型障碍症状) **给你造成了多大程度的困扰或烦恼?**	D. 抑郁症状或者抑郁期和轻躁狂期的频繁交替所致的不可预测性, 引起了有临床意义的痛苦, 或者导致社交、职业或其他重要功能的损害。	?　1　2　3 跳至 ***其他特定/未特定双相及相关障碍*** D.5　　D7

诊断标准 A **[D5]**, C **[D6]** 和 D **[D7]** 均编码为 "3"。	1 跳至 ***其他特定/未特定双相及相关障碍*** D.5	3 双相 II 型障碍	D8

[注: 如果D7编码为 "?" 或 "2",则需重新核对这个条目,判断是否可改为 "3"。]

标明目前或最近双相 II 型障碍发作类型 (填写 1, 2): ＿＿＿
   1) **轻躁狂发作**
   2) **重性抑郁发作**
	D9

继续下一项

快速循环

快速循环标注标准

若以下信息尚未知: **在最近1年内,从** (1年前) **至今,你有多少个时期感到 (情绪高涨/易激惹/自用词) 或 (抑郁/自用词)?**	在最近的 12 个月内至少有 4 次符合躁狂、轻躁狂或重性抑郁发作诊断标准的心境发作。 **注**: 发作间的界限为部分或完全缓解至少 2 个月,或转换到相反极性的发作 (例如,重性抑郁发作转换到躁狂发作)。	1	3 快速循环	D10

季节性模式

季节性模式标注标准

若以下信息尚未知: **在最近 2 年内,从** (2 年前) **至今,你至少有 2 个时期的 (抑郁/自用词) 吗?**	在最近 2 年内至少有 2 次重性抑郁发作 (包括目前发作)。	1	3	D11
若以下信息尚未知: **在最近 2 年内,从** (2 年前) **至今,你至少有 2 个时期的 (情绪高涨/易激惹/自用词) 吗?**	在最近 2 年内至少有 2 次躁狂或轻躁狂发作 (包括目前发作)。	1 如果条目 **D11** 和 **D12** 均编码为 "1",跳至 ***双相障碍时序*** D.15	3	D12

	季节性模式的基本特征是至少有 1 种发作是规律性的季节模式 (即躁狂、轻躁狂或抑郁)。其他类型的发作可以不符合这一模式。例如, 个体有季节性的躁狂, 但其抑郁可以不在 1 年的特定时间中规律地出现。	
若以下信息尚未知: **你感到 (抑郁/情绪高涨/易激惹/自用词) 的大多数时期在每年的同一时间发生吗, 如每个冬天会抑郁而每个春天会躁狂?** *若是:* **你的** (抑郁/躁狂/轻躁狂症状) **通常在哪个月份开始?**	A. 躁狂、轻躁狂或重性抑郁发作的起病与 1 年中的特定时间 (如秋季或冬季) 存在规律性的时间关系。 *注: 不包括与季节性相关的明显的心理社会应激源的个案 (例如, 每年冬天都常规性失业)。*	1　　　　3 ┌──────┐ │ 跳至 ***双相障碍时序** * D.15 │ └──────┘ ┌──────┐ │ 标明规律起病的月份: __ __ **月份** │ └──────┘　D13 D14
若以下信息尚未知: **这种季节性的** (心境抑郁/心境高涨/心境易激惹) **是否在每年的相同时间好转, 如春天?** *若是:* [症状] **通常在哪个月份好转?**	B. 完全缓解 (或从重性抑郁到躁狂/轻躁狂的改变, 或从躁狂/轻躁狂到重性抑郁的改变) 也发生于 1 年内的特定时间 (例如, 抑郁在春季消失)。	1　　　　3 ┌──────┐ │ 跳至 ***双相障碍时序** * D.15 │ └──────┘ ┌──────┐ │ 标明规律缓解的月份: __ __ **月份** │ └──────┘　D15 D16
➤ *若符合季节性抑郁:* 　**在最近 2 年内, 你所有 (抑郁/自用词) 的时期都在一年中的相同时间开始吗?** ➤ *若符合季节性躁狂/轻躁狂:* 　**在最近 2 年内, 你所有感到 (情绪高涨/易激惹/自用词) 的时期都在一年中的相同时间开始吗?**	C. 在最近 2 年内, 个体的躁狂、轻躁狂或重性抑郁发作证明了上述的时间季节性关系, 且在 2 年的周期内, 没有非季节性的极性发作出现。	1　　　　3 ┌──────┐ │ 跳至 ***双相障碍时序** * D.15 │ └──────┘　D17
若以下信息尚未知: **你一生中有多少个感到 (抑郁/躁狂/轻躁狂/自用词) 的独立时间段? 其中有多少个是像刚才描述的那样的季节性发作?**	D. 在个体的一生中, 季节性的躁狂、轻躁狂或抑郁 (如上所述) 的发作次数显著地超过了非季节性的躁狂、轻躁狂或抑郁的发作次数。	1　　　　3 　　　　┌────┐ 　　　　│季节性模式│ 　　　　└────┘ ┌──────┐ │ 跳至 ***双相障碍时序** * D.15 │ └──────┘　D18

其他特定/未特定双相及相关障碍	其他特定/未特定双相及相关障碍诊断标准 见DSM-5中文版第142—143页		
注: *SCID-5-RV 不评估既往环性心境障碍,该障碍在此处可考虑诊断为其他特定/未特定双相及相关障碍。* 注: *若存在躁狂或轻躁狂症状, 且不能完全排除一般躯体疾病或物质/药物作为病因, 应在此处考虑。* 注: *若 **A220** 或 **A303** 评估为"1"且不符合躁狂发作和目前环性心境障碍标准,则应诊断为"其他特定/未特定双相及相关障碍"。*	无论是否已经存在本模块上述诊断, 仍有尚未诊断的有临床意义的双相及相关障碍典型症状, 且它们不能用目前环性心境障碍或精神分裂症谱系及其他精神病性障碍更好地解释。 注: *伴混合特征的重性抑郁发作应评估为"1"。*	1 3 跳至 *重性抑郁障碍* D.9	D19

若以下信息尚未知:
   (双相症状) **对你的生活有什么影响?**
 	
根据需要询问以下问题来评估标准:
(双相症状) **对你与他人的关系或者交流有什么影响?(有没有导致你与家人、恋爱对象及朋友的关系出现问题?)**
 	
(双相症状) **对你的工作/学习有什么影响?[你工作/学习的考勤怎么样?**(双相症状) **有没有使你完成工作/学习更加困难? 有没有影响你工作/课堂作业的质量?]**
 	
(双相症状) **对你处理家中事情的能力有怎样的影响? 对日常小事, 例如, 穿衣服、洗澡或者刷牙有什么影响? 对你参与那些你认为重要的事情有什么影响, 例如, 宗教活动、体育锻炼或者兴趣爱好? 你会因为感觉做不到一些事就避免去做它吗?**
 	
你是否因(双相症状) **而需要住院以防你伤害自己或别人或者做出一些有严重经济或法律后果的事情?**
 	
(双相症状) **有没有影响到你生活的其他重要方面?**
 	
若双相症状并未影响到生活:
   (双相症状) **给你造成了多大程度的困扰或烦恼?**
	[症状] 引起有临床意义的痛苦, 或者导致社交、职业或其他重要功能方面的损害。	1 3
		
		跳至 *重性抑郁障碍* D.9
			D20

D

?=资料不足   1=无或否   2=阈下   3=阈上或是

若以下信息尚未知:

这种情况是什么时候开始的?

在 (躁狂/轻躁狂/抑郁症状) **开始之前不久, 你有躯体疾病吗?**

若是: **医生是怎么说?**

只有在必要时询问以下问题, 用来排除其他躯体疾病所致的病因。

当 (一般躯体疾病) **开始后,** (躁狂/轻躁狂/抑郁症状) **有变化吗? 只是在** (一般躯体疾病) **开始后,** (躁狂/轻躁狂/抑郁症状) **才出现或明显加重吗? 在** (一般躯体疾病) **开始多久之后,** (躁狂/轻躁狂/抑郁症状) **开始出现或明显加重的?**

若一般躯体疾病已缓解:

当 (一般躯体疾病) **好转后,** (躁狂/轻躁狂/抑郁症状) **也有所好转吗?**

[原发性双相及相关障碍]

1. 这些症状不能归因于其他躯体疾病 (例如, 甲状腺功能亢进症) 的生理效应。

如果病史、体格检查或实验室发现的证据表明, 这次紊乱是其他躯体疾病的直接生理学后果, 而且这次紊乱不能用其他精神障碍来更好地解释, 该条目应编码为 "1"。

注: 参考 A.5 [A24] 和 A.27 [A151] 病因学上的一般躯体疾病清单。

注: 应考虑以下因素, 若存在, 则支持一般躯体疾病是双相症状的病因。

(1) 文献证据表明该种一般躯体疾病与双相症状有确切的相关性。(参考 A.5 [A24] 和 A.27 [A151] 病因学上的一般躯体疾病的清单。)

(2) 双相症状的病程和该种一般躯体疾病的病程之间存在紧密的时间关系。

(3) 双相症状以异乎寻常的特征为特点 (例如, 起病年龄晚)。

(4) 缺乏其他解释 (例如, 双相症状是对诊断有一般躯体疾病的心理应激反应)。

?	1	3	D21
接下页	接下页		

由于其他躯体疾病所致的双相及相关障碍

一般躯体疾病名称＿＿＿＿＿＿＿＿＿＿＿＿＿＿＿＿ D22

标明该次发作的特征 (填写 1—3): ＿＿ D23
1) **伴躁狂特征**: 不完全符合躁狂或轻躁狂发作的诊断标准。
2) **伴躁狂或轻躁狂样发作**: 完全符合除躁狂发作的诊断标准D 以外的或轻躁狂发作的诊断标准 F 以外的诊断标准。
3) **伴混合特征**: 还存在抑郁症状, 但在临床表现中不占主导地

标明由于一般躯体疾病所致的双相及相关障碍是否在最近 1 个月内仍然存在。(填写 1=否, 3=是) ＿＿ D24

若有其他并非由于一般躯体疾病所致的双相及相关障碍的典型症状, 返回 D.5 [D19], 并评估这些症状; 否则, 跳至 *重性抑郁障碍* D.9

		?	1	3	

在（躁狂/轻躁狂/抑郁症状）**开始之前不久**，你服用药或者有喝酒或使用毒品的习惯吗？

　　若是：**那时你是否已经开始使用**（物质/药物）**或者刚刚停用或减量？**

　　　　当你开始出现（躁狂/轻躁狂/抑郁症状）**的时候，你使用多少**（物质/药物）？

只有在必要时询问以下问题，用来排除非物质/药物所致的病因。

若以下信息尚未知：

　　哪个在前，使用（物质/药物）**还是**（躁狂/轻躁狂/抑郁症状）？

若以下信息尚未知：

　　你是否有一段时间停用（物质/药物）？

　　若是：**在你停止使用**（物质/药物）**后，你的**（躁狂/轻躁狂/抑郁症状）**是否消失或有所改善？**

　　　　若是：**停用后多久才有所改善？这些症状在停用后 1 个月内消失了吗？**

若以下信息尚未知：

　　你是否有其他（躁狂/轻躁狂/抑郁症状）**的发作？**

　　若是：**有多少次？在那些时候，你有没有使用**（物质/药物）？

2. 这些症状不能归因于某种物质（例如，毒品）或药物的生理效应。

如果病史、体格检查或实验室的证据显示这次紊乱出现在下列物质中毒或戒断或者接触下列药物的期间或不久后，则编码为"1"。

注：*参考 A.6 [A27] 和 A.28 [A154] 病因学上的物质/药物清单。*

注：*应考虑以下 3 个因素，若存在任意一条，则不支持物质/药物是双相症状的病因，编码为"3"；若每条都不符合，编码为"1"（表明由物质/药物所致）。*

(1) 症状出现在开始使用物质/药物之前。

(2) 在急性戒断或重度中毒结束之后，症状仍持续足够长的时间（例如，约 1 个月）。

(3) 有其他证据表明该次发作为独立的、非物质/药物所致的双相及相关障碍（例如，有反复出现的与非物质/药物相关的发作病史）。

?	1	3	D25
其他特定/未特定双相及相关障碍，跳至 **[D29]**，见下	其他特定/未特定双相及相关障碍，跳至 **[D29]**，见下		

物质/药物所致的双相及相关障碍

物质/药物名称：_____　D26

标明该次心境的发生背景（填写 1—3）：____　D27

1) **于中毒期间起病**
2) **于戒断期间起病**
3) **于非中毒性使用后起病**

标明物质/药物所致的双相及相关障碍是否在最近 1 个月内仍然存在。（填写 1=否，3=是）____　D28

若有其他并非物质/药物所致的双相及相关障碍的典型症状，返回 D.5 **[D19]**，并评估这些症状；否则，跳至 ***重性抑郁障碍* D.9**

			1	3	D29

（检查者判断）其他特定/未特定双相及相关障碍是否在最近 1 个月内仍然存在？

标明其他特定/未特定双相及相关障碍的类型 (填写 1—8):　　　　　　____　D30

1) **短暂轻躁狂样发作 (2—3 天) 及重性抑郁发作。** 在个体一生的病史中, 有 1 次或多次重性抑郁发作, 但从未完全符合躁狂或轻躁狂发作的诊断标准, 却有 2 次或多次短暂轻躁狂样发作, 它完全符合轻躁狂发作的症状标准但只持续 2—3 天。轻躁狂症状发作在时间上与重性抑郁发作不重叠, 因而该心境紊乱不符合重性抑郁发 c 作伴混合特征的诊断标准。

2) **轻躁狂样发作, 伴症状不足及重性抑郁发作。** 在个体一生的病史中, 有 1 次或多次重性抑郁发作, 但从未完全符合躁狂或轻躁狂发作的诊断标准, 却有 1 次或多次轻躁狂样发作, 它不完全符合症状标准 (即至少连续 4 天心境高涨及 1 个或 2 个轻躁狂发作的其他症状, 或者仅有易激惹心境及 2 个或 3 个轻躁狂发作的其他症状)。轻躁狂症状的发作在时间上与重性抑郁发作不重叠, 因而该心境紊乱不符合重性抑郁发作伴混合特征的诊断标准。

3) **轻躁狂发作, 无先前重性抑郁发作。** 1 次或多次轻躁狂发作, 它从未完全符合重性抑郁发作或躁狂发作的诊断标准。

4) **短暂环性心境障碍。** 病程少于 24 个月的环性心境障碍。

5) **短暂躁狂样发作。** 达到症状标准阈值的躁狂样发作 [例如, 至少符合 7 条相关症状中的 3 条 (若只有易激惹则需至少 4 条)] 持续时间少于 1 周 (因此不符合躁狂发作的标准), 但已造成了显著的功能损害或伴有精神病性症状 (因此不符合轻躁狂发作的标准)。

6) **无法确定双相及相关障碍是否为原发性。** 这种情况下, 临床医生确定存在双相及相关障碍, 但无法确定它是原发性的, 还是由于一般躯体疾病或物质/药物所致。

7) **其他** (描述): _____　D31

8) **未特定。** 信息不足, 无法做出更特定的分类。

跳至 **重性抑郁障碍** D.9

重性抑郁障碍	**重性抑郁障碍诊断标准** 见 DSM-5 中文版第 154—161 页		
条目 **A30** (A.7) 或条目 **A129** (A.22) 编码为 "3" 说明存在重性抑郁发作。	至少 1 次重性抑郁发作 (即符合 A 模块重性抑郁发作诊断标准 A, B 和 C)。	1 3 └ 跳至 ***其他特定/未特定抑郁障碍*** D.11	D32
	D. 至少 1 次重性抑郁发作不能用分裂情感性障碍、精神分裂症、精神分裂样障碍、妄想障碍或其他特定/未特定精神分裂症谱系及其他精神病性障碍来更好地解释。	1 3 └ 跳至 ***其他特定/未特定抑郁障碍*** D.11	D33
	E. 从未有过躁狂发作或轻躁狂发作。 **注**: 若所有的躁狂样/轻躁狂样发作均是由于物质/药物所致或者归因于其他躯体疾病的生理效应,则认定其从无原发性躁狂或轻躁狂发作,并编码为 "3"。 *注: 若从无躁狂发作/轻躁狂发作,或所有的躁狂样/轻躁狂样发作都归因于物质/药物 (抗抑郁药除外) 或一般躯体疾病,则编码为 "3"。*	1 3 跳至下一模块 重性抑郁障碍	D34

	标明重性抑郁发作的类型 (填写 1, 2): ___
	   1) **单次发作**
	   2) **反复发作** (即要考虑为相互独立的发作,两次独立发作之间达不到重性抑郁发作标准的间歇期必须至少连续 2 个月)
	
	                             接下页
		D35

D

季节性模式	季节性模式标注标准		
(检查者判断) 在最近 2 年内, 是否仅有 1 次重性抑郁发作?		1　　　　　3 跳至 ***重性抑郁障碍时序** * D.18	D36
若以下信息尚未知: **大多数（抑郁/**自用词**）的时期是否似乎在每年的同一时间发生, 如每个冬天?** *若是:* [症状] **通常在哪个月份开始?**	A. 重性抑郁障碍的重性抑郁发作的起病与一年中的特定时间 (例如, 秋季或冬季) 存在规律性的时间关系。 注: *不包括与季节性相关的明显的心理社会应激的个案 (例如, 每年冬天都常规性地失业)。*	1　　　　　3 跳至 ***重性抑郁障碍时序** * D.18 标明规律起病的月份: ___ ___ **月份**	D37 D38
若以下信息尚未知: **这种季节性的（抑郁/**自用词**）是否在每年的相同时间好转, 如春天?** *若是:* [症状] **通常在哪个月份好转?**	B. 完全缓解也发生于一年中的特定时间 (例如, 抑郁在春季消失)。	1　　　　　3 跳至 ***重性抑郁障碍时序** * D.18 [**D70**] 标明规律缓解的月份: ___ ___ **月份**	D39 D40
(从 2 年前) **至今, 你所有的抑郁时期都在一年中的相同时间开始吗?**	C. 在最近 2 年内, 只有 2 次季节性的重性抑郁发作, 且没有非季节性的重性抑郁发作, 证明了上述的时间季节性关系。	1　　　　　3 跳至 ***重性抑郁障碍时序*** D.18 [**D70**]	D41
若以下信息尚未知: **你一生中有多少个感到（抑郁/**自用词**）的独立时间段? 其中有多少个是像刚才描述的那样的季节性发作?**	D. 在个体的一生中, 季节性的重性抑郁发作 (如上所述) 的次数显著地超过了非季节性的重性抑郁发作。	1　　　　　3 季 节 性 模 式 跳至 ***重性抑郁障碍时序*** D.18 [**D70**]	D42

其他特定/未特定抑郁障碍	其他特定/未特定抑郁障碍诊断标准 见 DSM-5 中文版第 176 页		
注：若抑郁症状目前存在，且与社会心理应激有时间上的相关，需要考虑适应障碍，见 L.28。若有必要，在评估适应障碍之后返回此处重新评估。 注：若存在抑郁症状，且不能完全排除一般躯体疾病或物质/药物作为病因，应在此处考虑。	无论是否已经存在本模块上述诊断，仍有尚未诊断的有临床意义的抑郁障碍典型症状，且它们不能用以下障碍更好地解释：持续性抑郁障碍、经前期烦躁障碍、伴抑郁心境的适应障碍、伴混合性焦虑和抑郁心境的适应障碍或精神分裂症谱系及其他精神病性障碍。	1 3 ┌──────────┐ 跳至下一模块 └──────────┘	D43

若以下信息尚未知：
  （抑郁症状）**对你的生活有什么影响？**
 	
根据需要询问以下问题来评估标准：
 	
（抑郁症状）**对你与他人的关系或者交流有什么影响？（有没有导致你与家人、恋爱对象及朋友的关系出现问题？）**
 	
（抑郁症状）**对你的工作/学习有什么影响？[你工作/学习的考勤怎么样？（抑郁症状）有没有使你完成工作/学习更加困难？有没有影响你工作/课堂作业的质量？]**
 	
（抑郁症状）**对你处理家中事情的能力有什么影响？对日常小事，如穿衣服、洗澡或者刷牙有什么影响？对你参与那些你认为重要的事情有什么影响，例如，宗教活动、体育锻炼或者兴趣爱好？你会因为感觉做不到一些事就避免去做它吗？**
 	
（抑郁症状）**有没有影响到你生活的其他重要方面？**
 	
若抑郁症状并未影响到生活：
  （抑郁症状）**给你造成了多大程度的困扰或烦恼？**
	[症状] 引起有临床意义的痛苦，或者导致社交、职业或其他重要功能方面的损害。	1 3
		┌──────────┐
		跳至下一模块
		└──────────┘
			D44

?=资料不足   1=无或否   2=阈下   3=阈上或是

若以下信息尚未知:

这种情况是什么时候开始的?

在（抑郁症状）**开始之前不久, 你有躯体疾病吗?**

　　若是: **医生是怎么说的?**

只有在必要时询问以下问题, 用来排除其他躯体疾病所致的病因。

当（一般躯体疾病）**开始后,**（抑郁症状）**有变化吗? 只是在**（一般躯体疾病）**开始后,**（抑郁症状）**才出现或明显加重吗? 在**（一般躯体疾病）**开始多久之后,**（抑郁症状）**开始出现或明显加重的?**

若一般躯体疾病已缓解:

　　当（一般躯体疾病）**好转后,**（抑郁症状）**也有所好转吗?**

[原发性抑郁障碍]

1. 这些症状不能归因于其他躯体疾病（例如, 甲状腺功能减退症）的生理效应。

如果病史、体格检查或实验室发现的证据表明, 这次紊乱是其他躯体疾病的直接生理学后果, 而且这次紊乱不能用其他精神障碍来更好地解释, 该条目应编码为 "1"。

参考 A.5 [A24]病因学的一般躯体疾病的清单。

注: 应考虑以下因素, 若存在, 则支持一般躯体疾病是抑郁症状的病因。

(1) 文献证据表明该种一般躯体疾病与抑郁症状有确切的相关性。(参考 A.5 [A24]病因学上的一般躯体疾病清单。)

(2) 抑郁症状的病程和该种一般躯体疾病的病程之间存在紧密的时间关系。

(3) 抑郁症状以异乎寻常的特征为特点（例如, 起病年龄晚）。

(4) 缺乏其他解释（例如, 抑郁症状是对诊断有一般躯体疾病的心理应激反应）。

	?	1	3	D45
		接下页	接下页	

由于其他躯体疾病所致的抑郁障碍

一般躯体疾病名称_____	D46
标明该次发作的特征（填写 1—3）:　　　　　　　　____	D47

　1) **伴抑郁特征:** 不完全符合重性抑郁发作的诊断标准。

　2) **伴重性抑郁样发作:** 完全符合重性抑郁发作的诊断标准（除诊断标准 C 外）。

　3) **伴混合特征:** 还存在躁狂或轻躁狂症状, 但在临床表现中不占主导地位。

标明由于一般躯体疾病所致的抑郁障碍是否在最近 1 个月内仍然存在。（填写 1=否, 3=是）　　____	D48

若有其他并非由于一般躯体疾病所致的抑郁障碍典型症状, 返回 D.11 [D43], 并评估这些症状; 否则, 跳至下一模块

在 (抑郁症状) **开始之前不久**，你服用药或者有喝酒或使用毒品的习惯吗?

> *若是:* **那时你是否已经开始使用** (物质/药物) **或者刚刚停用或减量?**
>
> **当你开始出现** (抑郁症状) **的时候，你使用多少** (物质/药物)?

只有在必要时询问以下问题，用来排除非物质所致的病因。

若以下信息尚未知:

> **哪个在前，使用** (物质/药物) **还是** (抑郁症状)?

若以下信息尚未知:

> **你是否有一段时间停用** (物质/药物)?
>
> > *若是:* **在你停止使用** (物质/药物) **后，你的** (抑郁症状) **是否消失或有所改善?**
> >
> > > *若是:* **停用后多久才有所改善? 这些症状在停用后 1 个月内消失了吗?**

若以下信息尚未知:

> **你是否有其他** (抑郁症状) **的发作?**
>
> > *若是:* **有多少次? 在那些时候，你有没有使用** (物质/药物)?

(检查者判断) 其他特定/未特定抑郁障碍是否在最近 1 个月内仍然存在?

2. 这些症状不能归因于某种物质(例如，毒品)或药物的生理效应。

如果病史、体格检查或实验室的证据显示这次紊乱出现在下列物质中毒或戒断或者接触下列药物的期间或不久后，则编码为"1"。

参考 A.6 [A27]病因学的物质/药物清单。

注: 应考虑以下 3 个因素，若存在任意一条，则不支持物质/药物是抑郁症状的病因，编码为"3"; 若每条都不符合，编码为"1"(表明由物质/药物所致)。

(1) 症状出现在开始使用物质/药物之前。

(2) 在急性戒断或重度中毒结束之后，症状仍持续足够长的时间(例如，约 1 个月)。

(3) 有其他证据表明该次发作为独立的、非物质/药物所致的抑郁障碍 (例如，有反复出现的与非物质/药物相关的发作病史)。

	?	1	3	
				D49

?	1	3
其他特定/未特定抑郁障碍，跳至 **D53**，见下	其他特定/未特定抑郁障碍，跳至 **D53**，见下	

物质/药物所致的抑郁障碍

D

物质/药物名称: ＿＿＿＿＿   D50

标明该次心境的发生背景(填写 1—3): ＿＿   D51

1) **于中毒期间起病**
2) **于戒断期间起病**
3) **于非中毒性使用后起病**

标明物质/药物所致的抑郁障碍是否在最近 1 个月内仍然存在。(填写 1=否, 3=是) ＿＿   D52

若有其他并非物质/药物所致的抑郁障碍典型症状，返回 D.11 [**D43**]，并评估这些症状; 否则，跳至下一模块

	1	3	D53

标明其他特定/未特定抑郁障碍的发作类型 (填写 1—6):   ____   D54

1) **反复发作的短暂抑郁**: 在至少连续的 12 个月内, 至少每月一次, 持续 2—13 天 (与月经周期无关), 同时存在抑郁心境和至少 4 种其他抑郁症状; 个体从未符合任何其他抑郁障碍或双相及相关障碍的诊断标准, 且目前不符合任何精神病性障碍活动期或残留期的诊断标准。

2) **短暂性抑郁发作 (4—13天)**: 存在抑郁情绪和重性抑郁发作的其他8种症状中的至少4种, 伴有临床意义的痛苦或损害, 持续 4 天及以上但少于 14 天; 个体从未符合任何其他抑郁障碍或双相及相关障碍的诊断标准, 且目前不符合任何精神病性障碍活动期或残留期的诊断标准, 也不符合以上 "反复发作的短暂抑郁" 的诊断标准。

3) **症状不足的抑郁发作**: 抑郁情绪和重性抑郁发作的其他8种症状中的至少1种, 伴有临床意义的痛苦或损害, 至少持续 2 周; 个体从未符合任何其他抑郁障碍或双相及相关障碍的诊断标准, 且目前不符合任何精神病性障碍活动期或残留期的诊断标准。

4) **这种情况适合临床医生判定存在抑郁障碍, 但无法确定它是原发性的或者由于其他躯体疾病或物质/药物使用所致的。**

5) **其他** (描述): _____   D55

6) **未特定**: 信息不够, 无法做出更特定的分类。

跳至下一模块

双相Ⅰ型障碍或双相Ⅱ型障碍时序		阈上或是
若以下信息尚未知: **你第一次出现**（重性抑郁发作的症状）**或**（躁狂/轻躁狂发作的症状）**时年龄多大?**	首次躁狂、轻躁狂或重性抑郁发作时的起病年龄（若未知，编码"99"）。	__ __ **岁** D56
若以下信息尚未知: **在最近 1 个月内**，从（1 个月前）**至今，你有过**（编码为"3"的抑郁/躁狂/轻躁狂症状）**吗?**	在最近1个月内符合躁狂、轻躁狂或重性抑郁发作的症状学标准。 *注: 对于双相Ⅰ型障碍，目前发作类型为未特定的，不一定需要符合目前发作的病程标准。*	1　　　3 D57 跳至下一页
你最后感到（抑郁/情绪高涨/易激惹/自用词）**是什么时候**（即最近一次发作)?	调查对象最后有持续性抑郁、情绪高涨或易激惹心境距此次访谈的月数。	__ __ __ **月** D58
标明双相及相关障碍的缓解<u>类型</u>(填写 1, 2):		__ D59
	1) **部分缓解**: 一直存在或再出现最近一次躁狂、轻躁狂或重性抑郁发作的症状，但不完全符合诊断标准，或者在一次发作结束后无任何显著的躁狂、轻躁狂或重性抑郁症状的时间不足 2 个月。 2) **完全缓解**: 在最近的 2 个月内，没有明显的心境紊乱征象或症状。	跳至 D.18 [**D69**]

?=资料不足	1=无或否	2=阈下	3=阈上或是	173

目前双相及相关障碍严重程度		
注: 若最近发作为"未特定", 即 ***D4*** *评估为"4", 应按照主要症候群的发作类型在下面评估其严重程度。*		
➡ 若最近一次为躁狂发作 标明目前<u>严重程度</u> (填写 1—3): *注: 按照最近 1 个月情况最糟糕的 1 周来评估发作的严重程度。可能需要补充有关功能损害的提问。*	1) **轻度**: 符合躁狂发作最少症状的诊断标准。 2) **中度**: 活动极度增多, 或判断力有缺损。 3) **重度**: 几乎需要持续的监护以防止其对自己或他人造成躯体伤害。	＿＿　D60
目前发作是否存在精神病性症状?	**伴精神病性特征**: 在此次发作的任何时间, 出现过幻觉或者妄想。	1　　　3 跳至 **D63**　D61
标明精神病症状的<u>类型</u> (填写 1, 2):	1) **伴与心境协调的精神病性特征**: 所有妄想和幻觉的内容均与夸大、刀枪不入等典型的躁狂主题一致, 但也会包括怀疑或偏执的主题, 尤其是他人怀疑个体的能力、成就等。 2) **伴与心境不协调的精神病性特征**: 妄想和幻觉的内容与上述的躁狂发作的主题不一致, 或其内容是与心境协调和与心境不协调主题的混合型。	＿＿　D62
若以下信息尚未知: 　　**在最近 1 个月内, 你有过惊恐发作吗?(就是说, 你突然感到极度害怕或焦虑或者突然出现许多<u>躯体</u>症状。)**	**伴惊恐发作**: 若在最近 1 个月内, 在目前躁狂发作的背景下有1次或多次的惊恐发作 (参考 F.8), 但从不符合惊恐障碍的诊断标准。	1　　　3 跳至 D.18 [**D69**]　D63

▶ 若最近一次为重性抑郁发作 标明目前<u>严重程度</u> (填写 1—3): 注: 按照最近 1 个月情况最糟糕的 1 周来评估发作的严重程度。可能需要补充有关功能损害的提问。	1) **轻度**: 症状基本上不超过诊断所需的项数, 症状强度引起痛苦但可以控制, 症状导致社会交往或职业功能的轻度受损。 2) **中度**: 症状的项数、症状的强度和/或功能损害介于"轻度"和"重度"之间。 3) **重度**: 症状数量远远超过诊断所需的项数, 症状强度引起严重的痛苦且不可控制, 症状明显影响到社会交往和职业功能。	＿＿	D64
目前发作是否存在精神病性症状?	**伴精神病性特征**: 在此次发作的任何时间, 出现过幻觉或者妄想。若存在伴精神病性特征, 在下一项标明是否与心境协调。	1　　　　3 跳至 **D67**	D65
标明精神病症状的<u>类型</u> (填写 1, 2):	1) **伴与心境协调的精神病性特征**: 妄想和幻觉的内容均与个体不完美、内疚、疾病、死亡、虚无主义或应受惩罚的重性抑郁的典型主题一致。 2) **伴与心境不协调的精神病性特征**: 妄想和幻觉的内容不涉及个体不完美、内疚、疾病、死亡、虚无主义或应受惩罚的重性抑郁典型主题, 或者其内容是与心境协调和不协调主题的混合型。	＿＿	D66
若以下信息尚未知: **在最近 1 个月内, 你有过惊恐发作吗? (就是说, 你突然感到极度害怕或焦虑或者突然出现许多躯体症状。)**	**伴惊恐发作**: 若在最近 1 个月内, 在目前重性抑郁发作的背景下有 1 次或多次的惊恐发作 (参考 F.8), 但从不符合惊恐障碍的诊断标准。	1　　　　3 跳至 D.18 [**D69**]	D67

D

?=资料不足　　　　1=无或否　　　　2=阈下　　　　3=阈上或是

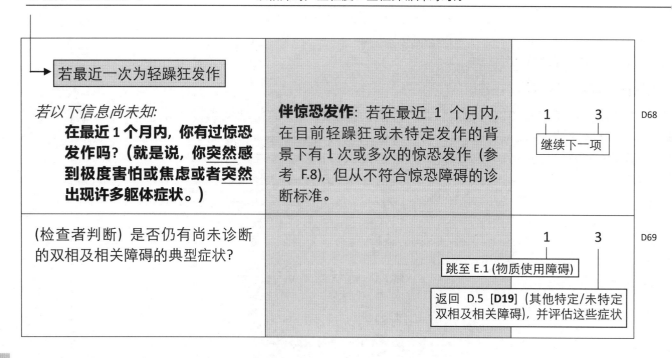

若最近一次为轻躁狂发作			
若以下信息尚未知: **在最近 1 个月内, 你有过惊恐发作吗?（就是说, 你突然感到极度害怕或焦虑或者突然出现许多躯体症状。）**	**伴惊恐发作**: 若在最近 1 个月内, 在目前轻躁狂或未特定发作的背景下有 1 次或多次的惊恐发作 (参考 F.8), 但从不符合惊恐障碍的诊断标准。	1　　　　3 继续下一项	D68
(检查者判断) 是否仍有尚未诊断的双相及相关障碍的典型症状?		1　　　　3 跳至 E.1 (物质使用障碍) 返回 D.5 **[D19]**（其他特定/未特定双相及相关障碍）, 并评估这些症状	D69

D

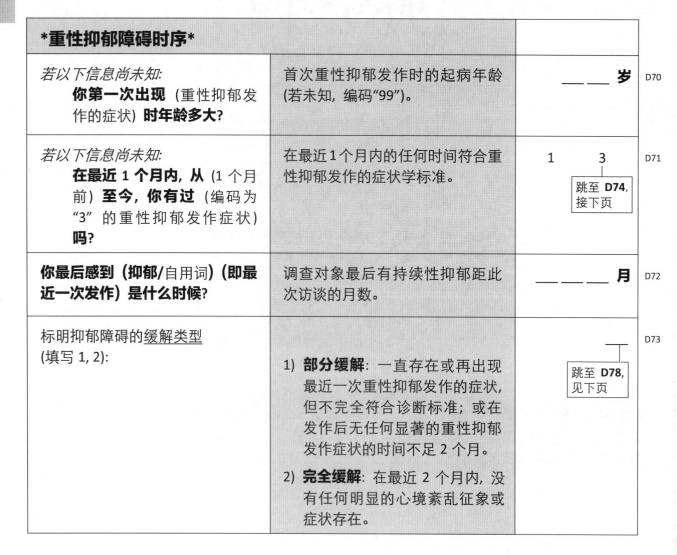

重性抑郁障碍时序

若以下信息尚未知: **你第一次出现**（重性抑郁发作的症状）**时年龄多大?**	首次重性抑郁发作时的起病年龄 (若未知, 编码"99")。	＿＿ 岁	D70
若以下信息尚未知: **在最近 1 个月内, 从**（1 个月前）**至今, 你有过**（编码为"3"的重性抑郁发作症状）**吗?**	在最近 1 个月内的任何时间符合重性抑郁发作的症状学标准。	1　　　　3 跳至 **D74**, 接下页	D71
你最后感到（抑郁/自用词）（即最近一次发作）是什么时候?	调查对象最后有持续性抑郁距此次访谈的月数。	＿＿ ＿＿ 月	D72
标明抑郁障碍的<u>缓解类型</u>(填写 1, 2):	1) **部分缓解**: 一直存在或再出现最近一次重性抑郁发作的症状, 但不完全符合诊断标准; 或在发作后无任何显著的重性抑郁发作症状的时间不足 2 个月。 2) **完全缓解**: 在最近 2 个月内, 没有任何明显的心境紊乱征象或症状存在。	跳至 **D78**, 见下页	D73

目前重性抑郁障碍严重程度		
标明目前<u>严重程度</u> (填写 1—3): *注: 按照最近 1 个月情况最糟糕的 1 周来评估发作的严重程度。可能需要补充有关功能损害的提问。*	1) **轻度**: 症状基本上不超过诊断所需的项数, 症状强度引起痛苦但可以控制, 症状导致社会交往或职业功能的轻度受损。 2) **中度**: 症状的项数、症状的强度和/或功能损害介于 "轻度" 和 "重度" 之间。 3) **重度**: 症状数量远远超过诊断所需的项数, 症状强度引起严重的痛苦且不可控制, 症状明显影响到社会交往和职业功能。	—— D74
目前发作是否存在精神病性症状?	**伴精神病性特征**: 在此次发作的任何时间, 出现过幻觉或者妄想。若存在伴精神病性特征, 在下一项标明是否与心境协调。	1　　　　3 跳至 **D77**, 见下 D75
标明精神病症状的<u>类型</u> (填写 1, 2):	1) **伴与心境协调的精神病性特征**: 妄想和幻觉的内容均与个体不完美、内疚、疾病、死亡、虚无主义或应受惩罚的重性抑郁的典型主题一致。 2) **伴与心境不协调的精神病性特征**: 妄想和幻觉的内容不涉及个体不完美、内疚、疾病、死亡、虚无主义或应受惩罚的重性抑郁典型主题, 或者其内容是与心境协调和不协调主题的混合型。	—— D76
若以下信息尚未知: **在最近 1 个月内, 你有过惊恐发作吗? (就是说, 你突然感到极度害怕或焦虑或者突然出现许多躯体症状。)**	**伴惊恐发作**: 若在最近 1 个月内, 在目前重性抑郁发作的背景下有 1 次或多次的惊恐发作 (参考 F.8), 但从不符合惊恐障碍的诊断标准。	1　　　　3 继续下一项 D77
(检查者判断) 是否仍有尚未诊断的抑郁障碍的典型症状?		1　　　　3 跳至 E.1 (物质使用障碍) D78
	返回 D.11 **[D43]** (其他特定/未特定抑郁障碍), 并评估这些症状	

E. 物质使用障碍

最近 12 个月酒精使用障碍	酒精使用障碍诊断标准 见 DSM-5 中文版第 482—495 页	
若以下信息尚未知: **在你一生的任何时候,你是否喝过酒?**		1　　　3　E1 跳至*最近 **12** 个月非酒精物质使用障碍* E.11
若以下信息尚未知: **在最近的 12 个月内, 从** (1 年前) **至今,你喝酒至少有 6 次吗?**		1　　　3　E2 跳至 E.5 [E20]
现在我将询问一些有关你在最近 12 个月内喝酒习惯的情况。	A. 一种有问题的酒精使用模式导致有临床意义的损害或痛苦, 在 12 个月内表现为下列至少 2 项症状: *注: 在此处恢复 DSM-5 中省略的 DSM-IV 中出现的例子。*	
在最近 12 个月内,你是否发现, 一旦你开始喝酒,到结束时所喝的量比你打算喝的要多得多? 例如,**你只打算喝一两杯,但是最后喝的要多得多**(跟我讲一讲,这种情况发生的频率如何?) *若否:* **你喝酒所用的时间是否比打算喝的要长得多?**	1. 酒精的摄入常常比意图的量更大或时间更长。	?　　1　　2　　3　E3

?=资料不足　　　　1=无或否　　　　2=阈下　　　　3=阈上或是　　　　179

在最近 12 个月内······							
······你是否曾想过停止、减少或者控制饮酒？ → *若是:* 这种想要停止、减少或控制自己喝酒的意愿持续了多久？ → *若否:* 在最近 12 个月内的任何时候，你试过减少、停止或者控制喝酒吗？你在多大程度上成功了？(你是否曾不止一次尝试停止、减少或控制喝酒?)	2. 有减少或控制酒精使用的持久欲望或失败努力。	?	1	2	3	E4
······你是否曾在喝酒、醉酒或宿醉上花费了很多时间？(多少时间?)	3. 大量的时间花在那些获得酒精、使用酒精或从其作用中恢复的必要活动上。	?	1	2	3	E5
······在喝酒的间歇期中，你对喝酒有过强烈的欲望或冲动吗？(你对喝酒的冲动是如此迫切，以致很难考虑别的事情吗?) *若否:* 在酒吧附近或者在一起喝过酒的人旁边，你会有强烈的欲望或冲动去喝酒吗？	4. 对使用酒精有渴求、强烈的欲望或迫切的要求。	?	1	2	3	E6
······你曾因喝醉了、喝高了或严重的宿醉导致错过工作或上学，或者经常迟到吗？ *若否:* 你曾因为喝酒导致工作或学习差、挂科或被退学吗？ *若否:* 你曾因喝酒而在工作或学校中有过麻烦吗？ *若否:* 你曾因喝酒而不料理家务吗，像确保家里有食物和洁净的衣服、确保孩子去上学和得到医学治疗？因此没有支付账单吗？ *若上述问题任一回答为"是":* **发生的频率如何？**	5. 反复的酒精使用导致不能履行在工作、学校或家庭中主要的角色义务 (例如，因酒精使用导致多次缺勤或工作表现差; 因酒精使用导致旷课、休学或被学校开除; 因酒精使用忽视孩子或家务)。	?	1	2	3	E7

在最近 12 个月内……		?	1	2	3	
……你是否曾因为喝酒与他人发生过矛盾，例如，与家人、朋友或同事？（你是否发现自己常常因为喝酒过多所致的后果而与他人产生争执？你在喝醉后打过架吗？） *若是：* **你仍继续喝酒吗？（因喝酒而与他人产生矛盾的情况持续了多久？）**	6. 尽管酒精使用引起或加重了持久的或反复的社会和人际交往问题，但仍然继续使用酒精（例如，打架或因醉酒的后果与配偶争吵）。	?	1	2	3	E8
……你是否曾因为喝酒或宿醉而不得不放弃工作、学习、与家人和朋友相处或业余爱好，例如，运动、烹饪或其他爱好，或者减少在这些活动上花费的时间？	7. 由于酒精使用而放弃或减少重要的社交、职业或娱乐活动。	?	1	2	3	E9
……你任何时候有过在一些需要协调和专注能力的活动前喝上几杯吗？例如，驾驶、划船、攀爬梯子或操作重型机械？ *若是：* **你认为你喝酒的量影响了你的协调性或专注能力，以致你或别人因此可能受伤吗？** *若是且以下信息尚未知:* **有多少次？** **（什么时候？）**	8. 在对身体有危险的情境中，反复使用酒精（例如，当受到酒精使用损害情况下仍驾驶汽车或操作机械）。	?	1	2	3	E10
……你喝酒是否给你带来了问题，例如，导致你非常抑郁或焦虑？有没有使你"精神恍惚"、睡眠有困难或记不起喝酒时发生的事情？ **……你喝酒是否导致了显著的身体问题或使身体问题恶化，例如，胃溃疡、肝病或胰腺炎？** *若上述两个问题之一回答为"是":* **你仍继续喝酒吗？**	9. 尽管认识到自己已经存在的持久或反复的生理或心理问题可能是由使用酒精引起或加重的，但仍然继续使用酒精（例如，在知晓其所患的胃溃疡因酒精摄入加重的情况下仍继续饮酒）。	?	1	2	3	E11

E

?=资料不足　　　　1=无或否　　　　2=阈下　　　　3=阈上或是

在最近 12 个月内, 你是否发现为了获得你想要找到的感觉, 你需要喝的酒量比你刚刚开始喝酒时要大得多? → *若是:* **多了多少?** → *若否:* **你是否发现喝酒量相同时, 酒的效果比以前弱得多? (弱了多少?)**	10. 耐受, 通过下列 2 项之一来定义: a. 需要明显增加酒精的量以达到喝醉或想要的效果。 b. 继续使用同量的酒精时效果显著减弱。	?　1　2　3　　E12
在最近 12 个月的任何时候, 你是否有过戒断症状, 换句话说, 当你减少或停止喝酒后会感到不舒服吗? → *若是:* **你有什么症状? (出汗? 心跳加快? 手抖? 睡眠问题? 感到恶心或呕吐? 感到易激动? 感到焦虑? 有无抽搐? 看到、感觉到或听到非真实存在的事物?)** → *若否:* **你任何时候是否一起床就要喝酒? 或者经常需要用喝酒或用其他药物来预防发抖或不舒服?**	11. 戒断, 表现为 a 项或 b 项: a. 在长期大量饮酒后, 停止(或减少)饮酒的几个小时到几天内至少出现 2 项下列表现: 　• 自主神经系统功能亢进(例如, 出汗或脉搏超过 100 次/分钟)。 　• 手部震颤加重。 　• 失眠。 　• 恶心或呕吐。 　• 短暂性的视觉、触觉或听觉的幻觉或错觉。 　• 精神运动性激越。 　• 焦虑。 　• 癫痫大发作。 b. 使用酒精(或密切相关的物质, 例如, 苯二氮䓬类药物)来减轻或避免戒断症状。	?　1　2　3　　E13
[注: 如果在上述编码为 "?" 或 "2" 的条目改为 "3" 时才可能达到要求的 2 项, 则需重新核对这些条目。]	在上述 11 个酒精使用障碍条目中, 在最近 12 个月内至少 2 个编码为 "3"。	1　　　　3　　E14 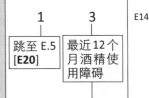 标明最近 12 个月酒精使用障碍的严重程度 (填写 1—3): ___　　E15 1) **轻度**: 存在 2—3 项症状。 2) **中度**: 存在 4—5 项症状。 3) **重度**: 存在 6 项及以上症状。 　　　　　　　　　　接下页

最近 12 个月酒精使用障碍时序

若以下信息尚未知: 　　**在最近 3 个月内, 你喝多少 　　酒?** 　　*若在最近 3 个月内喝过酒:* 　　　　**最近的 3 个月内, 喝酒给 　　　　你带来任何问题吗? 例 　　　　如,** (编码为 "3" 的酒精 　　　　使用症状) **的问题?**	在<u>最近 3 个月内</u>, 至少存在 1 项酒精使用障碍症状 (渴求除外)。	**1**　　　　**3**　　E16 酒精使用障碍,早期缓解　　酒精使用障碍(未缓解) 继续下一项　　跳至 **E19**,见下
你最后出现上述喝酒带来的问题 是什么时候?	调查对象最后存在酒精使用障碍症状 (渴求除外) 距离本次访谈的月数。	＿ ＿ **月**　　E17
(检查者判断) 调查对象目前是否 处于酒精受限的环境中?		**1**　　　**3**　　E18
若以下信息尚未知: 　　**第一次在 12 个月时期内至少 　　有 2 项与喝酒相关的上述 11 　　项表现时, 你年龄多大?**	酒精使用障碍起病年龄 (若未知,编码 "99")。	＿ ＿ **岁**　　E19
(依据 SCID 评估的目的决定) 是否 需要评估最近 12 个月之前酒精使 用障碍的严重程度?		**1**　　　**3**　　E20 跳至 *最近 12 个非酒精质使用障碍* E.11　　接下页

E

最近 12 个月之前酒精 使用障碍	酒精使用障碍诊断标准 见 DSM-5 中文版第 482—495 页				
除最近 1 年以外，在你一生的任何时候，你是否在 12 个月的时期内喝酒至少有 6 次？ *若是:* 那是什么时候？		1　　　　3 └───┐ 跳至 *最近12个 月非酒精物质使 用障碍* E.11			E21
回顾你的一生，除了最近 12 个月以外，你在 12 个月的时期内喝酒最多或喝酒导致问题最多的时间段从哪年哪月开始？	*注: 选择的时间段不应包含最近 12 个月。若最严重的状况持续多年，则应选择距目前最近的 12 个月。若时间不清楚，尽量估计年份；若月份不清楚，编码"99"。*	＿＿＿＿ 年 ＿＿ 月			E22 E23
现在我将询问一些有关你在（上面选择的 12 个月的时期）**内喝酒习惯的情况。**	A. 一种有问题的酒精使用模式导致有临床意义的损害或痛苦，在 12 个月内表现为下列至少 2 项症状：				
在那 12 个月内，你是否发现，一旦你开始喝酒，到结束时所喝的量比你打算喝的要多得多？例如，你只打算喝一两杯，但是最后喝的要多得多（跟我讲一讲，这种情况发生的频率如何？） *若否:* 你喝酒所用的时间是否比打算喝的要长得多？	1. 酒精的摄入常常比意图的量更大或时间更长。	?　　1　　2　　3			E24
在那 12 个月内，你是否曾想过停止、减少或者控制饮酒？ → *若是:* 这种想要停止、减少或控制自己喝酒的意愿持续了多久？ → *若否:* 在那 12 个月内的任何时候，你试过减少、停止或控制喝酒吗？你在多大程度上成功了？（你是否曾有过不止一次停止、减少或控制喝酒的尝试？）	2. 有减少或控制酒精使用的持久欲望或失败努力。	?　　1　　2　　3			E25

E

在那 12 个月内……						
……你是否曾在喝酒、醉酒或宿醉上花费了很多时间? (多少时间?)	3. 大量的时间花在那些获得酒精、使用酒精或从其作用中恢复的必要活动上。	?	1	2	3	E26
……在喝酒的间歇期中, 你对喝酒有过强烈的欲望或冲动吗? (你对喝酒的冲动是如此迫切, 以致很难考虑其他事情吗?) *若否:* **在酒吧附近或者在一起喝过酒的人旁边, 你会有强烈的欲望或冲动去喝酒吗?**	4. 对使用酒精有渴求、强烈的欲望或迫切的要求。	?	1	2	3	E27
……你曾因喝醉了、喝高了或严重的宿醉导致错过工作或上学, 或经常迟到吗? *若否:* **你曾因为喝酒导致工作或学习差、挂科或被退学吗?** *若否:* **你曾因喝酒而在工作或学校有过麻烦吗?** *若否:* **你曾因喝酒而不料理家务吗, 例如, 确保家里有食物和洁净的衣服、确保孩子去上学和得到医学治疗? 因此没有支付账单吗?** *若上述问题任一回答为 "是":* **发生的频率如何?**	5. 反复的酒精使用导致不能履行在工作、学校或家庭中主要的角色义务 (例如, 因酒精使用导致多次缺勤或工作表现差; 因酒精使用导致旷课、休学或被学校开除; 因酒精使用忽视孩子或家务)。	?	1	2	3	E28
……你是否曾因为喝酒与他人发生过矛盾, 例如, 与家人、朋友或同事? (你是否发现自己常常因为过多喝酒所致的后果而与他人产生争执? 你在喝醉后打过架吗?) *若是:* **你仍继续喝酒吗? (持续了多长时间)?**	6. 尽管酒精使用引起或加重了持久的或反复的社会和人际交往问题, 但仍然继续使用酒精 (例如, 打架或因醉酒的后果与配偶争吵)。	?	1	2	3	E29

E

?=资料不足　　　　1=无或否　　　　2=阈下　　　　3=阈上或是　　　　185

在那 12 个月内……		?	1	2	3	
……你是否曾因为喝酒或宿醉而不得不放弃工作、学习、与家人和朋友相处或业余爱好，例如，运动、烹饪或其他爱好，或者减少在这些活动上花费的时间？	7. 由于酒精使用而放弃或减少重要的社交、职业或娱乐活动。	?	1	2	3	E30
……你有过在一些需要协调和专注能力的活动前喝上几杯吗？例如，驾驶、划船、攀爬梯子或操作重型机械？ *若是：* 你认为你喝酒的量影响了你的协调性或专注能力，以致你或别人因此可能受伤吗？ *若是且以下信息尚未知：* **有多少次？（什么时候？）**	8. 在对身体有危险的情境中，反复使用酒精（例如，当受到酒精使用损害情况下仍驾驶汽车或操作机械）。	?	1	2	3	E31
……你喝酒是否给你带来了问题，例如，导致你非常抑郁或焦虑？有没有使你"精神恍惚"、睡眠有困难或记不起喝酒时发生的事情？ ……你喝酒是否导致了严重的身体问题或使身体问题恶化，例如，胃溃疡、肝病或胰腺炎？ *若上述两个问题之一回答为"是"：* **你仍继续喝酒吗？**	9. 尽管认识到自己已经存在的持久或反复的生理或心理问题可能是由使用酒精引起或加重的，但仍然继续使用酒精（例如，在知晓其所患的胃溃疡因酒精摄入加重的情况下仍继续饮酒）。	?	1	2	3	E32
……你是否发现为了获得你想要找到的感觉，你需要喝酒的量比你刚开始喝酒时要大得多？ ➡*若是：* **多了多少？** ➡*若否：* **你是否发现喝酒量相同时，酒的效果比以前弱得多？（弱了多少？）**	10. 耐受，通过下列 2 项之一来定义： a. 需要显著增加酒精的量以达到喝醉或想要的效果。 b. 继续使用同量的酒精时效果显著减弱。	?	1	2	3	E33

		?	1	2	3	

在那 12 个月内的任何时候, 你是否有过戒断症状, 换句话说, 当你减少或停止喝酒时会感到不舒服吗?

→ *若是:* **你有什么症状? (出汗或心跳加快? 手抖? 睡眠问题? 感到恶心或呕吐? 感到易激动? 感到焦虑? 有无抽搐? 看到、感觉到或听到非真实存在的事物?)**

→ *若否:* **你任何时候是否一起床就要喝酒, 或经常需要用喝酒或用其他药物来预防发抖或不舒服?**

11. 戒断, 表现为 a 项或 b 项:　　　? 1 2 3　E34

    a. 在长期大量饮酒后, 停止 (或减少) 饮酒的几个小时到几天内至少出现 2 项下列表现:

- 自主神经系统功能亢进(例如, 出汗或脉搏超过 100 次/分钟)。
- 手部震颤加重。
- 失眠。
- 恶心或呕吐。
- 短暂性的视觉、触觉或听觉的幻觉或错觉。
- 精神运动性激越。
- 焦虑。
- 癫痫大发作。

    b. 使用酒精 (或密切相关的物质, 例如, 苯二氮䓬类药物) 来减轻或避免戒断症状。

在上述 11 个酒精使用障碍条目中, 在相同的 12 个月时期内至少 2 个编码为 "3"。　　　　　　　　E35

    1　　　　3

跳至 ***最近 12 个月非酒精物质使用障碍** * E.11

既往酒精使用障碍

[注: 如果在上述编码为 "?" 或 "2" 的条目改为 "3" 时才可能达到要求的 2 项, 则需重新核对这些条目。]

标明最近 12 个月之前酒精使用障碍严重程度 (填写 1—3): ___　E36
    1) **轻度**: 存在 2—3 项症状
    2) **中度**: 存在 4—5 项症状
    3) **重度**: 存在 6 项及以上症状

接下页

E

?=资料不足　　　　1=无或否　　　　2=阈下　　　　3=阈上或是

最近 12 个月之前酒精使用障碍时序		阈上或是		
(检查者判断) 调查对象目前是否处于酒精受限的环境中?		1	3	E37
标明<u>缓解类型</u> (填写 0, 2): 注: 对于在最近 12 个月内符合酒精使用障碍的患者的缓解情况, 此处一律评为 "0"。	0) **未缓解**: 除了渴求之外, 在最近 12 个月内至少符合 1 项酒精使用障碍的任何其他诊断标准。 2) **持续缓解**: 在完全符合酒精使用障碍的诊断标准之后, 除了渴求之外, 在最近 12 个月或更长时间内从未符合酒精使用障碍的任何其他诊断标准 [即可能符合诊断标准A(4) "对使用酒精有渴求、强烈的欲望或迫切的要求", 但其他10个症状均不符合]。	___		E38
若以下信息尚未知: **第一次在 12 个月时期内至少有 2 项与喝酒相关的上述 11 项表现时, 你年龄多大?**	酒精使用障碍起病年龄 (若未知, 编码 "99")。	___ ___ **岁**		E39

最近 12 个月非酒精物质使用障碍	非酒精物质使用障碍诊断标准 见 DSM-5 中文版第 495—578 页	
(检查者判断) 调查对象是否承认一生中滥用过任何毒品或药物?	检查者需参考记录单概述第 10—11 页 "**终身**" 或 "**最近 1 年**" 列的结果来回顾调查对象的非酒精物质一生使用史。若任一物质类别编码为 "3",该项编码为 "3";否则该项编码为 "1"。	1　　　　3 └── 跳至下一模块　E40
(检查者判断) 调查对象是否承认在最近 12 个月内滥用过任何毒品或药物?	检查者需参考记录单概述第 10—11 页 "**最近 1 年**" 列的结果来回顾调查对象的非酒精物质最近 1 年使用史。若任一物质类别编码为 "3",该项编码为 "3";否则该项编码为 "1"。	1　　　　3 └── 跳至*最近 **12 个月之前非酒精物质使用障碍**, E.19　E41

将记录单概述第 10—11 页最右的 "**最近 1 年**" 列的评估结果 (**R193, R197,…,R221**) 转抄至记录单第 27 页 **E42—E49** 项,以标明最近 12 个月的 8 种物质类别的扫描结果。

镇静剂/催眠药/抗焦虑药	大麻	兴奋剂	阿片类物质	苯环利定	其他致幻剂	吸入剂	其他/未知物质
E42 [R193]	E43 [R197]	E44 [R201]	E45 [R205]	E46 [R209]	E47 [R213]	E48 [R217]	E49 [R221]

注: 一般情况下需针对所有编码为 "3" 的物质类别询问下列 11 个物质使用障碍症状,但是若检查者根据研究需要而决定仅对某种感兴趣的、使用最多的或造成最大问题的物质类别进行询问,可以忽略其他编码为 "3" 的物质类别。在确定需要评估的物质类别之后,在记录单第 27—28 页最近 12 个月非酒精物质使用障碍评估部分的该物质类别的名称上画圈。

现在我将询问你一些有关你在最近 12 个月内,从 (1 年前) **至今,** (上表编码为 "3" 的物质类别中所使用的特定物质) **使用的情况。** *注:* 将要询问的特定物质的名称可参考记录单第 10—11 页终身非酒精物质使用史中相应物质类别所记录的特定名称。	A. 一种有问题的物质使用模式导致有临床意义的损害或痛苦, 在 12 个月内表现为下列至少 2 项症状:
在最近 12 个月内, 你是否发现, 一旦你开始使用 (物质), **到结束时所使用的量比你打算用的要多得多?** 例如, 你打算使用 (小量的物质), **但你结束时使用的量要多得多。(跟我讲一讲, 这种情况发生的频率如何?)** *若否:* **你使用** (物质) **的时间是否比打算用的要长得多?**	1. 物质的摄入经常比意图的量更大或时间更长。

镇静剂/ 催眠药/ 抗焦虑药	大麻	兴奋剂	阿片类 物质	苯环利定	其他 致幻剂	吸入剂	其他/未知 物质
3	3	3	3	3	3	3	3
2	2	2	2	2	2	2	2
1	1	1	1	1	1	1	1
?	?	?	?	?	?	?	?
E50	E51	E52	E53	E54	E55	E56	E57

在最近 12 个月内, 你是否曾想过停止、减少或者控制你的 (物质) **使用?** → *若是:* **这种想要停止、减少或控制你使用** (物质) **的意愿持续了多久?** → *若否:* **在最近 12 个月内的任何时候, 你试过减少、停止或控制你的** (物质) **使用吗? 你在多大程度上成功了? [你是否曾不止一次尝试停止、减少或控制你** (物质) **使用?]**	2. 有减少或控制物质使用的持久欲望或失败努力。

镇静剂/ 催眠药/ 抗焦虑药	大麻	兴奋剂	阿片类 物质	苯环利定	其他 致幻剂	吸入剂	其他/未知 物质
3	3	3	3	3	3	3	3
2	2	2	2	2	2	2	2
1	1	1	1	1	1	1	1
?	?	?	?	?	?	?	?
E58	E59	E60	E61	E62	E63	E64	E65

在最近 **12 个月内**，你是否曾**花费很长时间去得到** (物质)、**使用** (物质) **或者从** (物质) **带来的效果中恢复? (多少时间?)**				3. 大量的时间花在那些获得此物质、使用此物质或从其作用中恢复的必要活动上。			
镇静剂/催眠药/抗焦虑药	大麻	兴奋剂	阿片类物质	苯环利定	其他致幻剂	吸入剂	其他/未知物质
3	3	3	3	3	3	3	3
2	2	2	2	2	2	2	2
1	1	1	1	1	1	1	1
?	?	?	?	?	?	?	?
E66	E67	E68	E69	E70	E71	E72	E73

在最近 **12 个月内**，在使用 (物质) 的间歇期中，你对使用 (物质) **有过强烈的欲望或冲动吗?** 你对使用 (物质) 的冲动是如此迫切，以致很**难考虑别的事情吗?** *若否:* **在一起使用过** (物质) **的人旁边，你会有强烈的欲望或冲动去使用** (物质) **吗?**				4. 对使用物质有渴求、强烈的欲望或迫切的要求。			
镇静剂/催眠药/抗焦虑药	大麻	兴奋剂	阿片类物质	苯环利定	其他致幻剂	吸入剂	其他/未知物质
3	3	3	3	3	3	3	3
2	2	2	2	2	2	2	2
1	1	1	1	1	1	1	1
?	?	?	?	?	?	?	?
E74	E75	E76	E77	E78	E79	E80	E81

E

?=资料不足　　　　1=无或否　　　　2=阈下　　　　3=阈上或是　　　　191

在最近 12 个月内, 你曾因陶醉、使用 (物质) **上头或从前夜的状态中恢复导致错过工作或上学, 或者经常迟到吗?**

若否: **你曾因为使用** (物质) **导致工作或学习差、挂科或被退学吗?**

若否: **你曾因使用** (物质) **而在工作或学校中有过麻烦吗?**

若否: **你曾因使用** (物质) **而不料理家务吗, 例如, 确保家里有食物和洁净的衣服、确保孩子去上学和得到医学治疗? 因此没有支付账单吗?**

若上述问题任一回答为"是":
发生的频率如何?

5. 反复的物质使用导致不能履行在工作、学校或家庭中主要的角色义务 (例如, 因物质使用而导致多次缺勤或工作表现差; 因物质使用导致旷课、休学或被学校开除; 因物质使用忽视孩子或家务)。

镇静剂/催眠药/抗焦虑药	大麻	兴奋剂	阿片类物质	苯环利定	其他致幻剂	吸入剂	其他/未知物质
3	3	3	3	3	3	3	3
2	2	2	2	2	2	2	2
1	1	1	1	1	1	1	1
?	?	?	?	?	?	?	?
E82	E83	E84	E85	E86	E87	E88	E89

在最近 12 个月内, 你是否曾因为使用 (物质) **与他人发生过矛盾, 例如, 与家人、朋友或同事? 你是否发现自己常常因为使用** (物质) **所致的后果而与他人争执? 你在使用** (物质) **时打过架吗?**

若是: **你仍然继续使用** (物质) **吗?**

6. 尽管物质使用引起或加重了持久的或反复的社会和人际交往问题, 仍然继续使用此物质 (例如, 打架或因物质中毒的后果而与配偶争吵)。

镇静剂/催眠药/抗焦虑药	大麻	兴奋剂	阿片类物质	苯环利定	其他致幻剂	吸入剂	其他/未知物质
3	3	3	3	3	3	3	3
2	2	2	2	2	2	2	2
1	1	1	1	1	1	1	1
?	?	?	?	?	?	?	?
E90	E91	E92	E93	E94	E95	E96	E97

在最近 **12 个月内**, 你是否曾因为使用 (物质) 而不得不放弃工作、学习、与家人和朋友相处或业余爱好 (例如, 运动、烹饪或其他爱好), 或者减少在这些活动上花费的时间?				7. 由于物质使用而放弃或减少重要的社交、职业或娱乐活动。			
镇静剂/催眠药/抗焦虑药	大麻	兴奋剂	阿片类物质	苯环利定	其他致幻剂	吸入剂	其他/未知物质
3	3	3	3	3	3	3	3
2	2	2	2	2	2	2	2
1	1	1	1	1	1	1	1
?	?	?	?	?	?	?	?
E98	E99	E100	E101	E102	E103	E104	E105

在最近**12 个月的任何时候**, 你有过在一些需要协调能力和专注能力的活动前上头吗, 例如, 驾驶、划船、攀爬梯子或操作重型机械? ➤ *若是, 且针对非兴奋剂物质:* **你认为你使用** (物质) **影响了你的协调能力或专注能力, 以致你或别人因此可能受伤吗?** ➤ *若是, 且针对兴奋剂:* **你认为你服用** (兴奋剂) **上头的状态让你鲁莽地开车吗, 例如, 开得很快或冒不必要的危险?** *若上述两个问题之一回答为"是", 且不清楚具体的次数:* **有多少次?**				8. 在对身体有危险的情境中, 反复使用物质 (例如, 当受到物质使用损害情况下仍驾驶汽车或操作机械)。			
镇静剂/催眠药/抗焦虑药	大麻	兴奋剂	阿片类物质	苯环利定	其他致幻剂	吸入剂	其他/未知物质
3	3	3	3	3	3	3	3
2	2	2	2	2	2	2	2
1	1	1	1	1	1	1	1
?	?	?	?	?	?	?	?
E106	E107	E108	E109	E110	E111	E112	E113

E

?=资料不足　　　　1=无或否　　　　2=阈下　　　　3=阈上或是　　　　193

在最近 12 个月内, 你使用 (物质) **是否给你带来了心理方面的问题, 例如, 导致你非常抑郁、易激惹、焦虑、偏执或极度激越? 是否触发了惊恐发作, 让你入睡或保持睡眠有困难, 让你"精神恍惚"或者让你记不起使用** (物质) **时发生了什么?**

在最近 12 个月内, 你使用 (物质) **是否导致了身体问题, 例如, 心悸、咳嗽、呼吸困难、便秘或皮肤感染?**

若上述两个问题之一回答为"是":
你仍然继续使用 (物质) **吗?**

9. 尽管认识到自己已经存在的持久或反复的生理或心理问题可能是由使用物质引起或加重的, 但仍然继续使用物质。(例如, 在知晓其所患的抑郁是由可卡因所致的情况下仍然反复使用可卡因。)

镇静剂/催眠药/抗焦虑药	大麻	兴奋剂	阿片类物质	苯环利定	其他致幻剂	吸入剂	其他/未知物质
3	3	3	3	3	3	3	3
2	2	2	2	2	2	2	2
1	1	1	1	1	1	1	1
?	?	?	?	?	?	?	?
E114	E115	E116	E117	E118	E119	E120	E121

在最近 12 个月内, 你是否发现为了获得你想要找到的感觉, 你使用 (物质) **的量比你刚刚开始使用时要大得多?**

➤ *若是:* **多了多少?**

➤ *若否:* **你是否发现使用量相同时, 它的效果比以前弱得多?**

若是处方药物, 为判断是否遵医嘱使用可询问:
在最近 12 个月内, 你是否严格按照医生的要求使用 (药物)**? (在这段时间, 你使用药物的量是否曾比处方的量要大或者提前用完了处方的药物? 你是否曾频繁地看过多名医生以得到你想要的药量?)**

10. 耐受, 通过下列 2 项之一来定义:

　　a. 需要明显增加物质的量才能达到陶醉或想要的效果。

　　b. 继续使用同量的物质时效果显著减弱。

注: 若在适当的医疗监督下服用阿片类物质、镇静剂、催眠药、抗焦虑药或兴奋剂类药物, 尽管出现a或b症状, 仍不符合该标准, 应编码为"1"。

镇静剂/催眠药/抗焦虑药	大麻	兴奋剂	阿片类物质	苯环利定	其他致幻剂	吸入剂	其他/未知物质
3	3	3	3	3	3	3	3
2	2	2	2	2	2	2	2
1	1	1	1	1	1	1	1
?	?	?	?	?	?	?	?
E122	E123	E124	E125	E126	E127	E128	E129

注: 该标准不适用于吸入剂、苯环利定或其他致幻剂。

在最近 12 个月的任何时候，你是否有过戒断症状，即当你减少或停止使用 (物质) **后是否感到不适?**

　➡ *若是:* **你有什么症状?** *参考 E.28 戒断症状表。*

　➡ *若否:* **停止使用** (物质) **几个小时或更久以后，你是否有时需要使用它或其他类似的物质以预防因** (戒断症状) **带来的不适?**

若是处方药物，为判断是否遵医嘱使用可询问:

　　在最近 12 个月内，你是否严格按照医生的要求使用 (药物)? **(在这段时间，你使用药物的量是否曾比处方的量要大或者提前用完了处方药物? 你是否曾频繁地看过多名医生以得到你想要的药量?)**
　　[*若是:* **是为了预防** (戒断症状) **带来的不适吗?**]

11. 戒断，表现为下列 2 项之一:

　　a. 该物质特征性的戒断综合征 (见 E.28)。

　　b. 使用同种 (或密切相关的) 物质，以减轻或避免戒断症状。

注: 若在适当的医疗监督下服用阿片类物质、镇静剂、催眠药、抗焦虑药或兴奋剂类药物，尽管出现 a 或 b 症状，仍不符合该标准，应编码为 "1"。

镇静剂/催眠药/抗焦虑药	大麻	兴奋剂	阿片类物质	苯环利定	其他致幻剂	吸入剂	其他/未知物质
3	3	3	3	—	—	—	3
2	2	2	2	—	—	—	2
1	1	1	1	—	—	—	1
?	?	?	?	—	—	—	?
E130	E131	E132	E133				E134

最近 12 个月非酒精物质使用障碍的诊断和特征

	镇静剂催眠药抗焦虑药	大麻	兴奋剂	阿片类物质	苯环利定	其他致幻剂	吸入剂	其他物质/未知
最近 12 个月内，在 11 个物质使用障碍症状中至少有 2 个编码为 "3"。	3	3	3	3	3	3	3	3
注: 若在上述编码为 "?" 或 "2" 的条目改为 "3" 时才可能达到 2 项，则需重新核对这些条目。若本项无物质类别编码为 "3"，跳至 **最近12个月之前非酒精物质使用障碍**，见 E.19。	1	1	1	1	1	1	1	1
	E135	E136	E137	E138	E139	E140	E141	E142
标明符合物质使用障碍诊断标准的物质类别 (上一条目编码为 "3") 的使用<u>严重程度</u> (填写 1—3): 1) **轻度**, 2—3 项症状 2) **中度**, 4—5 项症状 3) **重度**, 6 项及以上症状	—	—	—	—	—	—	—	—
	E143	E144	E145	E146	E147	E148	E149	E150

?=资料不足　　　　1=无或否　　　　2=阈下　　　　3=阈上或是　　　　195

最近 12 个月非酒精物质使用障碍的诊断和特征（续）

	镇静剂催眠药抗焦虑药	大麻	兴奋剂	阿片类物质	苯环利定	其他致幻剂	吸入剂	其他/未知
第一次在 12 个月时期内至少有 2 项与 (物质类别) **使用相关的上述 11 项表现时，你年龄多大？**	＿＿岁 E151	＿＿岁 E152	＿＿岁 E153	＿＿岁 E154	＿＿岁 E155	＿＿岁 E156	＿＿岁 E157	＿＿岁 E158
若存在阿片类物质使用障碍（即 **E138** 编码为 "3"），个体目前是否为**维持治疗？** *注："维持治疗"是指个体正在使用激动剂（如美沙酮）、部分激动剂（如丁丙诺啡）或拮抗剂（如纳曲酮）治疗。若个体正在使用处方类的激动剂，则不应符合除耐受和戒断之外的其他标准。*				3 1 E159				
*针对 **E135—E142** 编码为 "3" 的物质类别：* 　　近 3 个月，除渴求外至少存在 1 个其他症状。 *注：若该项编码为 "1"，使用障碍为**早期缓解**。* *（若 E160—E167 均编码为 "3"，跳至 E184。）*	3 1 E160	3 1 E161	3 1 E162	3 1 E163	3 1 E164	3 1 E165	3 1 E166	3 1 E167
若使用障碍为早期缓解（E160—E167 编码为 "1"）： 　　（检查者判断）调查对象是否目前**处于获得物质受限的环境？**	3 1 E168	3 1 E169	3 1 E170	3 1 E171	3 1 E172	3 1 E173	3 1 E174	3 1 E175
若使用障碍为早期缓解（E160—E167 编码为 "1"）： 　　你最后有（除渴求外的其他物质使用障碍症状）是什么时候？ 标明调查对象最后存在物质使用障碍症状（渴求除外）距离本次访谈的月数。	＿＿月 E176	＿＿月 E177	＿＿月 E178	＿＿月 E179	＿＿月 E180	＿＿月 E181	＿＿月 E182	＿＿月 E183

符合最近 12 个月物质使用障碍诊断标准的特定物质名称

镇静剂/催眠药/抗焦虑药类别中特定物质的名称		E184
大麻类别中特定物质的名称		E185
兴奋剂类别中特定物质的名称		E186
阿片类物质类别中特定物质的名称		E187
苯环利定类别中特定物质的名称		E188
其他致幻剂类别中特定物质的名称		E189
吸入剂类别中特定物质的名称		E190
其他/未知物质类别中特定物质的名称		E191

最近 12 个月之前非酒精物质使用障碍	**非酒精物质使用障碍诊断标准** 见 DSM-5 中文版第 495—578 页	

确定该部分需要评估的物质类别:

➡ A. 除已诊断最近 12 个月物质使用障碍之外在概述扫描阳性的物质类别: 在一般情况下, 该部分评估适用于记录单概述第 10—11 页 "**终身**" 列扫描阳性 (**R192, R196, R200, R204, R208, R212, R216, R220** 编码为 "3"), 但在最近 12 个月内不符合物质使用障碍诊断标准 (**E135—E142** 中相应物质类别条目未编码为 "3") 的物质类别。检查者需判断哪些物质类别符合上述条件, 然后在记录单第 28 页 **E192—E199** 将其编码为 "3", 余下物质类别均编码为 "1"。

➡ B. 所有在概述扫描阳性的物质类别: 在特殊情况下, 若研究需要评估所有在概述 "**终身**" 列扫描阳性的物质类别在最近 12 个月之前的使用情况, 即不论是否符合最近 12 个月物质使用障碍标准, 均需对这些物质类别进行本部分的评估。检查者可直接将记录单概述第 10-11 页 "**终身**" 列 (**R192, R196, …, R220**) 的评估结果转抄至记录单第 28 页 **E192—E199**。

镇静剂/ 催眠药/ 抗焦虑药	大麻	兴奋剂	阿片类 物质	苯环利定	其他致幻剂	吸入剂	其他/未知 物质
___ E192 [R192] [E135]	___ E193 [R196] [E136]	___ E194 [R200] [E137]	___ E195 [R204] [E138]	___ E196 [R208] [E139]	___ E197 [R212] [E140]	___ E198 [R216] [E141]	___ E199 [R220] [E142]

E

> *注: 一般情况下需针对所有编码为 "3" 的物质类别询问下列 11 个物质使用障碍症状, 但是若检查者根据研究需要而决定仅对某种感兴趣的、使用最多的或造成最大问题的物质类别进行询问, 可以忽略其他编码为 "3" 的物质类别。在确定需要评估的物质类别之后, 在记录单第 28—29 页最近 12 个月非酒精物质使用障碍评估部分的该物质类别的名称上画圈。*

针对所有需要询问的物质类别 (*E192—E199* 编码为 "3") 分别进行询问:

回顾你的一生, 除了最近 12 个月以外, 你在 12 个月的时期内使用 (物质) **最多或使用** (物质) **导致问题最多的时间段从哪年哪月开始?**

注: 选择的时间段不应包含最近 12 个月。若最严重的状况持续多年, 应选择距目前最近的 12 个月。若时间不清楚, 尽量估计年份; 若月份仍不清楚, 编码 "99"。

镇静剂/ 催眠药/ 抗焦虑药 [年/月]	大麻 [年/月]	兴奋剂 [年/月]	阿片类 物质 [年/月]	苯环利定 [年/月]	其他致幻剂 [年/月]	吸入剂 [年/月]	其他/未知 物质 [年/月]
___ /___ E200 E201	___ /___ E202 E203	___ /___ E204 E205	___ /___ E206 E207	___ /___ E208 E209	___ /___ E210 E211	___ /___ E212 E213	___ /___ E214 E215

?=资料不足	1=无或否	2=阈下	3=阈上或是	

现在我将询问一些有关你的（在 E192—E199 编码为 "3" 的物质类别中所使用的特定物质）**在**（物质所对应的 12 个月时期）**的使用情况。** 注：将要询问的特定物质的名称可参考记录单第10—11 页终身非酒精物质使用史中相应物质类别所记录的特定名称。	A．一种有问题的物质使用模式导致有临床意义的损害或痛苦，在 12 个月内表现为下列至少 2 项症状：
在那 12 个月内，你是否发现，一旦你开始使用（物质），**到结束时所使用的量比你打算用的要多得多？比如说，你打算使用**（小量的物质），**但你结束时使用的量要多得多。（跟我讲一讲，这种情况发生的频率如何？）** *若否：* **你使用**（物质）**的时间是否比打算用的要长得多？**	1．物质的摄入经常比意图的量更大或时间更长。

镇静剂/ 催眠药/ 抗焦虑药	大麻	兴奋剂	阿片类 物质	苯环利定	其他 致幻剂	吸入剂	其他/未知 物质
3	3	3	3	3	3	3	3
2	2	2	2	2	2	2	2
1	1	1	1	1	1	1	1
?	?	?	?	?	?	?	?
E216	E217	E218	E219	E220	E221	E222	E223

在那 12 个月内，你是否曾想过停止、减少或者控制你的（物质）**使用？** → *若是：* **这种想要停止、减少或控制你使用**（物质）**的意愿持续了多久？** → *若否：* **在那 12 个月内的任何时候，你试过减少、停止或控制你的**（物质）**使用吗？你在多大程度上成功了？[你是否曾不止一次尝试停止、减少或控制你**（物质）**使用？]**	2．有减少或控制物质使用的持久欲望或失败努力。

镇静剂/ 催眠药/ 抗焦虑药	大麻	兴奋剂	阿片类 物质	苯环利定	其他 致幻剂	吸入剂	其他/未知 物质
3	3	3	3	3	3	3	3
2	2	2	2	2	2	2	2
1	1	1	1	1	1	1	1
?	?	?	?	?	?	?	?
E224	E225	E226	E227	E228	E229	E230	E231

在那**12个月内**，你是否曾花费很长时间去得到（物质）、**使用**（物质）**或者从**（物质）**带来的效果中恢复？(多少时间?)**				3. 大量的时间花在那些获得此物质、使用此物质或从其作用中恢复的必要活动上。			
镇静剂/催眠药/抗焦虑药	大麻	兴奋剂	阿片类物质	苯环利定	其他致幻剂	吸入剂	其他/未知物质
3 2 1 ?	3 2 1 ?	3 2 1 ?	3 2 1 ?	3 2 1 ?	3 2 1 ?	3 2 1 ?	3 2 1 ?
E232	E233	E234	E235	E236	E237	E238	E239

在那 **12 个月内**，在使用（物质）的间歇期中，你对使用（物质）有过强烈的欲望或冲动吗？你对使用（物质）的冲动是如此迫切，以致很难考虑别的事情吗？ *若否:* **在一起使用过**（物质）**的人旁边，你会有强烈的欲望或冲动去使用**（物质）**吗?**				4. 对使用物质有渴求、强烈的欲望或迫切的要求。			
镇静剂/催眠药/抗焦虑药	大麻	兴奋剂	阿片类物质	苯环利定	其他致幻剂	吸入剂	其他/未知物质
3 2 1 ?	3 2 1 ?	3 2 1 ?	3 2 1 ?	3 2 1 ?	3 2 1 ?	3 2 1 ?	3 2 1 ?
E240	E241	E242	E243	E244	E245	E246	E247

E

?=资料不足　　　　1=无或否　　　　2=阈下　　　　3=阈上或是

在那 12 个月内, 你曾因陶醉、使用 (物质) **上头或从前夜的状态中恢复导致错过工作或上学, 或经常迟到吗?**

若否: **你曾因为使用** (物质) **导致工作或学习差、挂科或被退学吗?**

若否: **你曾因使用** (物质) **而在工作或学校中有过麻烦吗?**

若否: **你曾因使用** (物质) **而不料理家务吗, 例如, 确保家里有食物和洁净的衣服、确保孩子去上学和得到医学治疗? 因此没有支付账单吗?**

若上述问题任一回答为 "是":
发生的频率如何?

5. 反复的物质使用导致不能履行在工作、学校或家庭中主要的角色义务 (例如, 因物质使用而导致多次缺勤或工作表现差; 因物质使用导致旷课、休学或被学校开除; 因物质使用忽视孩子或家务)。

镇静剂/催眠药/抗焦虑药	大麻	兴奋剂	阿片类物质	苯环利定	其他致幻剂	吸入剂	其他/未知物质
3	3	3	3	3	3	3	3
2	2	2	2	2	2	2	2
1	1	1	1	1	1	1	1
?	?	?	?	?	?	?	?
E248	E249	E250	E251	E252	E253	E254	E255

在那 12 个月内, 你是否曾因为使用 (物质) **与他人发生过矛盾, 例如, 与家人、朋友或同事? 你是否发现自己常常因为使用** (物质) **所致的后果而与他人争执? 你在使用** (物质) **时打过架吗?**

若是: **你仍然继续使用** (物质) **吗?**

6. 尽管物质使用引起或加重持久的或反复的社会和人际交往问题, 仍然继续使用此物质 (例如, 打架或就物质中毒的后果而与配偶争吵)。

镇静剂/催眠药/抗焦虑药	大麻	兴奋剂	阿片类物质	苯环利定	其他致幻剂	吸入剂	其他/未知物质
3	3	3	3	3	3	3	3
2	2	2	2	2	2	2	2
1	1	1	1	1	1	1	1
?	?	?	?	?	?	?	?
E256	E257	E258	E259	E260	E261	E262	E263

| 在那 **12 个月内**,你是否曾因为使用 (物质) **而不得不放弃工作、学习、与家人和朋友相处或业余爱好,例如,运动、烹饪或其他爱好,或者减少在这些活动上花费的时间?** | | | | 7. 由于物质使用而放弃或减少重要的社交、职业或娱乐活动。 | | | |

镇静剂/ 催眠药/ 抗焦虑药	大麻	兴奋剂	阿片类 物质	苯环利定	其他 致幻剂	吸入剂	其他/未知 物质
3 2 1 ?	3 2 1 ?	3 2 1 ?	3 2 1 ?	3 2 1 ?	3 2 1 ?	3 2 1 ?	3 2 1 ?
E264	E265	E266	E267	E268	E269	E270	E271

| **在那12 个月的任何时候,你有过在一些需要协调能力和专注能力的活动前上头吗,例如,驾驶、划船、攀爬梯子或操作重型机械?**

→ *若是,且针对非兴奋剂物质:* **你认为你使用** (物质) **影响了你的协调能力或专注能力,以致你或别人因此可能受伤吗?**

→ *若是,且针对兴奋剂:* **你认为你服用** (兴奋剂) **上头的状态让你鲁莽地开车吗,例如,开得很快或冒不必要的危险?**

若上述两个问题之一回答为"是",且不清楚具体的次数: **有多少次?** | | | | 8. 在对躯体有害的情境中,反复使用物质 (例如,当受到物质使用损害情况下仍驾驶汽车或操作机械)。 | | | |

E

镇静剂/ 催眠药/ 抗焦虑药	大麻	兴奋剂	阿片类 物质	苯环利定	其他 致幻剂	吸入剂	其他/未知 物质
3 2 1 ?	3 2 1 ?	3 2 1 ?	3 2 1 ?	3 2 1 ?	3 2 1 ?	3 2 1 ?	3 2 1 ?
E272	E273	E274	E275	E276	E277	E278	E279

?=资料不足　　　　1=无或否　　　　2=阈下　　　　3=阈上或是　　　　201

在那 **12 个月内，你使用** (物质) **是否给你带来了心理方面的问题，例如，导致你非常抑郁、易激惹、焦虑、偏执或极度激越？是否触发了惊恐发作，让你入睡或保持睡眠有困难，让你"精神恍惚"或者让你记不起使用** (物质) **时发生了什么？**

在那 **12 个月内，你使用** (物质) **是否导致了身体问题，例如，心悸、咳嗽、呼吸困难、便秘或皮肤感染？**

若上述两个问题之一回答为"是"：
　　你仍然继续使用 (物质) **吗?**

9. 尽管认识到自己已经存在的持久或反复的生理或心理问题可能是由使用物质引起或加重的，但仍然继续使用物质。(例如，在知晓其所患的抑郁是由可卡因所致的情况下仍然反复使用可卡因。)

镇静剂/催眠药/抗焦虑药	大麻	兴奋剂	阿片类物质	苯环利定	其他致幻剂	吸入剂	其他/未知物质
3	3	3	3	3	3	3	3
2	2	2	2	2	2	2	2
1	1	1	1	1	1	1	1
?	?	?	?	?	?	?	?
E280	E281	E282	E283	E284	E285	E286	E287

在那 **12 个月内，你是否发现为了获得你想要找到的感觉，你使用** (物质) **的量比你刚开始使用时要大得多？**

➡ *若是:* **多了多少?**
➡ *若否:* **你是否发现使用量相同时，它的效果比以前弱得多？**

若是处方药物，为判断是否遵医嘱使用可询问:
　　在那 12 个月内，你是否严格按照医生的要求使用 (药物)？**(在这段时间，你使用药物的量是否曾比处方的量要大或者提前用完了处方的药物？你是否曾频繁地看过多名医生以得到你想要的药量?)**

10. 耐受，通过下列 2 项之一来定义:

　　a. 需要显著增加物质的量才能达到陶醉或想要的效果。

　　b. 继续使用同量的物质时效果显著减弱。

注: 若在适当的医疗监督下服用阿片类物质、镇静剂、催眠药、抗焦虑药或兴奋剂类药物，尽管出现a或b症状，仍不符合该标准，应编码为"1"。

镇静剂/催眠药/抗焦虑药	大麻	兴奋剂	阿片类物质	苯环利定	其他致幻剂	吸入剂	其他/未知物质
3	3	3	3	3	3	3	3
2	2	2	2	2	2	2	2
1	1	1	1	1	1	1	1
?	?	?	?	?	?	?	?
E288	E289	E290	E291	E292	E293	E294	E295

注: 该标准不适用于吸入剂、苯环利定或其他致幻剂。

在那 12 个月的任何时候，你是否有过戒断症状，换句话说，当你减少或停止使用 (物质) **后是否感到不适?**

→ *若是:* **你有什么症状?** *参考 E.28 戒断症状表。*

→ *若否:* **停止使用** (物质) **几个小时或更久以后，你是否有时需要使用它或其他类似的物质以预防因** (戒断症状) **带来的不适?**

若是处方药物，为判断是否遵医嘱使用可询问:

　　在那 12 个月内，你是否严格按照医生的要求使用 (药物)**?（在这段时间，你使用药物的量是否曾比处方的量要大或者提前用完了处方的药物? 你是否曾频繁地看过多名医生以得到你想要的药量?）** **[***若是:* **是为了预防** (戒断症状) **带来的不适吗?]**

11. 戒断，表现为下列 2 项之一:

　　a. 该物质特征性的戒断综合征（见 E.28)。

　　b. 使用同种（或密切相关的）物质，以减轻或避免戒断症状。

注: 若在适当的医疗监督下服用阿片类物质、镇静剂、催眠药、抗焦虑药或兴奋剂类药物，尽管出现 a 或 b 症状，仍不符合该标准，应编码为 "1"。

镇静剂/催眠药/抗焦虑药	大麻	兴奋剂	阿片类物质	苯环利定	其他致幻剂	吸入剂	其他/未知物质
3	3	3	3	—	—	—	3
2	2	2	2	—	—	—	2
1	1	1	1	—	—	—	1
?	?	?	?	—	—	—	?
E296	E297	E298	E299				E300

最近 12 个月之前非酒精物质使用障碍的诊断和特征

诊断和特征	镇静催眠抗焦虑剂药药	大麻	兴奋剂	阿片类物质	苯环利定	其他致幻剂	吸入剂	其他物质/未知
在所选定的 12 个月内，在 11 个物质使用障碍症状中至少有 2 个编码为 "3"。 *注: 若在上述编码为 "?" 或 "2" 的条目改为 "3" 时才可能达到 2 项，则需重新核对这些条目。若本项无物质类别编码为 "3"，跳至下一模块。*	3	3	3	3	3	3	3	3
	1	1	1	1	1	1	1	1
	E301	E302	E303	E304	E305	E306	E307	E308
标明符合物质使用障碍诊断标准的物质类别（上一条目编码为 "3"）的使用<u>严重程度</u>（填写 1—3)： 　1）**轻度**，2—3 项症状 　2）**中度**，4—5 项症状 　3）**重度**，6 项及以上症状	—	—	—	—	—	—	—	—
	E309	E310	E311	E312	E313	E314	E315	E316

　　?=资料不足　　　　1=无或否　　　　2=阈下　　　　3=阈上或是　　　　203

最近 12 个月之前非酒精物质使用障碍的诊断和特征（续）

诊断和特征	镇静催眠剂抗焦虑药	大麻	兴奋剂	阿片类物质	苯环利定	其他致幻剂	吸入剂	其他物质／未知
标明 **E301—E308** 编码为 "3" 的物质类别最后符合诊断标准的年份。	– – – – 年 E317	– – – – 年 E318	– – – – 年 E319	– – – – 年 E320	– – – – 年 E321	– – – – 年 E322	– – – – 年 E323	– – – – 年 E324
第一次在 12 个月时期内至少有 2 项与（物质类别）**使用相关的上述 11 项表现时，你年龄多大？**	＿＿岁 E325	＿＿岁 E326	＿＿岁 E327	＿＿岁 E328	＿＿岁 E329	＿＿岁 E330	＿＿岁 E331	＿＿岁 E332
若存在阿片类物质使用障碍（即 **E304** 编码为 "3"），个体<u>目前</u>是否为**维持治疗？** 注：*"维持治疗" 是指个体正在使用激动剂（如美沙酮）、部分激动剂（如丁丙诺啡）或拮抗剂（如纳曲酮）治疗。若个体正在使用处方类的激动剂，则不应符合除耐受和戒断之外的其他标准。*				3 1 E333				
*针对符合物质使用障碍的物质类别（**E301—E308** 编码为 "3"）：* （检查者判断）调查对象是否<u>目前</u>处于**获得物质受限的环境？**	3 1 E334	3 1 E335	3 1 E336	3 1 E337	3 1 E338	3 1 E339	3 1 E340	3 1 E341
标明 **E301—E308** 编码为 "3" 的物质类别的目前<u>缓解类型</u>（填写 0, 2）： 0) **未缓解**：除了渴求之外，在最近 12 个月内至少存在 1 项物质使用障碍的任何其他诊断标准。 2) **持续缓解**：在完全符合物质使用障碍的诊断标准之后，除了渴求之外，在最近 12 个月或更长时间内从未符合物质使用障碍的任何其他诊断标准 [即可能符合诊断标准 A(4) "对使用物质有渴求、强烈的欲望或迫切的要求"，但其他 10 个症状均不符合]。	＿＿ E342	＿＿ E343	＿＿ E344	＿＿ E345	＿＿ E346	＿＿ E347	＿＿ E348	＿＿ E349

E

符合最近 12 个月之前物质使用障碍诊断标准的特定物质名称

镇静剂/催眠药/抗焦虑药类别中特定物质的名称		E350
大麻类别中特定物质的名称		E351
兴奋剂类别中特定物质的名称		E352
阿片类物质类别中特定物质的名称		E353
苯环利定类别中特定物质的名称		E354
其他致幻剂类别中特定物质的名称		E355
吸入剂类别中特定物质的名称		E356
其他/未知物质类别中特定物质的名称		E357

E

戒断症状表 (根据 DSM-5 标准)

下表为那些确定有戒断症状的精神活性物质的特征性戒断症状。(*注: 苯环利定、其他致幻剂和吸入剂尚未发现有特殊的戒断症状*)。戒断症状可在长期中等或大剂量精神活性物质使用停止或减量后出现。

镇静剂、催眠药和抗焦虑药
在大量和持久使用镇静剂、催眠药或抗焦虑药停止 (或减量) 后的数小时至数天内, 出现 2 项或以上的下列症状:
1. 自主神经功能亢进 (例如, 出汗或脉搏超过 100 次/分钟)
2. 手震颤
3. 失眠
4. 恶心或呕吐
5. 一过性视、触或听的幻觉或错觉
6. 精神运动性激越
7. 焦虑
8. 全面性强直阵挛性发作

大麻
在大量和持久 (即在至少几个月长的时间内每天或者几乎每天) 使用大麻停止后的大约1周内, 出现3项或以上的下列征象和症状:
1. 易激惹、发怒或有攻击性
2. 紧张或焦虑
3. 睡眠困难 (例如, 失眠、做痛苦的梦)
4. 食欲减退或体重减轻
5. 坐立不安
6. 抑郁心境
7. 至少有 1 条下列可导致严重不适的躯体症状: 腹痛、颤抖/震颤、出汗、发烧、寒战或头痛

兴奋剂/可卡因
在持久使用苯丙胺类物质、可卡因或其他兴奋剂后停止 (或减量) 后的数小时至数天内, 出现<u>不良心境</u>和 2 项或以上的下列生理改变:
1. 疲乏
2. 做清晰的、不愉快的梦
3. 失眠或睡眠过多
4. 食欲增加
5. 精神运动性迟滞或激越

阿片类物质
在大量和持久 (即数周或更长) 使用阿片类物质停止 (或减量) 后, 或使用阿片类物质一段时间后给予阿片类拮抗剂, 在数分钟至数天内, 出现 3 项或以上的下列症状:
1. 烦躁心境
2. 恶心或呕吐
3. 肌肉疼痛
4. 流泪或流涕
5. 瞳孔扩大、竖毛 ("鸡皮疙瘩") 或出汗
6. 腹泻
7. 打哈欠
8. 发热
9. 失眠

?=资料不足   1=无或否   2=阈下   3=阈上或是

F. 焦虑障碍

惊恐障碍	惊恐障碍诊断标准 见 DSM-5 中文版第 200—206 页	
是否使用扫描模块?		1 3 　　　└→ 跳至 **F3**, 见下　　F1
在你一生的任何时候, 你是否有过 "惊恐发作", 就是说突然感到极度害怕或焦虑或者突然出现许多躯体症状? 　*若是:* **跟我讲一讲。**	调查对象承认有过惊恐发作样症状。	1 3 ↓ ↓ 跳至 *广场恐惧症* F.9　　跳至 F4, 见下　　F2
扫描问题 **S1** 是否编码为 "3"? 　*若是:* **你说过你曾有过 "惊恐发作", 那时你突然感到极度害怕或焦虑或者突然出现许多躯体症状。跟我讲一讲。**		1 3 ↓ 跳至 *广场恐惧症* F.9　　F3
最近一次严重发作是什么时候? 当时情况是怎样的? 它是怎么开始的? *若以下信息尚未知:* 　**症状来得突然吗?** 　　*若是:* **从发作开始到症状很严重有多长时间? (是否就在几分钟之内?)**	惊恐发作是一种突然涌现的强烈的害怕或强烈的不适感, 在几分钟内达到高峰, 在此期间至少出现下列 4 项症状: **注:** 这种突然的涌现可以出现在平静状态或焦虑状态。	? 1 2 3 ↓ 跳至 *广场恐惧症* F.9　　F4
在那次发作过程中……		
……你觉得心跳得很快、心怦怦直跳或心跳有停跳吗?	1. 心悸、心跳剧烈或心率加速。	? 1 2 3　　F5
……你出汗吗?	2. 出汗。	? 1 2 3　　F6
……你震颤或发抖吗?	3. 震颤或发抖。	? 1 2 3　　F7

F

?=资料不足　　　　　1=无或否　　　　　2=阈下　　　　　3=阈上或是　　　　　207

在那次发作过程中……					
……你呼吸急促吗?(你呼吸困难吗? 感觉你好像窒息了吗?)	4. 气短或窒息感。	?	1	2	3	F8
……你有哽噎感吗?	5. 哽噎感。	?	1	2	3	F9
……你有胸痛或胸部重压感吗?	6. 胸痛或胸部不适。	?	1	2	3	F10
……你有恶心、腹部不适或想要腹泻的感觉吗?	7. 恶心或腹部不适。	?	1	2	3	F11
……你感到头昏、脚步不稳或好像要昏厥吗?	8. 感到头昏、脚步不稳、头重脚轻或昏厥。	?	1	2	3	F12
……你有红脸、潮热或发冷的感觉吗?	9. 发冷或发热感。	?	1	2	3	F13
……你身体的某部分有针刺或麻木的感觉吗?	10. 皮肤感觉异常(麻木或针刺感)。	?	1	2	3	F14
……你当时是否觉得你与自己的身体或精神脱离了,时间流逝缓慢,或者你成了自己想法或运动的旁观者? *若否:* 你觉得周围的一切都不真实,或者你好像在梦里吗?	11. 现实解体(感觉不真实)或人格解体(感觉脱离自己)。	?	1	2	3	F15
……你害怕会精神错乱或失去控制吗?	12. 担心失控或"发疯"。	?	1	2	3	F16
……你害怕自己可能会死吗?	13. 濒死感。	?	1	2	3	F17
[*注*: 如果在上述编码为 "?" 或 "2" 的条目改为 "3" 时才可能达到 4 项,则需重新核对这些条目。]	至少 4 项标准 A 症状 [F5—F17] 编码为 "3" 且在几分钟内达到高峰。	1		3 惊恐发作; 跳至 **F20**, 接下页		F18
除了你刚才的描述之外, 你是否另外有过惊恐发作, 比我刚才询问的有更多的症状?		1 跳至 * **广场恐惧症** * F.9		3 返回 F.1 [F5], 从头评估这次发作		F19

在你一生的任何时候，这些发作是否令人意想不到地出现过——在你没有预期会紧张或不舒服的情况下突然出现？ →*若是*：**当发作时，发生了什么事？（你当时正在做什么？你当时已经紧张或焦虑了，还是相对平静或放松的？）** →*若否*：**你第一次发作是怎样的？你当时正在做什么？你当时已经紧张或焦虑了，还是相对比较平静或放松的？** *若惊恐发作不可预期：* **你有过多少次这种意想不到的发作？（至少有 2 次吗？）**	A. 反复出现不可预期的惊恐发作。	? 1 3 跳至 *可预期的惊恐发作* F.8 F20
在任何意想不到的发作之后……	B. 至少1次发作后，在1个月（或更长）时间内，持续存在以下的1个或2个症状：	
……你是否担心或担忧你会再次发作，担心又会觉得心脏病发作，或者担心会失去控制或精神错乱？ *若是*：**你的担心和担忧持续了多长时间？（至少持续了1个月吗？几乎每天吗？）**	1. 持续地担忧或担心再次惊恐发作或其后果（例如，失去控制、心脏病发作、"发疯"）。	? 1 2 3 F21
……由于惊恐发作，你做过什么改变吗，例如，回避某些地方或不单独外出？有回避某些活动吗，例如，锻炼？有过经常要确保你在卫生间或出口附近之类的事情吗？ *若是*：**持续了多久？（有 1 个月吗？）**	2. 与惊恐发作相关的行为方面出现显著的适应不良的改变（例如，设计某些行为以回避惊恐发作，如回避锻炼或回避不熟悉的情境）。	? 1 2 3 F22
[*注*：如果编码为"?"或"2"的 F21 或 F22 改为"3"时才可能达到 1 项，则需重新核对这些条目。]	诊断标准 B(1) [F21] 或 B(2) [F22] 编码为"3"。	1 3 跳至 *广场恐惧症* F.9 F23

?=资料不足   1=无或否   2=阈下   3=阈上或是   209

若以下信息尚未知:

你的惊恐发作是什么时候开始的?

在惊恐发作之前不久,你是否有躯体疾病?

若是: **医生是怎么说的?**

只有在必要时询问以下问题,用来排除其他躯体疾病所致的病因。

当 (一般躯体疾病) **开始后,** (焦虑症状) **有变化吗? 只是在** (一般躯体疾病) **开始后,** (焦虑症状) **才出现或明显加重吗? 在** (一般躯体疾病) **开始多久之后,** (焦虑症状) **开始出现或明显加重的?**

若一般躯体疾病已缓解:

当 (一般躯体疾病) **好转后,** (焦虑症状) **也有所好转吗?**

C. [原发性焦虑症状]

1. 这次紊乱不能归因于其他躯体疾病 (例如,甲状腺功能亢进症、心肺疾病) 的生理效应。

如果病史、体格检查或实验室发现的证据表明,这次紊乱是其他躯体疾病的直接生理学后果,该条目应编码为 "1"。

病因学上的一般躯体疾病包括: 内分泌疾病 (例如,甲状腺功能亢进症、嗜铬细胞瘤、低血糖、肾上腺皮质功能亢进症),心血管疾病 (例如,充血性心脏衰竭、肺栓塞、心律失常如心房颤动),呼吸系统疾病 (例如,慢性阻塞性肺疾病、哮喘、肺炎),代谢紊乱 (例如,维生素 B12 缺乏症、卟啉病),神经系统疾病 (例如,肿瘤、前庭功能障碍、脑炎、癫痫)。

注: 应考虑以下因素, 若存在, 则支持一般躯体疾病是焦虑症状的病因。

(1) 文献证据表明该种一般躯体疾病与焦虑症状之间有确切的相关性。(参考上述病因学上的一般躯体疾病的清单。)

(2) 焦虑症状的病程与该种一般躯体疾病的病程之间存在紧密的时间上的关系。

(3) 焦虑症状以异乎寻常的特征为特点 (例如,起病年龄晚)。

(4) 缺乏其他解释 (例如,焦虑症状是对诊断有一般躯体疾病的心理应激反应)。

?	1	3	F24
	接下页	接下页	

由于其他躯体疾病所致的焦虑障碍

一般躯体疾病名称:_____ F25

最近 1 个月是否存在该障碍? (1=否, 3=是) ___ F26

(检查者判断) 是否有伴惊恐发作 (见 F.8)? (1=否, 3=是) ___ F27

跳至 F.6 [F35]

在惊恐发作之前不久，你是否正在服用毒品、咖啡因、减肥药、其他药物或有喝酒的习惯？

（你每天喝多少咖啡、茶或含咖啡因的饮料？）

若是： **那时你是否已经开始使用**（物质/药物）**或者刚刚停用或减量？**

　　当你开始出现（焦虑症状）**的时候，你使用多少**（物质/药物）**？**

只有在必要时询问以下问题，用来排除非物质所致的病因。

若以下信息尚未知：
哪个在前，使用（物质/药物）**还是**（焦虑症状）**？**

若以下信息尚未知：
你是否有一段时间停用（物质/药物）**？**

若是： **在你停止使用**（物质/药物）**后，你的**（焦虑症状）**是否消失或有所改善？**

　　若是： **停用后多久才有所改善？这些症状在停用后 1 个月内消失了吗？**

若以下信息尚未知：
你是否有其他（焦虑症状）**的发作？**

　　若是： **有多少次？在那些时候，你有没有使用**（物质/药物）**？**

2. 这次紊乱不能归因于某种物质（例如，毒品）或药物的生理效应。

如果病史、体格检查或实验室的证据显示这次紊乱出现在下列物质中毒或戒断或者接触下列药物的期间或不久后，则编码为 "1"。

病因学上的物质/药物包括：在中毒期间起病的物质（咖啡因、大麻、苯环利定、其他致幻剂、吸入剂），在戒断期间起病的物质（阿片类物质、镇静药、催眠药、抗焦虑药），在中毒或戒断期间起病的物质［酒精、兴奋剂（包括可卡因）］，麻醉药和镇痛药，拟交感神经药或其他支气管扩张剂，抗胆碱能药物，胰岛素，甲状腺制剂，口服避孕药，抗组胺药，抗帕金森病药物，糖皮质激素，抗高血压和心血管疾病的药物，抗惊厥药物，碳酸锂，抗精神病药，抗抑郁药，以及暴露于重金属、毒素（例如，有机磷杀虫剂、神经气体、一氧化碳、二氧化碳）或挥发性物质（例如，汽油和涂料）。

注：应考虑以下 3 个因素，若存在任意一条，则不支持物质/药物是焦虑症状的病因，编码为 "3"；若每条都不符合，编码为 "1"（表明由物质/药物所致）。

(1) 症状出现在开始使用物质/药物之前。

(2) 在急性戒断或重度中毒结束之后，症状仍持续足够长的时间（例如，约 1 个月）。

(3) 有其他证据表明该次发作为独立的、非物质/药物所致的焦虑障碍（例如，有反复出现的与非物质/药物相关的发作病史）。

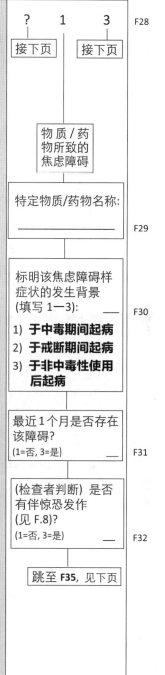

若有必要，在完成强迫及相关障碍和创伤及应激相关障碍模块后返回此处重新评估该条目。	D. 这次紊乱不能用其他精神障碍来更好地解释 (例如，惊恐发作不仅仅是对害怕的社交场合的反应，像在社交焦虑障碍中；不仅仅是对限定的恐惧对象或情境的反应，像在特定恐惧症中；不仅仅是对强迫思维的反应，像在强迫症中；不仅仅是对创伤性事件提示物的反应，像在创伤后应激障碍中；也不仅仅是对与依恋对象分离的反应，像在分离焦虑障碍中)。	?　　1　　3 跳至 *广场 恐惧症* F.9	F33
[注: 如果 F20、F24、F28 或 F33 编码为 "?"，则需重新核对这些条目，判断是否可改为 "3"。]	诊断标准 A [F20], B [F23], C(1) [F24], C(2) [F28], 和 D [F33] 均编码为 "3"。	1　　　3 终身原发惊恐障碍；跳至 F36, 接下页	F34
(调查者判断) 是否存在其他并非由于一般躯体疾病或物质/药物所致的且不能用其他精神障碍来更好地解释的惊恐障碍样症状?		1　　　3 跳至 *　返回 F.1 广场恐　[F5], 从 惧症 *　头评估这 F.9　　次发作	F35

惊恐障碍时序

若以下信息尚未知: **从** (1 个月前) **至今**, 你有过多少次惊恐发作?	A. 在最近 1 个月内, 反复出现的惊恐发作 (不可预期或可预期的)。	?　　1　　　　3 **跳至** *既往惊恐障碍* **F41**, 见下	F36
	B. 在最近 1 个月内, 至少 1 个下列症状持续存在:		
在最近 1 个月内, 你是否担心或担忧你会再次发作, 担心又会觉得心脏病发作, 或者担心会失去控制或精神错乱? *若是:* **从** (1 个月前) **至今**, 你大部分时间是这样吗?	1. 持续地担忧或担心再次惊恐发作或其后果 (例如, 失去控制、心脏病发作、"发疯")。	?　　1　　2　　3	F37
在最近 1 个月内, 由于惊恐发作, 你做过什么改变吗, 例如, 回避某些地方或不单独外出? 有回避某些活动吗, 例如, 锻炼? 有过经常要确保你在卫生间或出口附近之类的事情吗? *若是:* **从** (1 个月前) **至今**, 你大部分时间是这样吗?	2. 在与惊恐发作相关的行为方面出现持续且显著的适应不良的改变 (例如, 设计某些行为以回避惊恐发作, 如回避锻炼或回避不熟悉的情境)。	?　　1　　2　　3	F38

目前惊恐障碍

[注: 如果 F36 编码为 "?" 或者 F37 或 F38 编码为 "?" 或 "2", 则需重新核对这些条目, 判断是否可改为 "3"。]	标准 A [**F36**] 和 B(1) [**F37**] 或 B(2) [**F38**] 编码为 "3"。	1　　　　　3 **跳至** *既往惊恐障碍* **F41**, 见下　目前惊恐障碍	F39
若以下信息尚未知: 你第一次发生惊恐发作时年龄多大?	惊恐障碍发病年龄 (若未知, 编码 "99")。	＿＿ ＿＿ **岁** **跳至** *广场恐惧症* **F.9**	F40

既往惊恐障碍

你最后有 (惊恐障碍症状) 是什么时候?	上次出现惊恐障碍症状距本次访谈的月数。 *注: 惊恐障碍症状包括担心再次发作和存在相关不良变化。*	＿＿ ＿＿ ＿＿ **月**	F41
若以下信息尚未知: 你第一次出现惊恐发作时年龄多大?	惊恐障碍发病年龄 (若未知, 编码 "99")。	＿＿ ＿＿ **岁** **跳至** *广场恐惧症* **F.9**	F42

?=资料不足　　　　　1=无或否　　　　　2=阈下　　　　　3=阈上或是　　　　　213

可预期的惊恐发作	记录惊恐障碍标注的诊断背景			
是否仅出现过 1 次不可预期的惊恐发作且从无可预期的惊恐发作?		1	3	F43
		跳至 *广场恐惧症* 接下页		
你在哪种情境下会有惊恐发作? *若以下信息尚未知, 可询问:*	标明惊恐发作的背景类型: *注: 在评估下列障碍是否伴有惊恐发作标注时 (标注位置见括号中的页码), 可参考此处的编码。*			
惊恐发作是否在你 (抑郁/自用词**) 时出现的?**	抑郁心境 (重性抑郁障碍, D.19 [**D77**]; 在双相及相关障碍的重性抑郁发作背景下, D.17 [**D67**]; 持续性抑郁障碍, A.66 [**A363**])	1	3	F44
惊恐发作是否在你 (情绪高涨/易激惹/自用词**) 时出现的?**	躁狂或轻躁狂症状 (在双相及相关障碍的躁狂发作 D.16 [**D63**] 或轻躁狂发作 D.18 [**D68**] 的背景下)	1	3	F45
惊恐发作是否在你因某事感到焦虑时出现的, 如社交场合或当你不得不面对你害怕的事物时?	社交场合 (社交焦虑障碍, F.20 [**F111**])	1	3	F46
	恐惧情境 (特定恐惧症, F.24 [**F136**])	1	3	F47
	慢性广泛性焦虑和担心 (目前广泛性焦虑障碍, F.30 [**F163**])	1	3	F48
	与依恋的对象分离 (分离焦虑障碍, F.41 [**F207**])	1	3	F49
在惊恐发作时, 你有喝酒或者服用毒品或药物的习惯吗?	物质/药物所致 (物质/药物所致的焦虑障碍, F.5 [**F32**], F.18 [**F100**], F.29 [**F159**], F.35 [**F184**], F.45 [**F218**])	1	3	F50
在惊恐发作时, 你患有躯体疾病吗?	由于其他躯体疾病所致 (由于其他躯体疾病所致的焦虑障碍, F.4 [**F27**], F.17 [**F95**], F.28 [**F155**], F.34 [**F180**], F.44 [**F213**])	1	3	F51
惊恐发作在其他情况下出现过吗?	与强迫思维或行为相关 (强迫症, G.9 [**G31**])	1	3	F52
	囤积相关 (囤积障碍, G.15 [**G55**])	1	3	F53
	与躯体变形障碍相关 (躯体变形障碍, G.19 [**G73**])	1	3	F54
	暴露于创伤性回忆 (急性应激障碍, L.15 [**L111**]; 创伤后应激障碍, L.27 [**L175**])	1	3	F55
		跳至 *广场恐惧症* 接下页		

广场恐惧症	广场恐惧症诊断标准 见 DSM-5 中文版第 210—214 页						

是否使用扫描模块?			1		3		F56
					跳至 **F58**, 见下		
在你一生任何时候，你是否有非常担心或害怕的场合，例如，一个人出门、处于人群中、去商店、排队、乘坐公共汽车或火车等?	调查对象承认有过广场恐惧症样症状。		1		3		F57
			跳至 ***社交焦虑障碍*** F.14		跳至 **F59**, 见下		
扫描问题 **S2** 是否编码为 "3"? *若是:* 你说过你曾有非常担心或害怕的场合，例如，一个人出门、处于人群中、去商店、排队、乘坐公共汽车或火车等。			1		3		F58
			跳至 ***社交焦虑障碍*** F.14				

跟我讲一讲你害怕的场合。 *若以下信息尚未知:* **你有过害怕或者担心……**	A. 对下列 5 种场合中的 2 种或以上感到明显的害怕或焦虑:					
……乘坐出租车、公共汽车、地铁、火车、轮船或飞机吗?	1. 乘坐公共交通工具 (例如，出租车、汽车、公共汽车、地铁、火车、轮船、飞机)。	?	1	2	3	F59
……处于开放的场所，例如，停车场、集市或桥梁吗?	2. 处于开放的空间 (例如，停车场、集市、桥梁)。	?	1	2	3	F60
……处于封闭的空间，例如，商店、剧院或购物中心吗?	3. 处于封闭的空间 (例如，商店、剧院、电影院)。	?	1	2	3	F61
……排队或处于人群中吗?	4. 排队或处于人群之中。	?	1	2	3	F62
……独自离家吗?	5. 独自离家。	?	1	2	3	F63

[注: 如果在上述编码为 "?" 或 "2" 的条目改为 "3" 时才可能达到 2 项，则需重新核对这些条目。]	上述 5 项中至少 2 项编码为 "3"。		1		3		F64
			跳至 ***社交焦虑障碍*** F.14		接下页		

?=资料不足   1=无或否   2=阈下   3=阈上或是

F

你为什么一直在回避（编码为"3"的场合）**？你害怕会发生什么？** *若以下信息尚未知：* 　　**你害怕在你必须离开**（回避的场合）**时难以离开吗？因为……** 　　　　**……你会突然出现惊恐发作？** 　　　　**……会发生一些令人窘迫的事情，例如，大小便失禁或呕吐？** 　　　　**……会受到某种方式的伤害，例如跌倒或昏倒？** 　　**你担心一旦出现这些情况，会没有人可以帮助你吗？**	B. 个体害怕或回避这些场合是因为想到一旦出现惊恐样症状时或者其他失去功能或窘迫的症状时（例如，老年人害怕摔倒，害怕大小便失禁）难以逃离或得不到帮助。	?　　1　　2　　3 跳至 ***社交焦 虑障碍*** F.14	F65
当你处于（编码为"3"的场合），**你几乎总是感到恐惧或焦虑吗？**	C. 广场恐惧场合几乎总是触发害怕或焦虑。	?　　1　　2　　3 跳至 ***社交焦 虑障碍*** F.14	F66
你会想尽办法回避这些场合吗？ 　*若否：* **只有在你熟悉的人陪伴下你才能进入上述的场合吗？** 　　*若否：* **当你不得不在这些场合之一时，你会感到强烈的害怕或焦虑吗？**	D. 个体主动回避广场恐惧场合、需要人陪伴或者需忍受强烈的害怕或焦虑。	?　　1　　2　　3 跳至 ***社交焦 虑障碍*** F.14	F67
若以下信息尚未知： 　　**当你处于**（编码为"3"的场合）**时，你觉得有危险或对你的安全有威胁吗？（跟我讲一讲。）**	E. 这种害怕或焦虑与广场恐惧场合所造成的实际危险和社会文化环境不相称。	?　　1　　2　　3 跳至 ***社交焦 虑障碍*** F.14	F68
你对（编码为"3"的场合）**的害怕或回避持续了多久？（至少有 6 个月吗？）**	F. 这种害怕、焦虑或回避通常持续至少 6 个月。	?　　1　　2　　3 跳至 ***社交焦 虑障碍*** F.14	F69

　　　　?=资料不足　　　　1=无或否　　　　2=阈下　　　　3=阈上或是

F

若以下信息尚未知: (广场恐惧症症状) **对你的生活有什么影响?** <u>*根据需要询问以下问题来评估标准 G:*</u> (广场恐惧症症状) **对你与他人的关系或者交流有什么影响?(有没有导致你与家人、恋爱对象及朋友的关系出现问题?)** (广场恐惧症症状) **对你的工作/学习、照顾家人或处理家中事情的能力有什么影响?对你参与那些你认为重要的事情有什么影响,例如,宗教活动、体育锻炼或兴趣爱好?** (广场恐惧症症状) **有没有影响到你生活的其他重要方面?** *若广场恐惧症症状并未影响到生活:* (广场恐惧症症状) **给你造成了多大程度的困扰或烦恼?**	G. 这种害怕、焦虑或回避引起有临床意义的痛苦,或者导致社交、职业或其他重要功能方面的损害。	?　1　2　3 跳至 ***社交焦虑障碍*** F.14 F70
若患有以失去功能的症状为特点的一般躯体疾病: **你回避**(编码为"3"的场合)**和你的**(躯体疾病)**相关吗?[跟我讲一讲。**(失去功能的症状) **实际发生在**(编码为"3"的场合)**有多频繁?]**	H. 即使有其他躯体疾病(例如,炎症性肠病、帕金森病)存在,这种害怕、焦虑或回避也是明显过度的。	?　1　2　3 跳至 ***社交焦虑障碍*** F.14 F71

F

若有必要，在完成强迫症及相关障碍和创伤及应激相关障碍模块后返回此处重新评估。	I. 这种害怕、焦虑或回避不能用其他精神障碍的症状来更好地解释——例如，不能仅限于情境型的特定恐惧症症状，不能仅涉及社交场合 (例如，社交焦虑障碍)，也不仅仅关于强迫思维 (例如，强迫症)、感受到的躯体外形缺陷或瑕疵 (例如，躯体变形障碍)、创伤性事件的提示物 (例如，创伤后应激障碍) 或害怕离别 (例如，分离焦虑障碍) 等。 *注: 若害怕仅限于 1 个或极少数特定情境考虑诊断特定恐惧症; 或害怕仅限于社交场合考虑诊断社交焦虑障碍。*	? 1 3 F72 跳至 ***社交焦虑障碍*** F.14
[注: 如果 F65—F72 中有条目编码为 "?" 或 "2"，则需重新核对这些条目，判断是否可改为 "3"。]	广场恐惧症诊断标准 A [**F64**], B [**F65**], C [**F66**], D [**F67**], E [**F68**], F [**F69**], G [**F70**], H [**F71**] 和 I [**F72**] 均编码为 "3"。	1 3 F73 跳至 ***社交焦虑障碍*** F.14 广场恐惧症; 接下页

F

广场恐惧症时序

若以下信息尚未知, 可询问: **在最近 6 个月内, 从** (6 个月前) **至今, 你是否有非常担心或害怕的场合, 例如, 一个人出门、处于人群中、去商店、排队、乘坐公共汽车或火车等?**	A. 在最近 6 个月内, 对 2 种或以上的场合感到明显的害怕或焦虑。	?　　1　　　3 ┌─────────┐ │ 跳至 *既往广场恐惧症* F79, 见下 │ └─────────┘	F74
从 (6 个月前) **至今, 你会想尽办法回避这些场合吗?** 　*若否:* **只有在你熟悉的人陪伴下你才能进入这些场合吗?** 　　*若否:* **当你不得不在这些场合之一时, 你会感到强烈的害怕或焦虑吗?**	D. 在最近 6 个月内, 个体主动回避广场恐惧情境, 需要人陪伴或者需忍受强烈的害怕或焦虑。	?　　1　　　3 ┌─────────┐ │ 跳至 *既往广场恐惧症* F79, 见下 │ └─────────┘	F75
在最近 6 个月内, 从 (6 个月前) **至今,** (广场恐惧症症状) **对你的生活有什么影响?** *若广场恐惧症症状并未影响到生活:* **在最近 6 个月内, 从** (6 个月前) **至今,** (广场恐惧症症状) **给你造成了多大程度的困扰或烦恼?**	G. 在最近 6 个月内, 这种害怕、焦虑或回避引起有临床意义的痛苦, 或者导致社交、职业或其他重要功能方面的损害。	?　　1　　　3 ┌─────────┐ │ 跳至 *既往广场恐惧症* F79, 见下 │ └─────────┘	F76

目前广场恐惧症

[注: 如果 F74、F75 或 F76 编码为 "?", 则需重新核对这些条目, 判断是否可改为 "3"。]	诊断标准 A [F74], D [F75] 和 G [F76] 均编码为 "3"。	1　　　　3 ┌──┐　┌──┐ │跳至 *既往广场恐惧症* F79, 见下│目前广场恐惧症│ └──┘　└──┘	F77
若以下信息尚未知: **你第一次出现** (广场恐惧症症状) **时年龄多大?**	广场恐惧症发病年龄 (若未知, 编码"99")。	＿＿ 岁 ┌─────────┐ │ 跳至 *社交焦虑障碍*, 接下页 │ └─────────┘	F78

既往广场恐惧症

你最后有 (任何广场恐惧症症状) **是在什么时候?**	最后存在广场恐惧症症状距本次访谈的月数。	＿＿＿ 月	F79
若以下信息尚未知: **你第一次出现** (广场恐惧症症状) **时年龄多大?**	广场恐惧症发病年龄 (若未知, 编码"99")。	＿＿ 岁 ┌──┐ │接下页│ └──┘	F80

?=资料不足	1=无或否	2=阈下	3=阈上或是	219

社交焦虑障碍	**社交焦虑障碍诊断标准** 见 DSM-5 中文版第 194—200 页		
是否使用扫描模块?		1　　　　3 　　　 跳至 **F83**, 见下	F81
在你一生的任何时候, 你是否在社交场合特别紧张或焦虑, 例如, 和别人对话或与不熟悉的人见面? 　*若否:* **当有别人在场时, 你是否害怕做某些事情或做起来非常不自在, 例如, 说话、吃东西、写字或使用公共卫生间?**	调查对象承认有过社交焦虑障碍样症状。	1　　　　3 跳至 ***特定恐惧症*** F.21　　跳至 **F85**, 见下	F82
扫描问题 **S3** 是否编码为 "3"? 　*若是:* **你说过你曾在社交场合特别紧张或害怕, 例如, 和别人对话或与不熟悉的人见面。**		1　　　　3	F83
扫描问题 **S4** 是否编码为 "3"? 　*若是:* **你(还)说过你曾在别人面前害怕做某些事情或做起来非常不自在, 例如, 说话、吃东西、写字或使用公共卫生间。**		1　　　　3 若 **F83** 和 **F84** 均编码为 "1", 跳至 ***特定恐惧症*** F.21	F84
跟我讲一讲。告诉我这种情况发生时的一些例子。(例如, 对话, 与陌生人见面或者在人前吃东西、喝酒、表演或上公共卫生间。)	A. 个体对可能被他人审视的一种或多种场合有明显的害怕或焦虑。例如, 社交互动 (如对话或与不熟悉的人见面)、被观看 (如吃或喝的时候) 以及在他人面前表演 (如演讲时)。 *注: 若害怕或焦虑仅限于公共演讲并且在正常范围, 则编码为 "1"。*	?　1　2　3 跳至 ***特定恐惧症*** F.21	F85

当你处于 (害怕的社交或表演场合) **时，你害怕会发生什么事情？** (你害怕因为你要说的话或你要做的行为而尴尬吗？你害怕这会导致别人拒绝你吗？因为你要说的话或你要做的行为会导致别人不舒服或被冒犯吗？)	B. 个体害怕自己的言行或呈现的焦虑症状会遭到负性的评价 (即被羞辱或尴尬，导致被拒绝或冒犯他人)。	?　　1　　2　　3 跳至 *特定恐惧症* F.21	F86
当你处于 (害怕的社交或表演场合) **时，你几乎总是感到害怕吗？**	C. 社交场合几乎总是触发害怕或焦虑。	?　　1　　2　　3 跳至 *特定恐惧症* F.21	F87
若以下信息尚未知： **你是否想尽办法回避** (害怕的社交或表演场合)**？** *若否：* **忍受** (害怕的社交或表演场合) **对你来说有多困难？**	D. 回避社交场合，或是带着强烈的害怕或焦虑去忍受。	?　　1　　2　　3 跳至 *特定恐惧症* F.21	F88
若以下信息尚未知： **就你看来，** (在社交场合表现不佳) **的后果会是什么？** (这些场合确实有一定的危险性吗，例如，可能会遭到别人欺负或折磨？)	E. 这种害怕或焦虑与社交场合所造成的实际威胁和社会文化环境不相称。 *注：如果涉及的场合无任何实际威胁，或者害怕和焦虑远超过所处文化环境可理解的水平，应编码为"3"。*	?　　1　　2　　3 跳至 *特定恐惧症* F.21	F89
若以下信息尚未知： (社交焦虑障碍症状) **持续了多久？** (它们持续了至少 **6** 个月吗？)	F. 这种害怕、焦虑或回避通常持续至少 6 个月。	?　　1　　2　　3 跳至 *特定恐惧症* F.21	F90

F

若以下信息尚未知: 　　(社交焦虑症状) **对你的生活有什么影响?** *根据需要询问以下问题来评估标准 G:* (社交焦虑症状) **对你交朋友或认识新朋友的能力有怎样的影响?** **(对约会呢?)** (社交焦虑症状) **对你和别人的交流,尤其是不熟悉的人,有怎样的影响?** (社交焦虑症状) **对你在学校或工作单位中需要与人交流时的做事能力有怎样的影响?(对于做报告或演讲有怎样的影响?)** **你是否因为想到你将要置身于让你不舒服的场合而回避去上学或上班?** (社交焦虑症状) **对你的工作/学习、照顾家人或处理家中事情的能力有什么影响? 对你参与那些你认为重要的事情有什么影响,例如,宗教活动、体育锻炼或兴趣爱好?** (社交焦虑症状) **有没有影响到你生活的其他重要方面?** *若社交焦虑症状并未影响到生活:* 　　(社交焦虑症状) **给你造成了多大程度的困扰或烦恼?**	G. 这种害怕、焦虑或回避引起有临床意义的痛苦,或者导致社交、职业或其他重要功能方面的损害。	?　1　2　3　　F91 跳至　***特定 恐惧症* F.21**

F

若以下信息尚未知:

> **你的** (社交焦虑症状) **是什么时候开始的?**

在 (社交焦虑症状) **出现之前不久, 你有躯体疾病吗?**

> *若是:* **医生是怎么说的?**

只有在必要时询问以下问题, 用来排除其他躯体疾病所致的病因。

当 (一般躯体疾病) **开始后,** (社交焦虑症状) **有变化吗? 只是在** (一般躯体疾病) **开始后,** (社交焦虑症状) **才出现或明显加重吗? 在** (一般躯体疾病) **开始多久之后,** (社交焦虑症状) **开始出现或明显加重的?**

若一般躯体疾病已缓解:

> **当** (一般躯体疾病) **好转后,** (社交焦虑症状) **也有所好转吗?**

H. [原发性焦虑症状]

1. 这种害怕、焦虑或回避不能归因于其他躯体疾病的生理效应。

如果病史、体格检查或实验室发现的证据表明, 这次紊乱是其他躯体疾病的直接生理学后果, 而且这次紊乱不能用其他精神障碍来更好地解释, 该条目应编码为 "1"。

注: 参考 F.4 [F24] 病因学上的一般躯体疾病的清单。

注: 应考虑以下因素, 若存在, 则支持一般躯体疾病是焦虑症状的病因。

(1) 文献证据表明该种一般躯体疾病与焦虑症状之间有确切的相关性。(参考 F.4 [F24] 病因学上的一般躯体疾病的清单。)

(2) 焦虑症状的病程与该种一般躯体疾病的病程之间存在紧密的时间上的关系。

(3) 焦虑症状以异乎寻常的特征为特点 (例如, 起病年龄晚)。

(4) 缺乏其他解释 (例如, 焦虑症状是对诊断有一般躯体疾病的心理应激反应)。

?	1	3	
接下页		接下页	F92

由于其他躯体疾病所致的焦虑障碍

一般躯体疾病名称: _____   F93

最近 1 个月是否存在该障碍? (1=否, 3=是)   __   F94

(检查者判断) 是否有伴惊恐发作 (见 F.8)? (1=否, 3=是)   __   F95

跳至 F.19 [F104]

F

?=资料不足   1=无或否   2=阈下   3=阈上或是

在 (社交焦虑症状) **出现之前不久，你是否正在服用毒品、咖啡因、减肥药、其他药物或有喝酒的习惯?**

(你每天喝多少咖啡、茶或含咖啡因的饮料?)

　若是: **那时你是否已经开始使用** (物质/药物) **或者刚刚停用或减量?**

　　当你开始出现 (社交焦虑症状) **的时候，你使用多少** (物质/药物)?

只有在必要时询问以下问题，用来排除非物质所致的病因。

若以下信息尚未知:
　哪个在前，使用 (物质/药物) **还是** (社交焦虑症状)?

若以下信息尚未知:
　你是否有一段时间停用 (物质/药物)?

　若是: **在你停止使用** (物质/药物) **后，你的** (社交焦虑症状) **是否消失或有所改善?**

　　若是: **停用后多久才有所改善? 这些症状在停用后 1 个月内消失了吗?**

若以下信息尚未知:
　你是否有其他 (社交焦虑症状) **的发作?**

　若是: **有多少次? 在那些时候，你有没有使用** (物质/药物)?

2. 这种害怕、焦虑或回避不能归因于某种物质 (例如，毒品) 或药物的生理效应。

如果病史、体格检查或实验室的证据显示这次紊乱出现在下列物质中毒或戒断或者接触下列药物的期间或不久后，则编码为 "1"。

注: 参考 F.5 [F28] 病因学上的物质/药物清单。

注: 应考虑以下 3 个因素，若存在任意一条，则不支持物质/药物是焦虑症状的病因，编码为 "3"; 若每条都不符合，编码为 "1" (表明由物质/药物所致)。

(1) 症状出现在开始使用物质/药物之前。

(2) 在急性戒断或重度中毒结束之后，症状仍持续足够长的时间 (例如，约 1 个月)。

(3) 有其他证据表明该次发作为独立的、非物质/药物所致的焦虑障碍 (例如，有反复出现的与非物质/药物相关的发作病史)。

	?	1	3	F96
	接下页		接下页	

物质/药物所致的焦虑障碍

物质/药物名称:＿＿＿＿＿　F97

标明该次焦虑发作的发生背景(填写 1—3): ＿　F98
　1) **于中毒期间起病**
　2) **于戒断期间起病**
　3) **于非中毒性使用后起病**

最近 1 个月是否存在该障碍? (1=否, 3=是) ＿　F99

(检查者判断) 是否有伴惊恐发作 (见 F.8)? (1=否, 3=是) ＿　F100

跳至 **F104**, 见下页

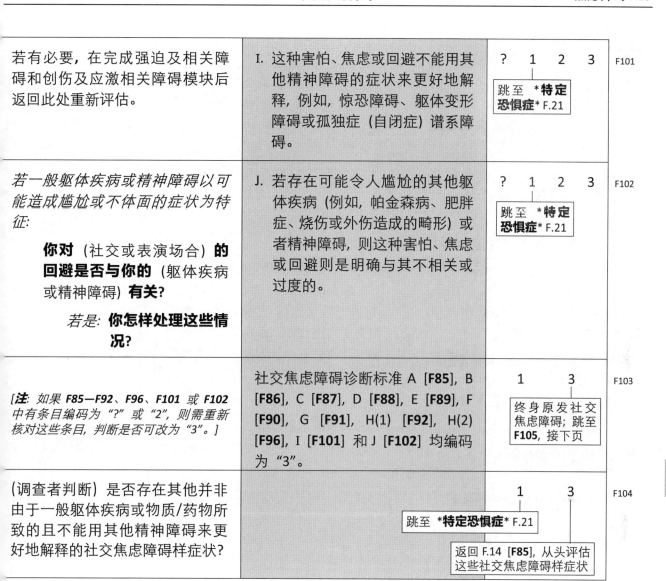

若有必要，在完成强迫及相关障碍和创伤及应激相关障碍模块后返回此处重新评估。	I. 这种害怕、焦虑或回避不能用其他精神障碍的症状来更好地解释，例如，惊恐障碍、躯体变形障碍或孤独症（自闭症）谱系障碍。	?　1　2　3　　F101 跳至 ***特定恐惧症*** F.21
若一般躯体疾病或精神障碍以可能造成尴尬或不体面的症状为特征: **你对**（社交或表演场合）**的回避是否与你的**（躯体疾病或精神障碍）**有关?** 　　*若是: **你怎样处理这些情况?***	J. 若存在可能令人尴尬的其他躯体疾病（例如，帕金森病、肥胖症、烧伤或外伤造成的畸形）或者精神障碍，则这种害怕、焦虑或回避则是明确与其不相关或过度的。	?　1　2　3　　F102 跳至 ***特定恐惧症*** F.21
*[**注**: 如果 F85—F92、F96、F101 或 F102 中有条目编码为 "?" 或 "2"，则需重新核对这些条目，判断是否可改为 "3"。]*	社交焦虑障碍诊断标准 A [**F85**], B [**F86**], C [**F87**], D [**F88**], E [**F89**], F [**F90**], G [**F91**], H(1) [**F92**], H(2) [**F96**], I [**F101**] 和 J [**F102**] 均编码为 "3"。	1　　　3　　F103 终身原发社交焦虑障碍; 跳至 **F105**, 接下页
（调查者判断）是否存在其他并非由于一般躯体疾病或物质/药物所致的且不能用其他精神障碍来更好地解释的社交焦虑障碍样症状?		1　　　3　　F104 跳至 ***特定恐惧症*** F.21 返回 F.14 [**F85**], 从头评估这些社交焦虑障碍样症状

F

?=资料不足　　　　1=无或否　　　　2=阈下　　　　3=阈上或是　　　225

社交焦虑障碍时序

若以下信息尚未知: **在最近 6 个月内, 从** (6 个月前) **至今, 你还害怕或回避** (上述社交场合) **吗?**	A. 在最近 6 个月内, 在一种或多种社交场合产生显著的害怕或焦虑。	?　　1　　3 跳至 *既往社交焦虑障碍* F112, 见下	F105
在最近 6 个月内, 从 (6 个月前) **至今, 你会想尽办法回避** (害怕的社交场合) **吗?** 　　*若否:* **在最近 6 个月内, 忍受** (害怕的社交场合) **对你来说有多困难?**	D. 在最近 6 个月内, 回避社交场合, 或者带着强烈的害怕或焦虑去忍受。	?　　1　　3 跳至 *既往社交焦虑障碍* F112, 见下	F106
在最近 6 个月内, (社交焦虑症状) **对你的生活有什么影响?** *若社交焦虑障碍并未影响到生活:* 　　**在最近 6 个月内,** (社交焦虑障碍症状) **给你造成了多大程度的困扰或烦恼?**	G. 在最近 6 个月内, 这种害怕、焦虑或回避引起有临床意义的痛苦, 或者导致社交、职业或其他重要功能方面的损害。	?　　1　　3 跳至 *既往社交焦虑障碍* F112, 见下	F107

目前社交焦虑障碍

[注: 如果 F105、F106 或 F107 编码为 "?", 则需重新核对这些条目, 判断是否可改为 "3"。]	诊断标准 A [F105], D [F106] 和 G [F107] 均编码为 "3"。	1　　　　3 跳至 *既往社交焦虑障碍* F112, 见下 ／ 目前社交焦虑障碍	F108
若以下信息尚未知: 　　**你第一次出现** (社交焦虑障碍症状) **时年龄多大?**	社交焦虑障碍发病年龄 (若未知, 编码 "99")。	＿＿ ＿＿ **岁**	F109
(检查者判断) 是否仅限于表演?	**仅限于表演**: 这种害怕仅出现在公共场合演讲或表演。	1　　　　3	F110
(检查者判断) 是否有伴惊恐发作? *若以下信息尚未知:* 　　**在最近 1 个月内, 你有过惊恐发作吗?**	**伴惊恐发作**: 在最近 1 个月内, 在目前社交焦虑障碍背景下有 1 次或多次的惊恐发作 (参考 F.8), 但从不符合惊恐障碍诊断标准。	1　　　　3 跳至 *特定恐惧症* 接下页	F111

既往社交焦虑障碍

你最后有 (任何社交焦虑障碍症状) **是在什么时候?**	最后存在社交焦虑障碍症状距本次访谈的月数。	＿＿ ＿＿ **月**	F112
若以下信息尚未知: 　　**你第一次出现** (社交焦虑障碍症状) **时年龄多大?**	社交焦虑障碍症状发病年龄 (若未知, 编码 "99")。	＿＿ ＿＿ **岁** 跳至 *特定恐惧症* 接下页	F113

特定恐惧症	特定恐惧症诊断标准 见 DSM-5 中文版第 189—194 页		
是否使用扫描模块?		1 3 跳至 **F116**, 见下	F114
在你一生的任何时候, 是否有些事情让你感到特别焦虑或害怕, 例如, 乘飞机、见血、打针、在高处、处于封闭空间或者看见某种动物或昆虫?	调查对象承认有过特定恐惧症样症状。	1 3 跳至 ***目前广泛性焦虑障碍*** F.25 跳至 **F117**, 见下	F115
扫描问题 **S5** 是否编码为 "3"? *若是:* **你说过曾有些让你感到特别焦虑或害怕的事情, 例如, 乘飞机、见血、打针、在高处、处于封闭空间或者看见某种动物或昆虫。**		1 3 跳至 ***目前广泛性焦虑障碍*** F.25	F116
请你跟我讲一讲你害怕的事情。	A. 对于特定的事物或情境 (例如, 乘飞机、高处、动物、打针、见血) 产生显著的害怕或焦虑。	? 1 2 3 跳至 ***目前广泛性焦虑障碍*** F.25	F117
你面对 (恐惧刺激) **时几乎总会立即感到害怕或焦虑吗?**	B. 恐惧的事物或情境几乎总是能够触发立即的害怕或焦虑。	? 1 2 3 跳至 ***目前广泛性焦虑障碍*** F.25	F118
你会想尽办法回避 (恐惧刺激) **吗?(你因为害怕而没完成本来会完成的事情吗?)** *若否:* **面对** (恐惧刺激) **时, 你感到多难受?**	C. 对恐惧的事物或情境主动地回避, 或是带着强烈的害怕或焦虑去忍受。	? 1 2 3 跳至 ***目前广泛性焦虑障碍*** F.25	F119

若恐惧刺激有可能是危险的:
   你觉得面对 (恐惧刺激) **对你来说实际上有多危险?**
   你认为你对 (恐惧刺激) **的害怕超过了你对其实际危险应有的害怕吗?**
	D. 这种害怕或焦虑与特定事物或情境所引起的实际危险及社会文化环境不相称。	? 1 2 3
		跳至 ***目前广泛性焦虑障碍*** F.25
			F120

F

?=资料不足   1=无或否   2=阈下   3=阈上或是

若以下信息尚未知： **你有这种害怕多长时间了？（持续了至少 6 个月吗？）**	E. 这种害怕、焦虑或回避通常持续至少 6 个月。	?　　1　　2　　3 跳至 ***目前广泛性焦虑障碍*** F.25
若以下信息尚未知： 　(恐惧症症状) **对你的生活有什么影响？** *根据需要询问以下问题来评估标准 F：* (恐惧症症状) **对你与他人的关系或者交流有什么影响？（有没有导致你与家人、恋爱对象及朋友的关系出现问题？）** (恐惧症症状) **对你的工作/学习有什么影响？（你工作/学习的考勤怎么样？）** (恐惧症症状) **对你参与那些你认为重要的事情有什么影响，例如，宗教活动，体育锻炼或者兴趣爱好？** 　*若为血液-注射-损伤型：* 　　**你因为** (恐惧症症状) **回避看牙医或医生吗？（这对你的健康有什么影响？）** (恐惧症症状) **有没有影响到你生活的其他重要方面？** *若恐惧症症状并未影响到生活：* 　　(恐惧症症状) **给你造成了多大程度的困扰或烦恼？**	F. 这种害怕、焦虑或回避引起有临床意义的痛苦，或者导致社交、职业或其他重要功能方面的损害。	?　　1　　2　　3 跳至 ***目前广泛性焦虑障碍*** F.25
若有必要，在完成强迫及相关障碍和创伤及应激相关障碍模块后返回该条目重新评估。	G. 这种害怕、焦虑或回避不能用其他精神障碍的症状来更好地解释，例如，不仅仅针对的是广场恐惧症的惊恐样症状或其他功能丧失症状、社交焦虑障碍中的社交场合、强迫症中的强迫思维对象、创伤后应激障碍中的创伤性事件提示物或者分离焦虑障碍中的离家或离开依恋对象。	?　　1　　3 跳至 ***目前广泛性焦虑障碍*** F.25

F121

F122

F123

[*注*: *如果* **F117—F123** *中有条目编码为* "?" *或* "2", *则需重新核对这些条目, 判断是否可改为* "3"。]	特定恐惧症诊断标准 A [**F117**], B [**F118**], C [**F119**], D [**F120**], E [**F121**], F [**F122**] 和 G [**F123**] 均编码为 "3"。	1 跳至 ***目前广泛性焦虑障碍** * F.25	3 终身原发特定恐惧症; 继续下一项	F124

特定恐惧症时序

若以下信息尚未知: **在最近 6 个月内, 从** (6 个月前) **至今, 你还一直害怕或回避** (上述恐惧情境) **吗?**	A. 在最近 6 个月内, 对于特定的事物或情境产生显著的害怕或焦虑。	? 1 3 跳至 ***既往特定恐惧症***, 见下页		F125
在最近 6 个月内, 从 (6 个月前) **至今, 你想尽办法回避** (恐惧刺激) **吗? (你因为害怕而没完成本来会完成的事情吗?)** *若否:* **在最近 6 个月内, 忍受** (恐惧刺激) **对你来说有多困难?**	C. 在最近 6 个月内, 主动地回避恐惧情境, 或是带着强烈的害怕或焦虑去忍受。	? 1 3 跳至 ***既往特定恐惧症***, 见下页		F126
在最近 6 个月内, (恐惧症症状) **对你的生活有什么影响?** *若恐惧症症状并未影响到生活:* **在最近 6 个月内,** (恐惧症状) **给你造成了多大程度的困扰或烦恼?**	F. 在最近 6 个月内, 这段时间的害怕、焦虑或回避引起有临床意义的痛苦, 或者导致社交、职业或其他重要功能方面的损害。	? 1 3 跳至 ***既往特定恐惧症***, 见下页		F127

F

?=资料不足   1=无或否   2=阈下   3=阈上或是   229

目前特定恐惧症			
[*注: 如果 F125、F126 或 F127 编码为 "?",则需重新核对这些条目, 判断是否可改为 "3"。*]	诊断标准 A [F125], C [F126] 和 F [F127] 均编码为 "3"。	**1** 跳至 ***既往特定恐惧症*** F137, 见下	**3** 目前特定恐惧症; 继续下一项	F128
若以下信息尚未知: **你第一次出现**(特定恐惧症症状)**时年龄多大?**	特定恐惧症发病年龄 (若未知, 编码 "99")。	__ __ **岁**		F129
逐个判断中间列的情境是否为恐惧刺激源:	**动物型:** 蜘蛛、昆虫、狗等。	1	3	F130
	自然环境型: 高处、暴风雨、水等。	1	3	F131
	血液-注射-损伤型: 针头、侵入性医疗操作等。	1	3	F132
	情境型: 飞机、电梯、封闭空间等。	1	3	F133
	其他: 可能导致哽噎或呕吐的情况等。描述:_____	1	3	F134 F135
(检查者判断) 是否有伴惊恐发作? *若以下信息尚未知:* **在最近1个月内, 你有过惊恐发作吗?**	**伴惊恐发作:** 在最近 1 个月内, 在目前特定恐惧症背景下有1次或多次的惊恐发作 (见 F.8), 但从不符合惊恐障碍诊断标准。	**1**	**3** 跳至 ***目前广泛性焦虑障碍***, 接下页	F136

既往特定恐惧症			
你最后有(任何特定恐惧症症状)**是在什么时候?**	最后存在特定恐惧症症状距本次访谈的月数。	__ __ __ **月**		F137
若以下信息尚未知: **你第一次出现**(特定恐惧症症状)**时年龄多大?**	特定恐惧症发病年龄 (若未知, 编码 "99")。	__ __ **岁** 跳至 ***目前广泛性焦虑障碍***, 接下页		F138

目前广泛性焦虑障碍	广泛性焦虑障碍诊断标准 见 DSM-5 中文版第 214—218 页		
是否使用扫描模块?		1　　　3 跳至 **F141**, 见下	F139
在最近几个月内, 你是否在很多时候感到焦虑和担心?(跟我讲一讲。)	调查对象承认目前有过广泛性焦虑障碍样症状。	1　　　3 跳至 *既往广泛性焦虑障碍* F.31　　跳至 **F142**, 见下	F140
扫描问题 S6 是否编码为 "3"? *若是:* **你说过在最近几个月内, 你在很多时候感到焦虑和担心。跟我讲一讲。**		1　　　3 跳至 *既往广泛性焦虑障碍* F.31	F141
你担心什么样的事情?(你的工作、健康、家人、经济状况或其他小事情, 例如, 约会迟到?)你对(事件或活动)**有多担心?你还有其他担心的事情吗?** **即便没有什么原因, 你也会担心**(事件或活动)**吗?(你要比周围大多数人在同样情况下更担心吗?别人认为你担心过头了吗?你是否要比实际情况所需要的更为担心?)** **在最近 6 个月内, 从**(6 个月前)**至今, 你认为你多数日子处于担心之中吗?**	A. 在至少 6 个月的多数日子里, 对于数个事件或活动(例如, 工作或学校表现)存在过分的焦虑和担心(预期担心)。	?　1　2　3 跳至 *既往广泛性焦虑障碍* F.31	F142
当你这样担心时, 你是否很难让自己停下来或去想别的事情?	B. 个体难以控制这种担心。	?　1　2　3 跳至 *既往广泛性焦虑障碍* F.31	F143

F

?=资料不足　　　　1=无或否　　　　2=阈下　　　　3=阈上或是

现在我要问你当人们紧张或担心时通常会有的一些症状。 请想一想在最近 **6 个月内**, 从 (6 个月前) **至今, 当你感到紧张、焦虑或担心的时候……**	C. 这种焦虑和担心伴有下列 6 项症状中至少 3 项 (在最近 6 个月内, 至少有一些症状在多数日子里存在):					
……你的身体常常感到不安吗, 例如, 不能静坐? **……你常常感到忐忑或紧张吗?**	1. 坐立不安或者感到紧张或忐忑。	?	1	2	3	F144
……你常常容易疲倦吗?	2. 容易疲倦。	?	1	2	3	F145
……你是否常常注意力难以集中或头脑一片空白?	3. 注意力难以集中或头脑一片空白。	?	1	2	3	F146
……你常常容易被激惹吗?	4. 易激惹。	?	1	2	3	F147
……你常常觉得肌肉紧张吗?	5. 肌肉紧张。	?	1	2	3	F148
……你常常难以入睡或保持睡眠状态吗? 当你醒来的时候, 是否经常会因为没有睡好觉而感到疲倦?	6. 睡眠紊乱 (难以入睡或保持睡眠状态, 或休息不充分的、质量不满意的睡眠)。	?	1	2	3	F149
[*注*: 如果在上述编码为 "?" 或 "2" 的条目改为 "3" 时才可能达到 3 项, 则需重新核对这些条目。] *若以下信息尚未知:* **在最近 6 个月内出现的症状中, 例如,** (编码为 "3" 的症状), **哪些在多数日子里存在?**	至少 3 项标准 C 症状编码为 "3", 且这些症状中至少有一些在最近 6 个月的多数日子中存在。	1　　　　　　3 跳至 ***既往广泛性焦虑障碍*** F.31				F150

若以下信息尚未知:

（广泛性焦虑障碍症状）**对你的生活有什么影响?**

根据需要询问以下问题来评估标准D:

（广泛性焦虑障碍症状）**对你与他人的关系或者交流有什么影响?（有没有导致你与家人、恋爱对象及朋友的关系出现问题?）**

（广泛性焦虑障碍症状）**对你的工作/学习有什么影响?[你工作/学习的考勤怎么样?（广泛性焦虑障碍症状）有没有让你完成工作/学习更加困难?有没有影响你工作/课堂作业的质量?]**

（广泛性焦虑障碍症状）**对你处理家中事情的能力有什么影响?对你参与那些你认为重要的事情有什么影响,例如,宗教活动、体育锻炼或者兴趣爱好?你会因为感觉做不到一些事就避免去做它吗?**

（广泛性焦虑障碍症状）**有没有影响到你生活的其他重要方面?**

若广泛性焦虑障碍症状并未影响到生活:

（广泛性焦虑障碍症状）**给你造成了多大程度的困扰或烦恼?**

D. 这种焦虑、担心或躯体症状引起有临床意义的痛苦,或者导致社交、职业或其他重要功能方面的损害。

?	1	2	3	F151

跳至 *既往广泛性焦虑障碍* F.31

F

?=资料不足　　　　1=无或否　　　　2=阈下　　　　3=阈上或是

若以下信息尚未知:

(广泛性焦虑障碍症状) **是什么时候开始的?**

在你发生 (广泛性焦虑障碍症状) **之前不久, 你有躯体疾病吗?**

若是: **医生是怎么说的?**

只有在必要时询问以下问题, 用来排除其他躯体疾病所致的病因。

当 (一般躯体疾病) **开始后,** (广泛性焦虑障碍症状) **有变化吗? 只是在** (一般躯体疾病) **开始后,** (广泛性焦虑障碍症状) **才出现或明显加重吗? 在** (一般躯体疾病) **开始多久之后,** (广泛性焦虑障碍症状) **开始出现或明显加重的?**

若一般躯体疾病已缓解:

当 (一般躯体疾病) **好转后,** (广泛性焦虑障碍症状) **也有所好转吗?**

E. [原发性焦虑症状]

1. 这次紊乱不能归因于其他躯体疾病 (例如, 甲状腺功能亢进症) 的生理效应。

如果病史、体格检查或实验室发现的证据表明, 这次紊乱是其他躯体疾病的直接生理学后果, 而且这次紊乱不能用其他精神障碍来更好地解释, 该条目应编码为 "1"。

注: 参考 F.4 [F24] 病因学上的一般躯体疾病的清单。

注: 应考虑以下因素, 若存在, 则支持一般躯体疾病是焦虑症状的病因。

(1) 文献证据表明该种一般躯体疾病与焦虑症状之间有确切的相关性。(参考 F.4 [F24] 病因学上的一般躯体疾病的清单。)

(2) 焦虑症状的病程与该种一般躯体疾病的病程之间存在紧密的时间上的关系。

(3) 焦虑症状以异乎寻常的特征为特点 (例如, 起病年龄晚)。

(4) 缺乏其他解释 (例如, 焦虑症状是对诊断有一般躯体疾病的心理应激反应)。

	?	1	3	F152
		接下页	接下页	

由于其他躯体疾病所致的焦虑障碍

一般躯体疾病名称:＿＿＿＿＿＿＿＿ F153

最近 1 个月是否存在该障碍? (1=否, 3=是) ＿＿ F154

(检查者判断) 是否有伴惊恐发作 (见 F.8)? (1=否, 3=是) ＿＿ F155

跳至 ***既往广泛性焦虑障碍*** F.31

F

就在你发生（广泛性焦虑障碍症状）**之前不久，你是否正在服用毒品、咖啡因、减肥药、其他药物或有喝酒的习惯？**

（你每天喝多少咖啡、茶或含咖啡因的饮料？）

若是： **那时你是否已经开始使用**（物质/药物）**或者刚刚停用或减量？**

当你开始出现（广泛性焦虑障碍症状）**的时候，你使用多少**（物质/药物）？

只有在必要时询问以下问题，用来排除非物质所致的病因。

若以下信息尚未知：
哪个在前，使用（物质/药物）**还是**（广泛性焦虑障碍症状）？

若以下信息尚未知：
你是否有一段时间停用（物质/药物）？

若是： **在你停止使用**（物质/药物）**后，你的**（广泛性焦虑障碍症状）**是否消失或有所改善？**

若是： **停用后多久才有所改善？这些症状在停用后 1 个月内消失了吗？**

若以下信息尚未知：
你是否有其他（广泛性焦虑障碍症状）**的发作？**

若是： **有多少次？在那些时候，你有没有使用**（物质/药物）？

2. 这次紊乱不能归因于某种物质（例如，毒品）或药物的生理效应。

如果病史、体格检查或实验室的证据显示这次紊乱出现在下列物质中毒或戒断或者接触下列药物的期间或不久后，则编码为 "1"。

注： 参考 F.5 **[F28]** 病因学上的物质/药物清单。

注： 应考虑以下 3 个因素，若存在任意一条，则不支持物质/药物是焦虑症状的病因，编码为 "3"；若每条都不符合，编码为 "1"（表明由物质/药物所致）。

(1) 症状出现在开始使用物质/药物之前。

(2) 在急性戒断或重度中毒结束之后，症状仍持续足够长的时间（例如，约 1 个月）。

(3) 有其他证据表明该次发作为独立的、非物质/药物所致的焦虑障碍（例如，有反复出现的与非物质/药物相关的发作病史）。

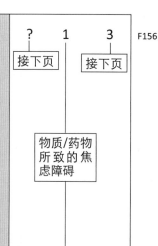

F156

物质/药物所致的焦虑障碍

物质/药物名称：＿＿＿＿＿＿＿＿＿＿＿　　F157

最近 1 个月是否存在该障碍？(1=否, 3=是)　＿　F158

(检查者判断)是否有伴惊恐发作（见 F.8）? (1=否, 3=是)　＿　F159

跳至 *既往广泛性焦虑障碍* F.31

若有必要，在完成强迫及相关障碍、喂食及进食障碍以及躯体症状障碍模块后返回此处重新评估。	F. 这次焦虑或担心不能用其他精神障碍来更好地解释（例如，对下列情况感到焦虑或担心：惊恐障碍中的惊恐发作，社交焦虑障碍中的负性评价，强迫症中的被污染或其他强迫思维，分离焦虑障碍中的与依恋对象的离别，创伤后应激障碍中的创伤性事件的提示物，神经性厌食中的体重增加，躯体症状障碍中的躯体不适，躯体变形障碍中的感到外貌存在瑕疵，疾病焦虑障碍中的感到有严重的疾病，或者精神分裂症或妄想障碍中的妄想信念的内容）。	?　　　1　　　3 跳至 ***既往广泛性焦虑障碍*** F.31	F160
[注：如果 F142、F143、F151、F152、F156 或 F160 编码为 "?" 或 "2"，则需重新核对这些条目，判断是否可改为 "3"。]	广泛性焦虑障碍诊断标准 A [F142], B [F143], C [F150], D [F151], E(1) [F152], E(2) [F156] 和 F [F160] 均编码为 "3"。	1　　　　3 跳至 ***既往广泛性焦虑障碍*** F.31　｜　目前广泛性焦虑障碍，继续下一项	F161
若以下信息尚未知： **你第一次出现**（广泛性焦虑障碍症状）**时年龄多大？**	广泛性焦虑障碍发病年龄（若未知，编码 "99"）	＿＿ **岁**	F162
(检查者判断) 是否有伴惊恐发作？ *若以下信息尚未知：* **在最近 1 个月内，你有过惊恐发作吗？**	**伴惊恐发作**：在最近 1 个月内，在目前广泛性焦虑障碍背景下有 1 次或多次的惊恐发作（见 F.8），但从不符合惊恐障碍诊断标准。	1　　　　3 跳至 ***分离焦虑障碍*** F.37	F163

既往广泛性焦虑障碍	广泛性焦虑障碍诊断标准 见 DSM-5 中文版第 214—218 页					
是否使用扫描模块?		1		3		F164
				跳至 **F166**, 见下		
在最近 6 个月之前的任何时候, 你是否在一段持续了至少几个月的时间里很多时候都感到焦虑和担心? (跟我讲一讲。)	调查对象承认既往有过广泛性焦虑障碍样症状。	1		3		F165
		跳至 ***分离焦虑障碍*** F.37		跳至 **F167**, 见下		
扫描问题 **S7** 是否编码为 "3"? *若是:* 你说过在最近 6 个月之前, 你曾在一段持续了至少几个月的时间里很多时候都感到焦虑和担心。跟我讲一讲。		1		3		F166
				跳至 ***分离焦虑障碍*** F.37		
你担心什么样的事情? (你的工作、健康、家人、经济状况或其他小事情, 例如约会迟到?) 你对 (事件或活动) 有多担心? 你还有其他担心的事情吗? 即便没有什么原因, 你也会担心 (事件或活动) 吗? (你要比周围大多数人在同样情况下更担心吗? 别人认为你担心过头了吗? 你是否要比实际情况所需要的更为担心?) 那是什么时候? 持续了多久? (至少有 6 个月吗?) 在那段时间里, 你认为你多数日子处于担心之中吗?	A. 在至少 6 个月的多数日子里, 对于数个事件或活动 (例如, 工作或学校表现) 存在过分的焦虑和担心 (预期担心)。	?	1	2	3	F167
		跳至 ***分离焦虑障碍*** F.37				
当你这样担心时, 你是否很难让自己停下来或去想别的事情?	B. 个体难以控制这种担心。	?	1	2	3	F168
		跳至 ***分离焦虑障碍*** F.37				

?=资料不足　　　　　1=无或否　　　　　2=阈下　　　　　3=阈上或是

现在我要问你当人们紧张或担心时通常会有的一些症状。 **请想一想在**（上述感到焦虑和担心的 6 个月时期）**内，当你感到紧张、焦虑或担心的时候……**	C. 这种焦虑和担心伴有下列 6 项症状中至少 3 项（在所询问的 6 个月时间段中，至少一些症状在多数日子里存在）：				
……你的身体常常感到不安吗，例如，不能静坐？ **……你常常感到忐忑或紧张吗？**	1. 坐立不安或感到紧张或忐忑。	?	1	2	3	F169
……你经常容易疲倦吗？	2. 容易疲倦。	?	1	2	3	F170
……你是否常常注意力难以集中或者头脑一片空白？	3. 注意力难以集中或头脑一片空白。	?	1	2	3	F171
……你常常容易被激惹吗？	4. 易激惹。	?	1	2	3	F172
……你常常觉得肌肉紧张吗？	5. 肌肉紧张。	?	1	2	3	F173
……你常常难以入睡或保持睡眠状态吗？当你醒来的时候，是否经常会因为没有睡好觉而感到疲倦？	6. 睡眠紊乱（难以入睡或保持睡眠状态，或休息不充分的、质量不满意的睡眠）。	?	1	2	3	F174
[**注**：如果在上述编码为"?"或"2"的条目改为"3"时才可能达到 3 项，则需重新核对这些条目。] *若以下信息尚未知：* **在**（感到焦虑和担心的 6 个月时期）**内出现的症状中，例如，**（编码为"3"的症状），**哪些在多数日子里存在？**	至少 3 项标准 C 症状编码为"3"，且这些症状中至少有一些在所询问的 6 个月时间段的多数日子中存在。	1 3 跳至 ***分离焦虑障碍* F.37**				F175

若以下信息尚未知:

　(广泛性焦虑障碍症状) **对你
的生活有什么影响?**

*根据需要询问以下问题来评估标
准D:*

(广泛性焦虑障碍症状) **对你与他
人的关系或者交流有什么影响?
(有没有导致你与家人、恋爱对象
及朋友的关系出现问题?)**

(广泛性焦虑障碍症状) **对你的工
作/学习有什么影响?[你工作/学
习的考勤怎么样?** (广泛性焦虑障
碍症状) **有没有让你完成工作/学
习更加困难?有没有影响你工作/
课堂作业的质量?]**

(广泛性焦虑障碍症状) **对你处理
家中事情的能力有什么影响?对
你参与那些你认为重要的事情有
什么影响,例如,宗教活动、体育
锻炼或者兴趣爱好?你会因为感
觉做不到一些事就避免去做它吗?**

(广泛性焦虑障碍症状) **有没有影
响到你生活的其他重要方面?**

*若广泛性焦虑障碍症状并未影响
到生活:*

　(广泛性焦虑障碍症状) **给你
造成了多大程度的困扰或烦
恼?**

D. 这种焦虑、担心或躯体症状引
起有临床意义的痛苦,或者导
致社交、职业或其他重要功能
方面的损害。

| ? | 1 | 2 | 3 | F176 |

跳至 ***分离焦
虑障碍*** F.37

F

若以下信息尚未知:

　　(广泛性焦虑障碍症状) **是什么时候开始的?**

在你发生 (广泛性焦虑障碍症状) **之前不久, 你有躯体疾病吗?**

　　若是: **医生是怎么说的?**

<u>只有在必要时</u>询问以下问题, 用来排除其他躯体疾病所致的病因。

当 (一般躯体疾病) **开始后,** (广泛性焦虑障碍症状) **有变化吗? 只是在** (一般躯体疾病) **开始后,** (广泛性焦虑障碍症状) **才出现或明显加重吗? 在** (一般躯体疾病) **开始多久之后,** (广泛性焦虑障碍症状) **开始出现或明显加重的?**

若一般躯体疾病已缓解:

　　当 (一般躯体疾病) **好转后,** (广泛性焦虑障碍症状) **也有所好转吗?**

E. [原发性焦虑症状]

1. 这次紊乱不能归因于其他躯体疾病 (例如, 甲状腺功能亢进症) 的生理效应。

如果病史、体格检查或实验室发现的证据表明, 这次紊乱是其他躯体疾病的直接生理学后果, 而且这次紊乱不能用其他精神障碍来更好地解释, 该条目应编码为 "1"。

注: 参考 F.4 [F24] 病因学上的一般躯体疾病的清单。

注: 应考虑以下因素, 若存在, 则支持一般躯体疾病是焦虑症状的病因。

　(1) 文献证据表明该种一般躯体疾病与焦虑症状之间有确切的相关性。(参考 F.4 [F24] 病因学上的一般躯体疾病的清单。)

　(2) 焦虑症状的病程与该种一般躯体疾病的病程之间存在紧密的时间上的关系。

　(3) 焦虑症状以异乎寻常的特征为特点 (例如, 起病年龄晚)。

　(4) 缺乏其他解释 (例如, 焦虑症状是对诊断有一般躯体疾病的心理应激反应)。

?	1	3	F177
	接下页	接下页	

由于其他躯体疾病所致的焦虑障碍

一般躯体疾病名称:_____	F178
最近 1 个月是否存在该障碍? (1=否, 3=是)　__	F179
(检查者判断) 是否有伴惊恐发作 (见 F.8)? (1=否, 3=是)　__	F180

跳至 F.36 [F187]

就在你发生（广泛性焦虑障碍症状）**之前不久，你是否正在服用毒品、咖啡因、减肥药、其他药物或有喝酒的习惯？**

（你每天喝多少咖啡、茶或含咖啡因的饮料？）

若是： **那时你是否已经开始使用**（物质/药物）**或者刚刚停用或减量？**

当你开始出现（广泛性焦虑障碍症状）**的时候，你使用多少**（物质/药物）**？**

只有在必要时询问以下问题，用来排除非物质所致的病因。

若以下信息尚未知：

哪个在前，使用（物质/药物）**还是**（广泛性焦虑障碍症状）**？**

若以下信息尚未知：

你是否有一段时间停用（物质/药物）**？**

若是： **在你停止使用**（物质/药物）**后，你的**（广泛性焦虑障碍症状）**是否消失或有所改善？**

若是： **停用后多久才有所改善？这些症状在停用后 1 个月内消失了吗？**

若以下信息尚未知：

你是否有其他（广泛性焦虑障碍症状）**的发作？**

若是： **有多少次？在那些时候，你有没有使用**（物质/药物）**？**

---

2. 这次紊乱不能归因于某种物质（例如，毒品）或药物的生理效应。

?	1	3	F181
接下页		接下页	

物质/药物所致的焦虑障碍

如果病史、体格检查或实验室的证据显示这次紊乱出现在下列物质中毒或戒断或者接触下列药物的期间或不久后，则编码为 "1"。

注：参考 F.5 [F28] 病因学上的物质/药物清单。

注：应考虑以下3 个因素，若存在任意一条，则不支持物质/药物是焦虑症状的病因，编码为 "3"；若每条都不符合，编码为 "1"（表明由物质/药物所致）。

(1) 症状出现在开始使用物质/药物之前。

(2) 在急性戒断或重度中毒结束之后，症状仍持续足够长的时间（例如，约 1 个月）。

(3) 有其他证据表明该次发作为独立的、非物质/药物所致的焦虑障碍（例如，有反复出现的与非物质/药物相关的发作病史）。

物质/药物名称：_____	F182

最近 1 个月是否存在该障碍？(1=否, 3=是) ___	F183

(检查者判断)是否有伴惊恐发作？(1=否, 3=是) ___	F184

跳至 **F187**，见下页

F

若有必要，在完成强迫及相关障碍、喂食及进食障碍以及躯体症状障碍模块之后返回此处重新评估。	F. 这次焦虑或担心不能用其他精神障碍来更好地解释 (例如，对下列情况感到焦虑或担心：惊恐障碍中的惊恐发作，社交焦虑障碍中的负性评价，强迫症中的被污染或其他强迫思维，分离焦虑障碍中的与依恋对象的离别，创伤后应激障碍中的创伤性事件的提示物，神经性厌食中的体重增加，躯体症状障碍中的躯体不适，躯体变形障碍中的感到外貌存在瑕疵，疾病焦虑障碍中的感到有严重的疾病，或者精神分裂症或妄想障碍中的妄想信念的内容)。	?　　1　　　3 跳至 *分离焦虑障碍*，接下页	F185
[注：如果 F167、F168、F176、F177、F181 或 F185 编码为 "?" 或 "2"，则需重新核对这些条目，判断是否可改为 "3"。]	广泛性焦虑障碍诊断标准 A [F167]，B [F168], C [F175], D [F176], E(1) [F177], E(2) [F181] 和 F [F185] 均编码为 "3"。	1　　　3 既往广泛性焦虑障碍；跳至 F188，见下	F186
(调查者判断) 是否存在其他并非由于一般躯体疾病或物质/药物所致的且不能用其他精神障碍来更好地解释的广泛性焦虑障碍样症状？		1　　　3 跳至 *分离焦虑障碍* F.37　　返回 F.31 [F167]，从头评估这次发作	F187
若以下信息尚未知: **你第一次出现** (广泛性焦虑障碍症状) **时年龄多大?**	广泛性焦虑障碍发病年龄 (若未知，编码 "99")。	＿＿ 岁 接下页	F188

分离焦虑障碍 (可选)(仅目前)	分离焦虑障碍标准 见 DSM-5 中文版第 182—186 页					
是否需要诊断分离焦虑障碍?			1 跳至 *其他特定/未 特定焦虑障碍* F.42		3	F189
是否使用扫描模块?			1		3 跳至 **F192**, 见下	F190
在最近 6 个月内, 从 (6 个月前)**至今, 你是否特别担心与你依恋的人分开, 例如, 你的父母、孩子或伴侣? (跟我讲一讲。)**	调查对象承认目前有分离焦虑障碍样症状。		1 跳至 *其他特定/未特定焦虑障碍* F.42		3 跳至 **F193**, 见下	F191
扫描问题 **S8** 是否编码为 "3"? *若是:* **你说过你在最近 6 个月内特别担心与你依恋的人分开, 例如, 你的父母、孩子或伴侣。跟我讲一讲。**			1 跳至 *其他特定/未特定焦虑障碍* F.42		3	F192
你最害怕与谁分离? *注: 询问以下问题时指的是主要依恋对象。* **在最近 6 个月内, 从** (6 个月前)**至今……** ……**当你想到要与** (主要依恋对象) **分离或你要离开家时, 你会感到不安吗? (有多频繁?)** *若否:* **当你确实与** (主要依恋对象) **分离时呢? (你会感到多不安? 这种情况发生有多频繁?)**	A. 因为担心与依恋对象分离, 个体产生与其发育阶段不相称的和过度的害怕或焦虑, 至少符合以下症状中的 3 项: 1. 当预期或经历离家或与主要依恋对象分离时, 产生反复的、过度的痛苦。	?	1	2	3	F193
……**你经常担心** (主要依恋对象) **会发生一些不好的事吗?** *若是:* **你担心** (主要依恋对象) **会发生什么事呢? (为什么会这样? 有别人这样担心吗?)**	2. 持续和过度地担心会失去主要依恋对象或担心他们可能受到伤害, 如疾病、受伤、灾难或死亡。	?	1	2	3	F194

?=资料不足 1=无或否 2=阈下 3=阈上或是

在最近 6 个月内……							
……你经常担心自己会发生一些不好的事, 导致你与 (主要依恋对象) 分开吗? *若是:* 你担心自己会发生什么事? (为什么会这样? 你有多么担心? 有别人这样担心吗?)	3. 持续和过度地担心会经历导致与主要依恋对象分离的不幸事件 (例如, 走失、被绑架、事故、生病)。	?	1	2	3	F195
……你经常很难甚至会拒绝出门或离开家吗? → *若是:* 为什么会这样? [是因为害怕离开 (主要依恋对象), 还是因为感觉家是一个安全的地方而害怕离开?] → *若否:* 你经常很难甚至会拒绝外出上学、工作或者去其他地方吗? 　　*若是:* 为什么会这样? [是否因为害怕离开 (主要依恋对象), 还是因为感觉家是一个安全的地方而害怕离开?]	4. 因害怕分离, 持续地不愿或拒绝出门、离开家、去上学、去工作或去其他地方。	?	1	2	3	F196
……即使在家, 你经常因为想到要独处或与 (主要依恋对象) 不在一起而感到焦虑或害怕吗? *若否:* 当你与 (主要依恋对象) 去其他地方时, 你通常对会与他们分开感到焦虑或害怕吗?	5. 在家或其他场合中, 对独处或与主要依恋对象分开感到持续的和过度的害怕或不愿。	?	1	2	3	F197

F

　　　?=资料不足　　　1=无或否　　　2=阈下　　　3=阈上或是

在最近 6 个月内……	6. 除非主要依恋对象在身边，否则持续地不愿或拒绝在家以外的地方睡觉。	?	1	2	3	F198

……你经常发现自己在家以外的地方难以或无法睡觉吗？[你会拒绝在朋友或亲戚家睡觉过夜吗？如果没有（主要依恋对象）**的陪同，你旅行会有困难吗？]**

若否： **当**（主要依恋对象）**不在身边时，你经常难以入睡吗？[你经常坚持要**（主要依恋对象）**陪着你直到你睡着吗？]**

……你会做与（主要依恋对象）**分离的噩梦吗？跟我讲一讲那些梦。[你会做你或者**（主要依恋对象）**走失、受伤、被绑架或无法回家的噩梦吗？]**	7. 反复做与分离主题有关的噩梦。	?	1	2	3	F199

若是： **有多频繁？**

……当你与（主要依恋对象）**分离时，你会感到身体不适吗？例如，头疼、胃疼、头晕、心跳加速或晕厥？**	8. 当与主要依恋对象分离或预期分离时，出现反复的躯体性症状主诉 (例如，头疼、胃疼、恶心、呕吐)。	?	1	2	3	F200

→ *若是：* **这种情况发生有多频繁？**

→ *若否：* **当你想到要和**（主要依恋对象）**分离时，你会感到身体不舒服吗？(这种情况发生有多频繁？)**

[注: *如果在上述编码为"?"或"2"的条目改为"3"时才可能达到 3 项，则需重新核对这些条目。]*	至少 3 项诊断标准"A"条目编码为"3"。	1	3		F201

跳至 ***其他特定/未特定焦虑障碍*** F.42

若以下信息尚未知: **你对分离的焦虑或害怕持续多久了？有 6 个月吗？**	B. 这种害怕、焦虑或回避是持续性的，儿童和青少年至少持续 4 周，成人则至少持续 6 个月。	?	1	2	3	F202

跳至 ***其他特定/未特定焦虑障碍*** F.42

F

?=资料不足　　　　1=无或否　　　　2=阈下　　　　3=阈上或是

若以下信息尚未知:	C. 这次紊乱引起有临床意义的痛苦, 或者导致社交、学业、职业或其他重要功能方面的损害。	?　1　2　3	F203

若以下信息尚未知:

　　在最近 6 个月内, 从 (6 个月前) **至今,** (分离焦虑障碍症状) **对你的生活有什么影响?**

根据需要询问以下问题来评估标准 C:

(分离焦虑障碍症状) **对你与他人的关系或者交流有什么影响?(有没有导致你与家人、恋爱对象及朋友的关系出现问题?)**

(分离焦虑障碍症状) **对你的工作/学习有什么影响? [你工作/学习的考勤怎么样?** (分离焦虑障碍症状) **有没有让你完成工作/学习更加困难? 有没有影响你工作/课堂作业的质量?]**

(分离焦虑障碍症状) **对你照顾家人或处理家中事情的能力有什么影响? 对你参与那些你认为重要的事情有什么影响, 例如, 宗教活动、体育锻炼或者兴趣爱好?**

(分离焦虑障碍症状) **有没有影响到你生活的其他重要方面?**

若分离焦虑障碍症状并未影响到生活:

　　(分离焦虑障碍症状) **给你造成了多大程度的困扰或烦恼?**

C. 这次紊乱引起有临床意义的痛苦, 或者导致社交、学业、职业或其他重要功能方面的损害。

?　1　2　3　F203

跳至 ***其他特定/未特定焦虑障碍*** F.42

	D. 这次紊乱不能用其他精神障碍来更好地解释，例如，像孤独症（自闭症）谱系障碍中过度抗拒改变所致的拒绝离家，像精神病性障碍中与分离相关的妄想或幻觉，像广场恐惧症中因没有一个信任的同伴陪伴而拒绝出门，像广泛性焦虑障碍中的担心疾病或伤害会降临到其他重要的人身上，或者像疾病焦虑障碍中的担心会患病。	?　1　2　3　　F204 跳至 ***其他特定/未特定焦虑障碍*** 接下页
注: 如果 F202、F203 或 F204 编码为 "?" 或 "2"，则需重新核对这些条目，判断是否可改为 "3"。]	分离焦虑障碍标准 A [F201], B [F202], C [F203] 和 D [F204] 均编码为 "3"。	1　　　　3　　F205 跳至 ***其他特定/未特定焦虑障碍*** 接下页 ｜ 目前分离焦虑障碍；继续下一项
若以下信息尚未知: **你第一次出现**（分离焦虑障碍症状）**时年龄多大?**	分离焦虑障碍的发病年龄（若未知，编码 "99"）。	__ __ **岁**　F206
(检查者判断) 是否有伴惊恐发作? *若以下信息尚未知:* **在最近1个月内，你有过惊恐发作吗?**	**伴惊恐发作**: 在最近 1 个月内，在目前分离焦虑障碍背景下有1次或多次的惊恐发作（见 F.8），但从不符合惊恐障碍诊断标准。	1　　　　3　　F207 跳至 ***其他特定/未特定焦虑障碍***，接下页

F

其他特定/未特定焦虑障碍	**其他特定/未特定焦虑障碍 诊断标准** 见 DSM-5 中文版第 225 页	
	无论是否已经存在本模块上述诊断，仍有尚未诊断的有临床意义的焦虑障碍典型症状，且这些症状未能符合伴焦虑的适应障碍或伴混合性焦虑和抑郁心境的适应障碍。 *注: 若调查对象已经符合任何一个上述焦虑障碍的诊断标准，但还存在有临床意义且不能用该障碍更好地解释的焦虑症状，可以考虑同时诊断其他特定/未特定焦虑障碍。* *注: 若目前的焦虑症状与心理应激有时间上的相关性，应考虑适应障碍 L.28。若有必要，在评估适应障碍之后返回此处重新评估。*	1　　　　3 跳至下一模块　　F208

若以下信息尚未知: 　　(焦虑症状) **对你的生活有什么影响?**	[焦虑症状] 引起有临床意义的痛苦, 或者导致社交、职业或其他重要功能方面的损害。	1　　　3 跳至下一模块

F209

F

根据需要询问以下问题来评估:

(焦虑症状) **对你与他人的关系或者交流有什么影响?(有没有导致你与家人、恋爱对象及朋友的关系出现问题?)**

(焦虑症状) **对你的工作/学习有什么影响?[你工作/学习的考勤怎么样?** (焦虑症状) **有没有让你完成工作/学习更加困难? 有没有影响你工作/课堂作业的质量?]**

(焦虑症状) **对你处理家中事情的能力有什么影响? 对你参与那些你认为重要的事情有什么影响, 例如, 宗教活动、体育锻炼或者兴趣爱好? 你会因为感觉做不到一些事就避免去做它吗?**

(焦虑症状) **有没有影响到你生活的其他重要方面?**

若焦虑症状并未影响到生活:
　　(焦虑症状) **给你造成了多大程度的困扰或烦恼?**

若以下信息尚未知:

　　(焦虑症状) **是什么时候开始的?**

在你发生 (焦虑症状) **之前不久, 你有躯体疾病吗?**

　　若是: **医生是怎么说的?**

只有在必要时询问以下问题, 用来排除其他躯体疾病所致的病因。

当 (一般躯体疾病) **开始后,** (焦虑症状) **有变化吗? 只是在** (一般躯体疾病) **开始后,** (焦虑症状) **才出现或明显加重吗? 在** (一般躯体疾病) **开始多久之后,** (焦虑症状) **开始出现或明显加重的?**

若一般躯体疾病已缓解:

　　当 (一般躯体疾病) **好转后,** (焦虑症状) **也有所好转吗?**

[原发性其他特定/未特定焦虑障碍]

1. 这种障碍不能归因于其他躯体疾病的生理效应。

如果病史、体格检查或实验室发现的证据表明, 这次紊乱是其他躯体疾病的直接生理学后果, 而且这次紊乱不能用其他精神障碍来更好地解释, 该条目应编码为 "1"。

注: 参考 F.4 [F24] 病因学上的一般躯体疾病的清单。

注: 应考虑以下因素, 若存在, 则支持一般躯体疾病是焦虑症状的病因。

(1) 文献证据表明该种一般躯体疾病与焦虑症状之间有确切的相关性。(参考 F.4 [F24] 病因学上的一般躯体疾病的清单。)

(2) 焦虑症状的病程与该种一般躯体疾病的病程之间存在紧密的时间上的关系。

(3) 焦虑症状以异乎寻常的特征为特点 (例如, 起病年龄晚)。

(4) 缺乏其他解释 (例如, 焦虑症状是对诊断有一般躯体疾病的心理应激反应)。

?	1	3	F210
接下页		接下页	

由于其他躯体疾病所致的焦虑障碍

一般躯体疾病名称:＿＿＿＿＿＿＿　F211

最近 1 个月是否存在该障碍? (1=否, 3=是)　＿＿　F212

(检查者判断) 是否有伴惊恐发作 (见 F.8)? (1=否, 3=是)　＿＿　F213

跳至 F.46 [F222]

就在你发生（焦虑症状）**之前不久，你是否正在服用毒品、咖啡因、减肥药、其他药物或有喝酒的习惯？**

（你每天喝多少咖啡、茶或含咖啡因的饮料？）

若是： **那时你是否已经开始使用**（物质/药物）**或者刚刚停用或减量？**

当你开始出现（焦虑症状）**的时候，你使用多少**（物质/药物）**？**

只有在必要时询问以下问题，用来排除非物质所致的病因。

若以下信息尚未知：
哪个在前，使用（物质/药物）**还是**（焦虑症状）**？**

若以下信息尚未知：
你是否有一段时间停用（物质/药物）**？**

若是： **在你停止使用**（物质/药物）**后，你的**（焦虑症状）**是否消失或有所改善？**

若是： **停用后多久才有所改善？这些症状在停用后 1 个月内消失了吗？**

若以下信息尚未知：
你是否有其他（焦虑症状）**的发作？**

若是： **有多少次？在那些时候，你有没有使用**（物质/药物）**？**

2. 这种障碍不能归因于某种物质（例如，毒品）或药物的生理效应。

如果病史、体格检查或实验室的证据显示这次紊乱出现在下列物质中毒或戒断或者接触下列药物的期间或不久后，则编码为"1"。

注：参考 F.5 [F28] 病因学上的物质/药物清单。

注：应考虑以下 3 个因素，若存在任意一条，则不支持物质/药物是焦虑症状的病因，编码为"3"；若每条都不符合，编码为"1"（表明由物质/药物所致）。

(1) 症状出现在开始使用物质/药物之前。

(2) 在急性戒断或重度中毒结束之后，症状仍持续足够长的时间（例如，约 1 个月）。

(3) 有其他证据表明该次发作为独立的、非物质/药物所致的焦虑障碍（例如，有反复出现的与非物质/药物相关的发作病史）。

?	1	3	
其他特定／未特定焦虑障碍；跳至 **F219**，接下页	其他特定／未特定焦虑障碍；跳至 **F219**，接下页		F214

物质／药物所致的焦虑障碍

物质/药物名称：＿＿＿＿＿＿＿	F215

标明该次焦虑发作的发生背景(填写 1—3)： ＿ 1) **于中毒期间起病** 2) **于戒断期间起病** 3) **于非中毒性使用后起病**	F216

最近 1 个月是否存在该障碍? (1=否, 3=是) ＿	F217

(检查者判断) 是否有伴惊恐发作（见 F.8）? (1=否, 3=是) ＿	F218

跳至 **F222**, 见下页

若以下信息尚未知: **在最近1个月内, 你是否存在** (焦虑症状)?		1　　　　3	F219
标明其他特定/未特定焦虑障碍的<u>类型</u> (填写 1—5):	1) **有限症状的惊恐发作。** 2) **广泛性焦虑出现的天数不到一半。** 3) **无法明确为原发性或继发性焦虑障碍**: 临床医生确定存在焦虑障碍, 但无法明确它是原发还是继发 (即由于其他躯体疾病所致或物质/药物所致)。 4) **其他**: 描述 ＿＿＿＿＿＿ 5) **未特定**: 信息不足无法进行更特定的诊断。	跳至 G.1 (强迫及相关障碍); 若 **F220=4**, 先填写 **F221**, 再跳至 G.1	F220 F221
(检查者判断) 是否仍有尚未诊断的典型的焦虑障碍样症状?		1　　　　3 跳至下一模块 返回 F.42 [F208], 并评估这些症状	F222

G. 强迫及相关障碍

强迫症	**强迫症诊断标准** 见 DSM-5 中文版第 228—234 页	
是否使用扫描模块?	*注: 如果强迫思维的三个扫描问题均评估为 "1", 但在提示存在强迫思维的情况下 (例如, 调查对象在访谈过程中展示出强迫思维的线索), 此处应该评估为 "1"。*	1　　　　3 跳至 **G3**, 接下页　　G1
强迫思维		
在你一生的任何时候, 你是否被一些想法困扰, 即使你不愿去想, 但它们还是不断出现, 例如, 反复想到暴露于细菌或尘土, 或者需要所有的东西以特定的方式排列起来?（它们是什么?） **在你一生的任何时候, 是否有一些你并不希望的画面突然出现在你的大脑里, 例如, 暴力或恐怖的场景, 或者与性相关的事情?（它们是什么?）** **在你一生的任何时候, 你是否反复有做某些事的冲动, 即使你不愿去想, 但这些冲动还是不断出现, 例如, 去伤害一个你爱的人的冲动?（它们是什么?）**	调查对象承认有过强迫思维。	1　　　　3　　G2 跳至 *　　跳 至 **强迫行**　　**G6**, 见 **为*** G.3　　下页

?=资料不足	1=无或否	2=阈下	3=阈上或是	253

扫描问题 **S9** 是否编码为"3"？ *若是:* **你说过你曾被一些反复出现的想法所困扰，即使你不愿去想，但它们还是不断出现，例如，反复想到暴露于细菌或污物，或者需要所有的东西以特定的方式排列起来。它们是什么？**		1　　　3	G3
扫描问题 **S10** 是否编码为"3"？ *若是:* **你（还）说过曾有一些你并不希望的画面突然出现在你大脑里，例如，暴力或恐怖的场景，或者与性相关的事情。它们是什么？**		1　　　3	G4
扫描问题 **S11** 是否编码为"3"？ *若是:* **你（还）说过你曾反复有做某些事的冲动，即使你不愿去想，但这些冲动还是不断出现，例如，去伤害一个你爱的人的冲动。它们是什么？**		1　　　3 若 **G3**, **G4** 和 **G5** 均编码为"1"，跳至 ***强迫行为***，接下页	G5
这些 (想法/表象/冲动) **是否令你非常焦虑或不安？**	A. 具有强迫思维、强迫行为或两者皆有。 强迫思维被定义为 (1) 和 (2)： 1. 在这次紊乱的某些时间段内，反复并持续性地感受到侵入性的和不想要的想法、冲动或表象，大多数个体会引起明显的焦虑或痛苦。	?　1　2　3 若无强迫思维，跳至 ***强迫行为*** 接下页	G6
当你出现这些 (想法/表象/冲动)**时，你是否努力地从你的大脑里去除它们？(你尝试做过些什么？)**	2. 个体试图忽略或压抑此类想法、冲动或表象，或者用其他一些想法或行为来抵制它们 (例如，通过某种强迫行为)。	?　1　2　3 若无强迫思维，接下页	G7
		若 **G6** 和 **G7** 均编码为"3"，有强迫思维。 若是，描述其内容：_____ 接下页	G8

强迫行为

是否使用扫描模块?	*注: 若强迫行为的扫描问题评估为 "1", 但提示存在强迫行为, 此处应该评估为 "1"。*	1　　　3 ┕ 跳至 **G11**, 见下	G9
在你一生的任何时候, 你是否控制不住地反反复复去做某件事情, 例如, 反复洗手、一遍一遍重复地做某件事直到 "感觉对了"、计数到某个具体数目或反复检查某件事直到确保自己做对了?	调查对象承认有过强迫行为。	1　　　3 ┕接下页　└跳至 **G12**, 见下	G10
扫描问题 **S12** 是否编码为 "3"? *若是:* **你说过你曾控制不住地反反复复去做某件事情, 例如, 反复洗手、一遍遍重复地做某件事直到 "感觉对了"、计数到某个具体数目或反复检查某件事直到确保自己做对了。**		1　　　3 ┕接下页	G11
跟我讲一讲, 你不得不做什么事情?	强迫行为被定义为 (1) 和 (2): 1. 重复的行为 (例如, 洗手、排序、核对) 或精神活动 (例如, 祈祷、计数、反复默诵字词)。个体感到重复行为或精神活动是作为应对强迫思维或根据必须严格执行的规则而被迫执行的。	?　1　2　3 　┕接下页	G12
若以下信息尚未知: **为什么你不得不做** (强迫行为)? **如果你不这样做会发生什么事?** *若以下信息尚未知:* **你要做多少次** (强迫行为)? **你做** (强迫行为) **这么多次是否真有必要?**	2. 重复的行为或精神活动的目的是预防或减少焦虑或痛苦, 或者预防某些可怕的事件或情境; 然而, 这些重复的行为或精神活动与所设计的抵制或预防的事件或情境缺乏现实联系, 或者明显是过度的。	?　1　2　3 　┕接下页	G13
	若 **G12** 和 **G13** 均编码为 "3", 有强迫行为。 若是, 描述其内容: _____		G14
		┕接下页	

G

?=资料不足　　　1=无或否　　　2=阈下　　　3=阈上或是　　　255

(检查者判断) 调查对象是否曾有强迫思维 (**G6** 和 **G7** 均编码为 "3") 或强迫行为 (**G12** 和 **G13** 均编码为 "3")？ [**注**: *如果在 G6、G7、G12 或 G13 中编码为 "?" 或 "2" 的条目改为 "3" 时才能满足上述条件，则需重新核对这些条目。*]	*是否符合诊断标准 A (具有强迫思维、强迫行为或两者皆有)？*	1 3 跳至 ***囤积障碍*** G.10 G15

若以下信息尚未知:
    你在 (强迫思维或强迫行为) **上要花费多少时间？**
 	
若以下信息尚未知:
    (强迫思维或强迫行为) **对你的生活有什么影响？**
 	
根据需要询问以下问题来评估标准 B:
 	
(强迫思维或强迫行为) **对你与他人的关系或者交流有什么影响？(有没有导致你与家人、恋爱对象及朋友的关系出现问题？)**
 	
(强迫思维或强迫行为) **对你的工作/学习有什么影响？**[你工作/学习的考勤怎么样？(强迫思维或强迫行为) **有没有让你完成工作/学习更加困难？有没有影响你工作/课堂作业的质量？**]
 	
(强迫思维或强迫行为) **对你处理家中事情的能力有什么影响？对你参与那些你认为重要的事情有什么影响**，例如，宗教活动、体育锻炼或者兴趣爱好？
 	
(强迫思维或强迫行为) **有没有影响到你生活的其他重要方面？**
 	
若强迫思维或强迫行为并未影响到生活:
    (强迫思维或强迫行为) **给你造成了多大程度的困扰或烦恼？**
	B. 强迫思维或强迫行为是耗时的 (例如，每天消耗 1 小时以上)，引起有临床意义的痛苦，或者导致社交、职业或其他重要功能方面的损害。	? 1 2 3
		
		跳至 ***囤积障碍*** G.10 G16

若以下信息尚未知:

(强迫思维或强迫行为) **是什么时候开始的?**

在这些症状开始之前不久，你有躯体疾病吗?

若是: **医生是怎么说的?**

只有在必要时询问以下问题，用来排除其他躯体疾病所致的病因。

当 (一般躯体疾病) **开始后,** (强迫思维或强迫行为) **有变化吗? 只是在** (一般躯体疾病) **开始后,** (强迫思维或强迫行为) **才出现或明显加重吗? 在** (一般躯体疾病) **开始多久之后,** (强迫思维或强迫行为) **开始出现或明显加重的?**

若一般躯体疾病已缓解:

当 (一般躯体疾病) **好转后,** (强迫思维或强迫行为) **也有所好转吗?**

C. [原发性强迫症状]

1. 强迫症状不能归因于其他躯体疾病的生理效应。

如果病史、体格检查或实验室发现的证据表明，这次紊乱是其他躯体疾病的直接生理学后果，而且这次紊乱不能用其他精神障碍来更好地解释，该条目应编码为"1"。

病因学上的一般躯体疾病包括: 风湿性舞蹈病和躯体疾病导致纹状体损伤，例如，脑梗死。

注: 应考虑以下因素，若存在，则支持一般躯体疾病是强迫症及相关症状的病因。

(1) 文献证据表明该种一般躯体疾病与强迫及相关障碍症状有确切的相关性。(参考上述病因学上的一般躯体疾病的清单。)

(2) 强迫及相关障碍症状的病程与该一般躯体疾病的病程之间存在紧密的时间关系。

(3) 强迫及相关障碍症状以异乎寻常的特征为特点 (例如，起病年龄晚)。

(4) 缺乏其他解释 (例如，强迫及相关症状是对诊断有一般躯体疾病的心理应激反应)。

?	1	3	G17
	接下页	接下页	

由于其他躯体疾病所致的强迫及相关障碍

一般躯体疾病名称:_____   G18

最近 1 个月是否存在该障碍? (1=否, 3=是)   __   G19

跳至 ***囤积障碍*** G.10

G

在这些症状开始之前不久, 你服用药或者有喝酒或使用毒品的习惯吗?

若是: **那时你是否已经开始使用** (物质/药物) **或者刚刚停用或减量?**

当你开始出现 (强迫思维或强迫行为) **的时候, 你使用多少** (物质/药物)**?**

只有在必要时询问以下问题, 用来排除非物质所致的病因。

若以下信息尚未知:
哪个在前, 使用 (物质/药物) **还是** (强迫思维或强迫行为)**?**

若以下信息尚未知:
你是否有一段时间停用 (物质/药物)**?**

若是: **在你停止使用** (物质/药物) **后, 你的** (强迫思维或强迫行为) **是否消失或有所改善?**

若是: **停用后多久才有所改善? 这些症状在停用后 1 个月内消失了吗?**

若以下信息尚未知:
你是否有其他 (强迫思维或强迫行为) **的发作?**

若是: **有多少次? 在那些时候, 你有没有使用** (物质/药物)**?**

---

2. 强迫症状不能归因于某种物质 (例如, 毒品) 或药物的生理效应。

如果病史、体格检查或实验室的证据显示这次紊乱出现在下列物质中毒或戒断或者接触下列药物的期间或不久后, 则编码为 "1"。

病因学上的物质/药物包括: 可卡因、苯丙胺或其他兴奋剂的中毒, 以及暴露于重金属。

注: 应考虑以下 3 个因素, 若存在任意一条, 则不支持物质/药物是强迫症状的病因, 编码为 "3"; 若每条都不符合, 编码为 "1" (表明由物质/药物所致)。

(1) 症状出现在开始使用物质/药物之前。

(2) 在急性戒断或重度中毒结束之后, 症状仍持续足够长的时间 (例如, 约 1 个月)。

(3) 有其他证据表明该次发作为独立的、非物质/药物所致的强迫及相关障碍 (例如, 有反复出现的与非物质/药物相关的发作病史)。

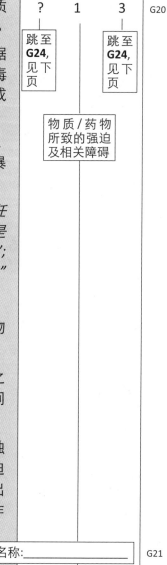

物质/药物名称:_____ G21

最近 1 个月是否存在该障碍? (1=否, 3=是) __ G22

标明强迫及相关障碍起病的特点 (填写 1—3): *注: 可导致强迫及相关障碍的病因学上的物质/药物仅包括可卡因、苯丙胺、其他兴奋剂和重金属, 所以本条目所说的"中毒"和"戒断"是指上述物质, 戒断症状应参考 E.28 页。*	1) **于中毒期间起病**: 符合物质中毒的标准且症状起始于中毒期间。 2) **于戒断期间起病**: 符合物质戒断的标准且症状起始于戒断期间或戒断期结束之后不久。 3) **于非中毒性使用后起病**: 症状既可能出现在药物使用的初期, 也可能出现在药物剂量调整或用法改变的时候。		跳至 *囤积障碍*G.10	G23
若有必要, 在完成可选的强迫相关障碍、躯体症状障碍和创伤及应激相关障碍模块之后返回此处重新评估。	D. 该紊乱不能用其他精神障碍的症状来更好地解释 [例如, 像广泛性焦虑障碍的过度担心, 像躯体变形障碍的外貌先占观念, 像囤积障碍的难以丢弃或放弃物品, 像拔毛癖 (拔毛障碍) 的拔毛发, 像抓痕 (皮肤搔抓) 障碍的皮肤搔抓, 像刻板运动障碍的刻板行为, 像进食障碍的仪式化进食行为, 像物质相关及成瘾障碍的物质或赌博先占观念, 像疾病焦虑障碍的罹患某种疾病的先占观念, 像性欲倒错障碍的性冲动或性幻想, 像破坏性、冲动控制及品行障碍的冲动, 像重性抑郁障碍的内疚性思维反刍, 像精神分裂症谱系及其他精神病性障碍的思维插入或妄想性的先占观念, 像孤独症 (自闭症) 谱系障碍的重复性行为模式]。	?　　　1　　　3 跳至 *囤积障碍* G.10		G24
[注: 如果 G16, G17, G20 或 G24 编码为 "?" 或 "2", 则需重新核对这些条目, 判断是否可改为 "3"。]	强迫症诊断标准 A [G15], B [G16], C(1) [G17], C(2) [G20] 和 D [G24] 均编码为 "3"。	1　　　　3 跳至 *囤积障碍* G.10　|　强迫症; 接下页		G25

G

强迫症时序			
若以下信息尚未知: 　　**在最近 1 个月内, 从** (1 个月前) 　　**至今, 你是否有** (上述编码为 　　"3" 的强迫思维或强迫行为)**?**	A. 在最近 1 个月内, 具有强迫 思维、强迫行为或二者皆有。	?　　　1　　　3 跳至 ***既往 强 迫 症*** **G33**, 见下页	G26
在最近 1 个月内, 从 (1 个月前) **至 今, 你在** (强迫思维或强迫行为) **上 花了多少时间?** *若以下信息尚未知:* 　　**在最近 1 个月内,** (强迫思维或强 　　迫行为) **对你的生活有什么影 　　响?** *若强迫思维或强迫行为并未影响到 生活:* 　　**在最近 1 个月内,** (强迫思维或强 　　迫行为) **给你造成了多大程度 　　的困扰或烦恼?**	B. 在最近 1 个月内, 强迫思维 或强迫行为是耗时的 (例如, 每天消耗 1 小时以上), 引起 有临床意义的痛苦, 或者导 致社交、职业或其他重要功 能方面的损害。	?　　　1　　　3 跳至 ***既往 强 迫 症*** **G33**, 见下页	G27

G	***目前强迫症***			
	[注: 如果 G26 或 G27 编码为 "?", 则需重 新核对这些条目, 判断是否可改为 "3"。]	诊断标准 A **[G26]** 和 B **[G27]** 编码 为 "3"。	1　　　　3 跳至 ***既 往强迫症*** * **G33**, 见 下页　目前强 迫症; 继续下 一项	G28
	若以下信息尚未知: 　　**你第一次出现** (强迫症症状) 　　**时年龄多大?**	强迫症的起病年龄 (若未知, 则编 码 "99")。	＿＿ **岁**	G29

标明最近 1 周对有可怕后果的强迫信念的<u>自知力水平</u>（填写 1—4），若无这类信念，编码为"4"。 　*若有几种这类信念，需询问：* **在你认为可怕的事情会发生在自己或他人身上的这些想法中，哪个最让你痛苦？** **总体来说，在最近 1 周内，你有多坚信你刚才描述的可怕事情会发生，例如，**（承认的有可怕后果的强迫信念）**？（你完全确信了吗？）**	1）**良好或一般的自知力**：个体意识到强迫症的信念肯定或很可能不是真的，或者它们也许是或也许不是真的。 2）**差的自知力**：个体意识到强迫症的信念很可能是真的。 3）**缺乏自知力/妄想信念**：个体完全确信强迫症的信念是真的。 4）**不适用**：强迫症症状不涉及有可怕后果的强迫信念。	＿＿　G30
（检查者判断）是否有伴惊恐发作？ 　*若以下信息尚未知：* **在最近1个月内，你有过惊恐发作吗？**	**伴惊恐发作**：在最近 1 个月内，在目前强迫症背景下有1次或多次的惊恐发作（见 F.8），但从不符合惊恐障碍诊断标准。	1　　　3　　G31
（检查者判断）是否曾有抽动障碍？ 　*若以下信息尚未知：* **在你一生的任何时候，你有过一段时期的抽搐吗，例如，你反复发出声音或做动作，难以控制？**	**与抽动症相关**：个体目前或既往有抽动障碍史，即紊乱特点为突然、快速、反复、非节律运动或发声。（通常可参考临床医生对目前或既往抽动障碍的诊断。）	1　　　3　　G32 跳至　*囤积障碍 *G.10

G

既往强迫症		
你最后有（任何强迫症症状）**是在什么时候？**	最后存在强迫症症状距本次访谈的月数。	＿＿ ＿＿ ＿＿ **月**　G33
若以下信息尚未知： **你第一次出现**（强迫症症状）**时年龄多大？**	强迫症的起病年龄（若未知，则编码"99"）。	＿＿ ＿＿ **岁**　G34 接下页

囤积障碍（可选)	**囤积障碍诊断标准** 见 DSM-5 中文版第 239—243 页		
是否需要诊断囤积障碍?		1　　　3 跳至 ***躯体变形障碍*** G.16	G35
是否使用扫描模块?		1　　　3 跳至 **G38**，见下	G36
在你一生的任何时候，你是否觉得很难扔掉、出售或送出东西？(跟我讲一讲。)	调查对象承认有过囤积障碍样症状。	1　　　3 跳至 ***躯体变形障碍*** G.16　　跳至 **G39**，见下	G37
扫描问题 **S13** 是否编码为 "3"? 　*若是:* **你说过你曾觉得很难扔掉、出售或送出东西。跟我讲一讲。**		1　　　3 跳至 ***躯体变形障碍*** G.16	G38
你最难丢弃的是什么东西？你发现自己难以丢弃一些别人很容易就丢弃的东西吗？例如，报纸、杂志、旧衣服、包、书、邮件和文书？ **这种情况持续了多久？**	A. 持续地难以丢弃或放弃物品，不管它们的实际价值如何。	?　1　2　3 跳至 ***躯体变形障碍*** G.16	G39
是什么让你这么难以丢弃这些东西呢？(是因为某种目的而需要保留它们吗？) **当你或别人试图丢弃你的东西时，你会感到困扰吗？** 　*若从未尝试过:* **你认为如果你或别人试图丢弃你的东西，你会感到非常困扰吗？**	B. 这种困难是由于感到积攒物品的需要以及与丢弃它们相关的痛苦。	?　1　2　3 跳至 ***躯体变形障碍*** G.16	G40
你的房间是否堆满了你的东西，以致你无法到达房间的某些地方或按照应有的用途使用它们？(例如，因为柜台上堆满了你的东西而无法在厨房中准备食物？) 　*若否:* **只是因为你的家人或别人清除了你的东西吗？**	C. 难以丢弃物品导致了物品的堆积，从而造成使用中的生活区域拥挤杂乱和其原有用途受到明显限制。如果生活区域不杂乱，则只是因为第三方的干预 (例如，家人、清洁工、权威人士)。	?　1　2　3 跳至 ***躯体变形障碍*** G.16	G41

G

若以下信息尚未知:

(囤积症状) **对你的生活有什么影响?**

根据需要询问以下问题来评估标准 D:

(囤积症状) **对你与他人的关系或者交流有什么影响?(有没有导致你与他人的关系出现问题?家人?室友?房东?邻居?同事?)**

(囤积症状) **对你的工作/学习有什么影响?** (囤积症状) **使你很难在工作或学校有良好的表现吗?例如,你很难或要耗费很多时间找到你所需的东西吗?**

(囤积症状) **对你处理家中事情的能力有什么影响?**

你的生活区域是否堆满了东西,以致对你或与你一起住的人来说都不安全了?(例如,存在火灾隐患,或者有严重的霉菌、老鼠或虫子问题?)

　若否: **有人跟你说过因为你东西太多了,所以你的生活区域存在健康或火灾隐患吗?**

　　若否: **你认为如果有人看到你的生活区域,他们会认为那是一个火灾或健康的隐患吗?**

(囤积症状) **有没有影响你生活的其他重要方面?**

若囤积症状并未影响到生活:
你很难丢弃东西或你的地方被塞得乱七八糟,给你造成了多大程度的困扰或烦恼?

D. 囤积引起有临床意义的痛苦,或者导致社交、职业或其他重要功能(包括为自己和他人保持一个安全的环境)的损害。

?	1	2	3	G42

跳至 ***躯体变形障碍*** G.16

若以下信息尚未知:

（囤积症状）**是什么时候开始的?**

在这些情况发生之前不久, 你是否有躯体疾病?

若是: **医生是怎么说的?**

<u>只有在必要时</u>询问以下问题, 用来排除其他躯体疾病所致的病因。

当（一般躯体疾病）**开始后,**（囤积症状）**有变化吗? 只是在**（一般躯体疾病）**开始后,**（囤积症状）**才出现或明显加重吗? 在**（一般躯体疾病）**开始多久之后,**（囤积症状）**开始出现或明显加重的?**

若一般躯体疾病已缓解:

当（一般躯体疾病）**好转后,**（囤积症状）**也有所好转吗?**

E. [原发性囤积症状] 囤积不能归因于其他躯体疾病 [例如, 脑损伤、脑血管疾病、肌张力减退-智力减退-性腺功能减退与肥胖 (Prader-Willi) 综合征]。

如果病史、体格检查或实验室发现的证据表明, 这次紊乱是其他躯体疾病的直接生理学后果, 而且这次紊乱不能用其他精神障碍来更好地解释, 该条目应编码为 "1"。

<u>病因学上的一般躯体疾病包括:</u>创伤性脑损伤、治疗肿瘤或控制癫痫发作的手术切除、脑血管疾病、中枢神经系统感染 (例如, 单纯疱疹脑炎) 或肌张力减退-智力减退-性腺功能减退与肥胖 (Prader-Willi) 综合征。

注: 应考虑以下因素, 若存在, 则支持一般躯体疾病是强迫症及相关症状的病因。

(1) 文献证据表明该种一般躯体疾病与强迫及相关障碍症状有确切的相关性。(参考上述病因学上的一般躯体疾病的清单。)

(2) 强迫及相关障碍症状的病程与该一般躯体疾病的病程之间存在紧密的时间关系。

(3) 强迫及相关障碍症状以异乎寻常的特征为特点 (例如, 起病年龄晚)。

(4) 缺乏其他解释 (例如, 强迫及相关症状是对诊断有一般躯体疾病的心理应激反应)。

?	1	3
跳至 **G46**, 接下页		跳至 **G46**, 接下页

由于其他躯体疾病所致的强迫及相关障碍

G43

一般躯体疾病名称:_____　　G44

最近 1 个月是否存在该障碍? (1=否, 3=是)　___　G45

跳至 ***躯体变形障碍*** G.16

G

		?	1	3	G46
	F. 囤积不能用其他精神障碍来更好地解释 [例如，像强迫症中的强迫思维，像重性抑郁障碍中的精力减退，像精神分裂症或其他精神病性障碍中的妄想，像重度神经认知障碍中的认知缺陷，像孤独症（自闭症）谱系障碍中的兴趣受限]。		**跳至** *躯体变形障碍** G.16		
*[注: 如果 **G39—G43** 或 **G46** 中有条目编码为 "?" 或 "2"，则需重新核对这些条目，判断是否可改为 "3"。]*	囤积障碍标准 A [**G39**], B [**G40**], C [**G41**], D [**G42**], E [**G43**] 和 F [**G46**] 均编码为 "3"。	1		3	G47
		跳至 *躯体变形障碍** G.16		囤积障碍；接下页	

G

囤积障碍时序		
若以下信息尚未知: **在最近 1 个月内, 从** (1 个月前) **至今, 你一直难以扔掉、出售或送出东西吗?**	A. 在最近 1 个月内, 持续地难以丢弃或放弃物品, 不管它们的实际价值如何。	?　　1　　3　 G48 跳至 ***既往囤积障碍*** G56, 见下页
在最近 1 个月内, 从 (1 个月前) **至今, 你的房间是否堆满了你的东西, 以致你无法到达房间的某些地方或按应有的用途使用它们?** (例如, 因为柜台上堆满了你的东西而无法在厨房中准备食物?) *若否:* **只是因为你的家人或别人清除了你的东西吗?**	C. 在最近 1 个月内, 难以丢弃物品导致了物品的堆积, 导致使用中的生活区域拥挤和杂乱, 且显著地影响了其用途。如果生活区域不杂乱, 则只是因为第三方的干预 (例如, 家人、清洁工、权威人士)。	?　　1　　3　 G49 跳至 ***既往囤积障碍*** G56, 见下页
在最近 1 个月内, (囤积症状) **对你的生活有什么影响?** *若囤积症状并未影响到生活:* **在最近 1 个月内, 你很难丢弃东西或你的地方被塞得乱七八糟, 这些情况给你造成了多大程度的困扰或烦恼?**	D. 在最近 1 个月内, 囤积引起有临床意义的痛苦, 或者导致社交、职业或其他重要功能 (包括为自己和他人保持一个安全的环境) 的损害。	?　　1　　3　 G50 跳至 ***既往囤积障碍*** G56, 见下页

目前囤积障碍		
[注: 如果 G48、G49 或 G50 编码为 "?", 则需重新核对这些条目, 判断是否可改为 "3"。]	诊断标准 A [G48], C [G49] 和 D [G50] 均编码为 "3"。	1　　　3　 G51 跳至 ***既往囤积障碍*** G56, 见下页　|　目前囤积障碍; 继续下一项
若以下信息尚未知: **当你第一次出现** (囤积症状) **时年龄多大?**	囤积障碍的发病年龄 (若未知, 编码 "99")。	＿＿ **岁** G52

(检查者判断) 是否有伴过度收集? **你大部分东西是怎么得到的?** **(即使你不需要或者没有地方放置,你仍会买很多东西吗?)** **(即使你不需要或没有地方放置, 你仍会经常拿免费的东西吗, 例如, 被丢弃的东西或者从朋友或其他人那得到的东西?)** **(你会从酒店房间或餐厅拿样品, 或者从工作场所或学校拿额外的供给品吗?)** **(即使你不需要或没有地方放置, 你有时仍会拿东西不付钱吗?)**	**伴过度收集**: 难以丢弃物品,伴随过度收集不需要的或没有地方放置的物品。	1　　　　3	G53
标明最近 1 周对囤积行为的<u>自知力水平</u> (填写 1—3): **总体来说, 在最近1周内, 你难以丢弃东西或收集很多东西, 给你或别人造成了多大的麻烦? 跟我讲一讲。** 　*若否认有问题:* 　　　　**那你** (塞得乱七八糟的生活区域) **呢?**(**它使你难以到处走动吗?**)	1) **良好或一般的自知力**: 个体意识到涉及丢弃物品困难、杂乱或过度收集的囤积信念和行为是有问题的。 2) **差的自知力**: 尽管存在相反的证据, 个体仍几乎确信涉及丢弃物品困难、杂乱或过度收集的囤积信念和行为没有问题。 3) **缺乏自知力/妄想信念**: 尽管存在相反的证据, 个体仍完全确信涉及丢弃物品困难、杂乱或过度收集的囤积信念和行为没有问题。	——	G54
(检查者判断) 是否有伴惊恐发作? 　*若以下信息尚未知:* 　　　　**在最近 1 个月内, 你有过惊恐发作吗?**	**伴惊恐发作**: 在最近 1 个月内, 在目前囤积障碍背景下有 1 次或多次的惊恐发作 (见 F.8), 但从不符合惊恐障碍诊断标准。	1　　　　3 └─┐ 跳至 ***躯体变形障碍***, 接下页	G55
既往囤积障碍			
你最后有 (任何囤积障碍症状) **是什么时候?**	最后存在囤积障碍症状距本次访谈的月数。	＿＿ ＿＿ **月**	G56
若以下信息尚未知: 　　　　**当你第一次出现** (囤积障碍症状) **时年龄多大?**	囤积障碍的发病年龄 (若未知, 编码 "99")。	＿＿ ＿＿ **岁** └─┐ 接下页	G57

G

?=资料不足　　　　1=无或否　　　　2=阈下　　　　3=阈上或是　　　　267

躯体变形障碍（可选）	躯体变形障碍诊断标准 见 DSM-5 中文版第 234—239 页		
是否需要诊断躯体变形障碍？		1 3 跳至 **拔毛癖** G.20	G58
是否使用扫描模块？		1 3 跳至 **G61**，见下	G59
在你一生的任何时候，你是否非常担心你的外貌或者身体的一个或多个部位看起来有缺陷？（请你跟我讲一讲。）	调查对象承认有过躯体变形障碍样症状。	1 3 跳至 * 跳至 **拔毛癖** **G62**， * G.20 见下	G60
扫描问题 **S14** 是否编码为 "3"？ *若是：* **你说过你曾非常担心你的外貌或者身体的一个或多个部位看起来有缺陷。请你跟我讲一讲。**		1 3 跳至 **拔毛癖** G.20	G61
你认为（你的外貌/身体部分）有什么问题？（你可以给我看看或给我描述一下吗？别人注意到这一点了吗？他们说了什么？） **有多少时间你会考虑这些**（缺陷或瑕疵）**？（是否多于你应该思考的时间？）**	A. 具有 1 个或多个感知到的但别人看起来微小或观察不到的外貌缺陷或瑕疵的先占观念。 *注：只有缺陷或瑕疵在谈话距离并非清晰可见或被调查对象指出后才可注意到的情况下，编码为 "3"。*	? 1 2 3 跳至 * **拔毛癖** * G.20	G62
在你一生的任何时候，你有花很多时间去对比自己（身体部位）**和别人**（身体部位）**的样子吗？** **你有没有花很多时间去做这些事情，例如，反复照镜子看**（身体部位）**的样子，或者花很多时间去修补或掩饰它？（例如，用化妆、衣服或发型设计来掩饰？你是否会拔自己的头发或搔抓皮肤？寻求整形手术？剧烈运动或举重？）** **你有问过别人是否觉得你的**（身体部位）**看起来很丑或有缺陷吗？** *若以上问题之一回答是：* **有多频繁？**	B. 在此障碍病程的某些时间段内，作为对外貌担心的反应，个体表现出重复的行为（例如，照镜子、过度修饰、皮肤搔抓、寻求肯定）或精神活动（例如，对比自己和他人的外貌）。	? 1 2 3 跳至 * **拔毛癖** * G.20	G63

若以下信息尚未知: （躯体变形障碍症状）**对你的生活有什么影响?** *根据需要询问以下问题来评估标准 C:* （躯体变形障碍症状）**对你与他人的关系或者交流有什么影响?[有没有导致你与家人、恋爱对象及朋友的关系出现问题? 你因为**（躯体变形障碍症状）**而回避过亲密关系吗?]** **对外貌的担心对你的工作/学习有什么影响?（你工作/学习的考勤怎么样? 你有没有因为思考或应对这个问题花掉了大量的时间而使你完成工作/学习更加困难?）** **对外貌的担心对你处理家中事情的能力有什么影响? 对你参与那些你认为重要的事情有什么影响,例如,宗教活动、体育锻炼或者兴趣爱好? 你因为对外貌的担心而回避一些地方或某些场合吗?** **对外貌的担心有没有影响到你生活的其他重要方面?** *若躯体变形障碍症状并未影响到生活:* **对外貌的担心给你造成了多大程度的困扰或烦恼?**	C. 先占观念引起有临床意义的痛苦, 或者导致社交、职业或其他重要功能方面的损害。	?　1　2　3　G64 跳至 **＊拔毛癖＊** G.20
若以下信息尚未知: **你对**（身体部位）**的担心超过了仅仅认为看上去胖或肌肉松垂吗?**	D. 外貌先占观念不能用符合进食障碍诊断标准的个体对身体脂肪和体重的担心的症状来更好地解释。	?　1　　3　G65 跳至 **＊拔毛癖＊** G.20
[注: 如果 G62—G65 中有条目编码为 "?" 或 "2", 则需重新核对这些条目, 判断是否可改为 "3"。]	标准 A **[G62]**, B **[G63]**, C **[G64]** 和 D **[G65]** 均编码为 "3"。	1　　　3　G66 跳至 **＊拔毛癖＊** G.20　躯体变形障碍;接下页

躯体变形障碍时序		
若以下信息尚未知: **在最近 1 个月内, 从** (1 个月前) **至今, 你非常担心** (上述身体部位) **的样子吗?**	A. 在最近 1 个月内, 具有 1 个或多个感知到的但别人看起来微小或观察不到的外貌方面的缺陷或瑕疵的先占观念。	?　　1　　　3　G67 跳至 *既往躯体变形障碍* G74, 见下页
在最近 1 个月内, 从 (1 个月前) **至今,** (躯体变形障碍症状) **对你的生活有什么影响?** *若躯体变形障碍症状未影响到生活:* **在最近 1 个月内, 对外貌的担心给你造成了多大程度的困扰或烦恼?**	C. 在最近 1 个月内, 先占观念引起有临床意义的痛苦, 或者导致社交、职业或其他重要功能方面的损害。	?　　1　　　3　G68 跳至 *既往躯体变形障碍* G74, 见下页

目前躯体变形障碍		
[注: 如果 G67 或 G68 编码为 "?", 则需重新核对这些条目, 判断是否可改为 "3"。]	诊断标准 A [G67] 和 C [G68] 编码为 "3"。	1　　　　3　G69 跳至 *既往躯体变形障碍* G74, 见下页　／　目前躯体变形障碍; 继续下一项
若以下信息尚未知: **当你第一次出现对自己外貌严重担心时年龄多大?**	躯体变形障碍的发病年龄 (若未知, 则编码 "99")。	＿＿ **岁** G70
标明最近 1 周关于躯体变形障碍信念的<u>自知力水平</u> (填写 1—3): **你会用什么词来描述你不喜欢的身体部位? (畸形? 丑陋?)** **总体来说, 在最近 1 周内, 你在多大程度上认为这是真的? (你完全确信是真的吗?)**	1) **良好或一般的自知力**: 个体意识到躯体变形障碍的信念肯定或很可能不是真的, 或者它们可能是或可能不是真的。 2) **差的自知力**: 个体意识到躯体变形障碍的信念很可能是真的。 3) **缺乏自知力/妄想信念**: 个体完全确信躯体变形障碍的信念是真的。	＿＿ G71

(检查者判断) 是否有伴肌肉变形? *若以下信息尚未知:* 　　**你非常担心自己的形体或自己有多健壮吗?** 　　*若是:* **你有多少时间在考虑这些? 你花多少时间去健身房锻炼? 你对形体或肌肉发达的担心会让你很烦或者给你造成了问题吗?**	**伴肌肉变形**: 个体专注于自己的体格太小或肌肉不够发达的观念。即使个体也有身体其他部位的先占观念, 也可使用此标注, 同时有这两种观念的情况是常见的。	1　　　　　3	G72
(检查者判断) 是否有伴惊恐发作? *若以下信息尚未知:* 　　**在最近1个月内, 你有过惊恐发作吗?**	**伴惊恐发作**: 在最近 1 个月内, 在目前躯体变形障碍背景下有1次或多次的惊恐发作 (见 F.8), 但从不符合惊恐障碍诊断标准。	1　　　　　3 ┌─────────┐ 跳至 ***拔毛癖***, 接下页	G73

既往躯体变形障碍			
你最后有 (任何躯体变形障碍症状) **是什么时候?**	最后存在躯体变形障碍的症状距本次访谈的月数。	＿＿ ＿＿ ＿＿ **月**	G74
若以下信息尚未知: 　　**当你第一次出现** (躯体变形障碍症状) **时年龄多大?**	躯体变形障碍的发病年龄 (若未知, 编码 "99")。	＿＿ ＿＿ **岁** ┌─────────┐ 跳至 ***拔毛癖***, 接下页	G75

G

拔毛癖 (拔毛障碍) (可选)	拔毛癖 (拔毛障碍) 诊断标准 见 DSM-5 中文版第 243—246 页		
是否需要诊断拔毛癖？		1　　　　3 跳至 *抓痕障碍* G.25	G76
是否使用扫描模块？		1　　　　3 跳至 G79, 见下	G77
在你一生的任何时候，你是否反复拔掉身体上某些部位的毛发，但并非为了美容？	调查对象承认有过拔毛癖样症状。	1　　　　3 跳至 *抓痕障碍* ｜ 跳至 G80, 见下	G78
扫描问题 S15 是否编码为 "3"？ *若是:* **你说过你曾反复拔掉身体上某些部位的毛发，但并非为了美容。**		1　　　　3 跳至 *抓痕障碍* G.25	G79
跟我讲一讲。(有多频繁?)	A. 反复拔自己的毛发而导致毛发缺失。	?　1　2　3 跳至 *抓痕障碍* G.25	G80
你有过试图减少或停止拔自己的毛发吗? *若是:* **有多少次?**	B. 反复地试图减少或停止拔毛发。	?　1　2　3 跳至 *抓痕障碍* G.25	G81

若以下信息尚未知: (拔毛癖症状) **对你的生活有什么影响?**	C. 拔毛发引起有临床意义的痛苦,或者导致社交、职业或其他重要功能方面的损害。	? 1 2 3 G82 跳至 ***抓痕障碍*** G.25

根据需要问以下问题评估标准 C:

(拔毛癖症状) **对你与他人的关系或者交流有什么影响?(有没有导致你与家人、恋爱对象及朋友的关系出现问题?)**

(拔毛癖症状) **对你的工作/学习有什么影响?[你因为** (拔毛癖症状) **而在工作或学习上难以集中注意力吗?]**

(拔毛癖症状) **对你处理家中事情的能力有什么影响?对你参与那些你认为重要的事情有什么影响,例如,宗教活动、体育锻炼或者兴趣爱好?**

你会因为不想让别人看到自己拔毛,或者因为对拔毛的结果感到尴尬而回避一些场合或人吗?

(拔毛癖症状) **有没有影响到你生活的其他重要方面?**

若拔毛癖症状并未影响到生活:
   (拔毛癖症状) **给你造成了多大程度的困扰或烦恼?**

若以下信息尚未知:

拔毛发或毛发减少是从什么时候开始的?

在这些症状开始之前不久, 你有导致你毛发减少的躯体疾病或皮肤问题吗? (跟我讲一讲。)

只有在必要时询问以下问题, 用来排除其他躯体疾病所致的病因。

当 (一般躯体疾病) **开始后,** (拔毛症状) **有变化吗? 只是在** (一般躯体疾病) **开始后,** (拔毛症状) **才出现或明显加重吗? 在** (一般躯体疾病) **开始多久之后,** (拔毛症状) **开始出现或明显加重的?**

若一般躯体疾病已缓解:

当 (一般躯体疾病) **好转后,** (拔毛症状) **也有所好转吗?**

D. 拔毛发或毛发缺失不能归因于其他躯体疾病 (例如, 皮肤病)。

如果病史、体格检查或实验室发现的证据表明, 这次紊乱是其他躯体疾病的直接生理学后果, 而且这次紊乱不能用其他精神障碍来更好地解释, 该条目应编码为 "1"。

病因学上的一般躯体疾病包括: 皮肤的炎症或其他皮肤疾病, 斑秃、雄激素源性脱发、休止期脱发、慢性盘状红斑狼疮、毛发扁平苔藓、中央离心性瘢痕性脱发、假性斑秃、毛囊炎性脱发、切割性毛囊周围炎、颈项部瘢痕性痤疮。

注: 应考虑以下因素, 若存在, 则支持一般躯体疾病是强迫症及相关症状的病因。

(1) 文献证据表明该种一般躯体疾病与强迫及相关障碍症状有确切的相关性。(参考上述病因学上的一般躯体疾病的清单。)

(2) 强迫及相关障碍症状的病程与该一般躯体疾病的病程之间存在紧密的时间关系。

(3) 强迫及相关障碍症状以异乎寻常的特征为特点 (例如, 起病年龄晚)。

(4) 缺乏其他解释 (例如, 强迫及相关症状是对诊断有一般躯体疾病的心理应激反应)。

?	1	3	
跳至 **G86**, 接下页		跳至 **G86**, 接下页	G83
	由于其他躯体疾病所致的强迫及相关障碍		

一般躯体疾病名称:＿＿＿＿＿＿＿　　G84

最近 1 个月是否存在该障碍? (1=否, 3=是)　＿＿　G85

跳至 ***抓痕障碍*** G.25

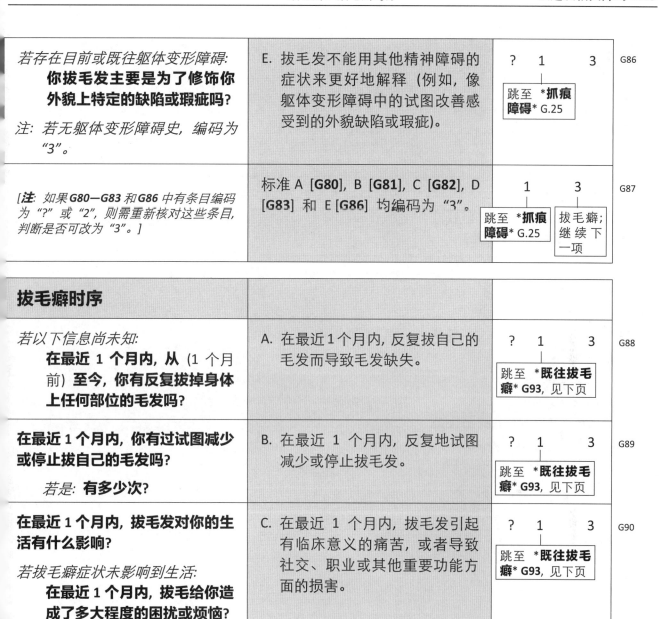

若存在目前或既往躯体变形障碍: **你拔毛发主要是为了修饰你外貌上特定的缺陷或瑕疵吗?** *注: 若无躯体变形障碍史, 编码为"3"。*	E. 拔毛发不能用其他精神障碍的症状来更好地解释 (例如, 像躯体变形障碍中的试图改善感受到的外貌缺陷或瑕疵)。	?	1	3	G86

跳至 ***抓痕障碍*** G.25

*[**注**: 如果 G80—G83 和 G86 中有条目编码为"?"或"2", 则需重新核对这些条目, 判断是否可改为"3"。]*	标准 A [**G80**], B [**G81**], C [**G82**], D [**G83**] 和 E [**G86**] 均编码为"3"。	1　　　　3	G87

跳至 ***抓痕障碍*** G.25　　　　拔毛癖; 继续下一项

拔毛癖时序

若以下信息尚未知: **在最近 1 个月内, 从 (1 个月前) 至今, 你有反复拔掉身体上任何部位的毛发吗?**	A. 在最近 1 个月内, 反复拔自己的毛发而导致毛发缺失。	?	1	3	G88

跳至 ***既往拔毛癖*** G93, 见下页

在最近 1 个月内, 你有过试图减少或停止拔自己的毛发吗? 　　*若是: 有多少次?*	B. 在最近 1 个月内, 反复地试图减少或停止拔毛发。	?	1	3	G89

跳至 ***既往拔毛癖*** G93, 见下页

在最近 1 个月内, 拔毛发对你的生活有什么影响? *若拔毛癖症状未影响到生活:* **在最近 1 个月内, 拔毛给你造成了多大程度的困扰或烦恼?**	C. 在最近 1 个月内, 拔毛发引起有临床意义的痛苦, 或者导致社交、职业或其他重要功能方面的损害。	?	1	3	G90

跳至 ***既往拔毛癖*** G93, 见下页

G

?=资料不足　　　　1=无或否　　　　2=阈下　　　　3=阈上或是　　　　275

目前拔毛癖		1	3	
[*注*: 如果 *G88—G90* 中有条目编码为 "?", 则需重新核对这些条目, 判断是否可改为 "3"。]	诊断标准 A [**G88**], B [**G89**] 和 C [**G90**] 均编码为 "3"。	跳至 *既往拔毛癖* **G93**, 见下	目前拔毛癖; 继续下一项	G91
若以下信息尚未知: **你第一次感到拔毛发已经成为一个问题时年龄多大?**	拔毛癖的发病年龄 (若未知, 编码 "99")。	__ __ 岁 跳至 *抓痕障碍*, 接下		G92

既往拔毛癖			
你最后有 (任何拔毛癖症状) **是什么时候?**	最后存在拔毛癖症状距本次访谈的月数。	__ __ 月	G93
若以下信息尚未知: **你第一次感到拔毛发已经成为一个问题时年龄多大?**	拔毛癖的发病年龄 (若未知, 编码 "99")。	__ __ 岁 跳至 *抓痕障碍* 接下页	G94

G

抓痕（皮肤搔抓）障碍（可选）	抓痕（皮肤搔抓）障碍诊断标准 见 DSM-5 中文版第 246—248 页		
是否需要诊断抓痕障碍？		1　　　3 跳至 *其他特定/未特定强迫及相关障碍* G.31	G95
是否使用扫描模块？		1　　　3 跳至 **G98**,见下	G96
在你一生的任何时候，你是否用指甲、镊子、大头针或其他物品反复搔抓自己的皮肤？ *若是：* **你会搔抓哪个或哪几个区域的皮肤？**	调查对象承认有过抓痕障碍样症状。	1　　　3 跳至 *其他特定/未特定强迫及相关障碍* G.31　｜　跳至 **G99**,见下	G97
扫描问题 **S16** 是否编码为"3"？ *若是：* **你说过你曾用指甲、镊子、大头针或其他物品反复搔抓自己的皮肤。你会搔抓哪个或哪几个区域的皮肤？**		1　　　3 跳至 *其他特定/未特定强迫及相关障碍* G.31	G98
搔抓皮肤给你的皮肤造成了你能看得见的损伤或导致抓痕、疮痍、疤痕或感染吗？	A. 反复搔抓皮肤而导致皮肤损伤。	?　1　2　3 跳至 *其他特定/未特定强迫及相关障碍* G.31	G99
你有过试图减少或停止搔抓皮肤吗？ *若是：* **有多少次？**	B. 反复地试图减少或停止搔抓皮肤。	?　1　2　3 跳至 *其他特定/未特定强迫及相关障碍* G.31	G100

若以下信息尚未知: 　(抓痕障碍症状) **对你的生活** 　**有什么影响?**	C.	搔抓皮肤引起有临床意义的痛 苦, 或者导致社交、职业或其他 重要功能方面的损害。	?	1	2	3

若以下信息尚未知:
　(抓痕障碍症状) **对你的生活**
　有什么影响?

根据需要询问以下问题来评估标准C:

(抓痕障碍症状) **对你与他人的关系或者交流有什么影响? (有没有导致你与家人、恋爱对象及朋友的关系出现问题?)**

(抓痕障碍症状) **对你的工作/学习有什么影响?** [**你因为** (抓痕障碍症状) **而在工作或学习上难以集中注意力吗?**]

(抓痕障碍症状) **对你处理家中事情的能力有什么影响? 对你参与那些你认为重要的事情有什么影响, 例如, 宗教活动、体育锻炼或者兴趣爱好?**

你会因为你不想让别人看到自己 (抓痕障碍症状), **或者因为对** (抓痕障碍症状) **的结果感到尴尬而回避一些场合或人吗?**

(抓痕障碍症状) **有没有影响到你生活的其他重要方面?**

若抓痕障碍症状并未影响到生活:
　(抓痕障碍症状) **给你造成了多大程度的困扰或烦恼?**

C. 搔抓皮肤引起有临床意义的痛苦, 或者导致社交、职业或其他重要功能方面的损害。

? 1 2 3 　G101

跳至 ***其他特定/未特定强迫及相关障碍* G.31**

若以下信息尚未知:

> **你有导致你搔抓皮肤的躯体疾病或皮肤问题吗? (是什么病? 你现在仍有这个疾病吗?)**

若躯体疾病已缓解:

> **你仍然搔抓你的皮肤吗?**

只有在必要时询问以下问题, 用来排除其他躯体疾病所致的病因。

当 (一般躯体疾病) **开始后,** (抓痕障碍症状) **有变化吗? 只是在** (一般躯体疾病) **开始后,** (抓痕障碍症状) **才出现或明显加重吗? 在** (一般躯体疾病) **开始多久之后,** (抓痕障碍症状) **开始出现或明显加重的?**

若一般躯体疾病已缓解:

当 (一般躯体疾病) **好转后,** (抓痕障碍症状) **也有所好转吗?**

D. [原发性抓痕症状]

1. 搔抓皮肤不能归因于其他躯体疾病 (例如, 疥疮) 的生理效应。

如果病史、体格检查或实验室发现的证据表明, 这次紊乱是其他躯体疾病的直接生理学后果, 而且这次紊乱不能用其他精神障碍来更好地解释, 该条目应编码为 "1"。

病因学上的一般躯体疾病包括: 皮肤病, 例如, 疥疮或痤疮。

注: 应考虑以下因素, 若存在, 则支持一般躯体疾病是强迫症及相关症状的病因。

(1) 文献证据表明该种一般躯体疾病与强迫及相关障碍症状有确切的相关性。(参考上述病因学上的一般躯体疾病的清单。)

(2) 强迫及相关障碍症状的病程与该一般躯体疾病的病程之间存在紧密的时间关系。

(3) 强迫及相关障碍症状以异乎寻常的特征为特点 (例如, 起病年龄晚)。

(4) 缺乏其他解释 (例如, 强迫及相关症状是对诊断有一般躯体疾病的心理应激反应)。

	?	1	3	G102
	接下页		接下页	

由于其他躯体疾病所致的强迫及相关障碍

一般躯体疾病名称:_____ G103

最近 1 个月是否存在该障碍? (1=否, 3=是) ___ G104

跳至 ***其他特定/未特定强迫及相关障碍* G.31**

你只是在服用毒品或药物时才搔抓皮肤吗?(跟我讲一讲。)

> *若是:* **那时你是否已经开始使用** (物质/药物) **或者刚刚停用或减量?**

> **当你开始出现** (抓痕障碍症状) **的时候,你使用多少** (物质/药物)?

<u>只有在必要时</u>询问以下问题,用来排除非物质所致的病因。

若以下信息尚未知:
> **哪个在前,使用** (物质/药物) **还是** (抓痕障碍症状)?

若以下信息尚未知:
> **你是否有一段时间停用** (物质/药物)?

> *若是:* **在你停止使用** (物质/药物) **后,你的** (抓痕障碍症状) **是否消失或有所改善?**

> > *若是:* **停用后多久才有所改善?这些症状在停用后 1 个月内消失了吗?**

若以下信息尚未知:
> **你是否有其他** (抓痕障碍症状) **的发作?**

> *若是:* **有多少次?在那些时候,你有没有使用** (物质/药物)?

---

2. 搔抓皮肤不能归因于某种物质 (例如,可卡因) 的生理效应。

如果病史、体格检查或实验室的证据显示这次紊乱出现在下列物质中毒或戒断或者接触下列药物的期间或不久后,则编码为 "1"。

<u>病因学上的物质包括</u>: 兴奋剂。

注: 应考虑以下 3 个因素,若存在任意一条,则不支持物质/药物是焦虑症状的病因,编码为 "3";若每条都不符合,编码为 "1" (表明由物质/药物所致)。

(1) 症状出现在开始使用物质/药物之前。

(2) 在急性戒断或重度中毒结束之后,症状仍持续足够长的时间 (例如,约 1 个月)。

(3) 有其他证据表明该次发作为独立的、非物质/药物所致的强迫及相关障碍 (例如,有反复出现的与非物质/药物相关的发作病史)。

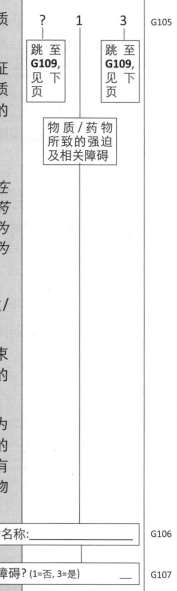

G105

?	1	3
跳至 **G109**,见下页		跳至 **G109**,见下页

物质/药物所致的强迫及相关障碍

物质/药物名称:＿＿＿＿＿＿＿   G106

最近 1 个月是否存在该障碍? (1=否, 3=是)   ＿   G107

标明强迫及相关障碍起病的<u>特点</u>(填写 1—3): 注: 可导致强迫及相关障碍的病因学上的物质/药物仅包括可卡因、苯丙胺、其他兴奋剂和重金属, 所以本条目所说的"中毒"和"戒断"是指上述物质, 戒断症状应参考 E.28 页。	1) **于中毒期间起病**: 符合物质中毒的标准且症状起始于中毒期间。 2) **于戒断期间起病**: 符合物质戒断的标准且症状起始于戒断期间或戒断期结束之后不久。 3) **于非中毒性使用后起病**: 症状既可能出现在药物使用的初期, 也可能出现在药物剂量调整或用法改变的时候。	G108 跳至 ***其他特定/未特定强迫及相关障碍*** G.31
	E. 搔抓皮肤不能用其他精神障碍的症状来更好地解释 (例如, 像精神病性障碍中的妄想或触幻觉, 像躯体变形障碍中的试图改善感受到的外貌缺陷或瑕疵, 像刻板运动障碍中的刻板行为, 或像非自杀性自伤中的自我伤害)。	?　　1　　　3　G109 跳至 ***其他特定/未特定强迫及相关障碍*** G.31
[**注**: 如果 **G99—G102**, **G105** 和 **G109** 中有条目编码为"?"或"2", 则需重新核对这些条目, 判断是否可改为"3"。]	诊断标准 A [**G99**], B [**G100**], C [**G101**], D(1) [**G102**], D(2) [**G105**]和 E [**G109**] 均编码为"3"。	1　　　　3　G110 跳至 ***其他特定/未特定强迫及相关障碍*** G.31 ｜ 抓痕障碍; 接下页

G

抓痕障碍时序		
若以下信息尚未知: **在最近 1 个月内, 从** (1 个月前) **至今, 你有用指甲、镊子、大头针或其他物品反复搔抓自己的皮肤吗?** *若是:* **搔抓皮肤给你的皮肤造成了你能看得见的损伤或导致一些抓痕、疮痂、疤痕或感染吗?**	A. 在最近 1 个月内, 反复搔抓皮肤而导致皮肤损伤。	? 　 1 　 3 　　G111 跳至 ***既往抓痕障碍*** G116, 见下
在最近 1 个月内, 你有过试图减少或停止搔抓皮肤吗? *若是:* **有多少次?**	B. 在最近 1 个月内, 反复地试图减少或停止搔抓皮肤。	? 　 1 　 3 　　G112 跳至 ***既往抓痕障碍*** G116, 见下
在最近 1 个月内, 搔抓皮肤对你的生活有什么影响? *若抓痕障碍症状未影响到生活:* **在最近 1 个月内, 搔抓皮肤给你造成了多大程度的困扰或烦恼?**	C. 在最近 1 个月内, 搔抓皮肤引起有临床意义的痛苦, 或者导致社交、职业或其他重要功能方面的损害。	? 　 1 　 3 　　G113 跳至 ***既往抓痕障碍*** G116, 见

G

目前抓痕障碍		
[*注: 如果 G111—G113 中有条目编码为 "?", 则需重新核对这些条目, 判断是否可改为 "3"。*]	诊断标准 A [**G111**], B [**G112**] 和 C [**G113**] 均编码为 "3"。	1 　　　　 3 　　G114 跳至 ***既往抓痕障碍*** G116, 见下　　目前抓痕障碍; 继续下一项
若以下信息尚未知: **当你第一次感到搔抓皮肤已经成为一个问题时, 你年龄多大?**	抓痕障碍的发病年龄 (若未知, 编码 "99")。	＿＿ ＿＿ 岁　　G115 跳至 ***其他特定/未特定的强迫及相关障碍***, 接下页

既往抓痕障碍		
你最后有 (任何抓痕障碍症状) **是什么时候?**	最后存在抓痕障碍症状距本次访谈的月数。	＿＿ ＿＿ 月　　G116
若以下信息尚未知: **当你第一次感到搔抓皮肤已经成为一个问题时年龄多大?**	抓痕障碍的发病年龄 (若未知, 编码 "99")。	＿＿ ＿＿ 岁　　G117 跳至 ***其他特定/未特定强迫及相关障碍***, 接下页

其他特定/未特定强迫及 相关障碍	**其他特定/未特定强迫及 相关障碍诊断标准** 见 DSM-5 中文版第 254—255 页	
	无论是否已经存在本模块上述诊断，仍有尚未诊断的有临床意义的强迫及相关障碍典型症状。 注: 若调查对象已经符合任何一个上述强迫及相关障碍的诊断标准，但还存在有临床意义且不能用该障碍更好地解释的强迫症状，可以考虑同时诊断其他特定/未特定强迫及相关障碍。	1　　　　　3　　 G118 ┌─────────┐ │ 跳至下一模块 │ └─────────┘

G

若以下信息尚未知: 　　(强迫及相关障碍症状) **对你的** 　　**生活有什么影响?** *根据需要询问以下问题来评估标准:* (强迫及相关障碍症状) **对你与他人** **的关系或者交流有什么影响?（有没** **有导致你与家人、恋爱对象及朋友的** **关系出现问题?）** (强迫及相关障碍症状) **对你的工作/** **学习有什么影响?[你工作/学习的考** **勤怎么样?** (强迫及相关障碍症状) **有** **没有让你完成工作/学习更加困难?** **有没有影响你工作/课堂作业的质** **量?]** (强迫及相关障碍症状) **对你处理家** **中事情的能力有什么影响?对你参** **与那些你认为重要的事情有什么影** **响,例如,** 宗教活动、体育锻炼或者 **兴趣爱好?因为你不想让其他人看** **到你做** (强迫及相关障碍的行为)**,** **你会回避一些场合或人吗?** (强迫及相关障碍症状) **有没有影响** **到你生活的其他重要方面?** *若强迫及相关障碍症状并未影响到* *生活:* 　　(强迫及相关障碍症状) **给你造** 　　**成了多大程度的困扰或烦恼?**	[症状] 引起有临床意义的痛苦, 或者导致社交、职业或其他重要 功能方面的损害。	1　　　　3　　 G119 　┃ ┌─────────┐ │跳至下一模块│ └─────────┘

G

若以下信息尚未知:

(强迫及相关障碍症状) **是什么时候开始的?**

在 (强迫及相关障碍症状) **开始之前不久, 你有躯体疾病吗?**

若是: **医生是怎么说的?**

只有在必要时询问以下问题, 用来排除其他躯体疾病所致的病因。

当 (一般躯体疾病) **开始后,** (强迫及相关障碍症状) **有变化吗? 只是在** (一般躯体疾病) **开始后,** (强迫及相关障碍症状) **才出现或明显加重吗? 在** (一般躯体疾病) **开始多久之后,** (强迫及相关障碍症状) **开始出现或明显加重的?**

若一般躯体疾病已缓解:

当 (一般躯体疾病) **好转后,** (强迫及相关障碍症状) **也有所好转吗?**

[原发性强迫及相关障碍]

1. 这这种紊乱不能归因于其他躯体疾病的直接生理效应。

如果病史、体格检查或实验室发现的证据表明, 这次紊乱是其他躯体疾病的直接生理学后果, 而且这次紊乱不能用其他精神障碍来更好地解释, 该条目应编码为 "1"。

注: 参考 G.5 [G17] 病因学上的一般躯体疾病清单。

注: 应考虑以下因素, 若存在, 则支持一般躯体疾病是强迫症及相关症状的病因。

(1) 文献证据表明该种一般躯体疾病与强迫及相关障碍症状有确切的相关性。(参考 G.5 [G17] 病因学上的一般躯体疾病的清单。)

(2) 强迫及相关障碍症状的病程与该一般躯体疾病的病程之间存在紧密的时间关系。

(3) 强迫及相关障碍症状以异乎寻常的特征为特点 (例如, 起病年龄晚)。

(4) 缺乏其他解释 (例如, 强迫及相关症状是对诊断有一般躯体疾病的心理应激反应)。

	?	1	3	G120
	接下页		接下页	

由于其他躯体疾病所致的强迫及相关障碍

一般躯体疾病名称:＿＿＿＿＿＿＿＿＿＿＿　　G121

最近 1 个月是否存在该障碍? (1=否, 3=是)　＿＿　G122

标明强迫及相关障碍症状的特点 (填写 1—5):　＿＿　G123
- 1) **伴强迫症样症状**: 若主要临床表现为强迫症样症状。
- 2) **伴外貌先占观念**: 若主要临床表现为感知到的外貌方面的缺陷或瑕疵的先占观念。
- 3) **伴囤积症状**: 若主要临床表现为囤积。
- 4) **伴拔毛症状**: 若主要临床表现为拔毛发。
- 5) **伴搔抓皮肤症状**: 若主要临床表现为搔抓皮肤。

跳至下一模块

在（强迫及相关障碍症状）**开始之前不久，你服用药或者有喝酒或使用毒品的习惯吗？**

　　若是： **那时你是否已经开始使用**（物质/药物）**或者刚刚停用或减量？**

　　　　当你开始出现（强迫及相关障碍症状）**的时候，你使用多少**（物质/药物）**？**

<u>只有在必要时</u>询问以下问题，用来排除非物质所致的病因。

若以下信息尚未知：
　　哪个在前，使用（物质/药物）**还是**（强迫及相关障碍症状）**？**

若以下信息尚未知：
　　你是否有一段时间停用（物质/药物）**？**

　　若是： **在你停止使用**（物质/药物）**后，你的**（强迫及相关障碍症状）**是否消失或有所改善？**

　　　　若是： **停用后多久才有所改善？这些症状在停用后1个月内消失了吗？**

若以下信息尚未知：
　　你是否有其他（强迫及相关障碍症状）**的发作？**

　　　　若是： **有多少次？在那些时候，你有没有使用**（物质/药物）**？**

---

2. 这种紊乱不能归因于某种物质/药物的直接生理效应。

如果病史、体格检查或实验室的证据显示这次紊乱出现在下列物质中毒或戒断或者接触下列药物的期间或不久后，则编码为"1"。

注： 参考 G.6 [G20] 病因学上的物质/药物清单。

注： 应考虑以下 3 个因素，若存在任意一条，则不支持物质/药物是强迫症状的病因，编码为"3"；若每条都不符合，编码为"1"（表明由物质/药物所致）。

(1) 症状出现在开始使用物质/药物之前。

(2) 在急性戒断或重度中毒结束之后，症状仍持续足够长的时间（例如，约 1 个月）。

(3) 有其他证据表明该次发作为独立的、非物质/药物所致的强迫及相关障碍（例如，有反复出现的与非物质/药物相关的发作病史）。

?	1	3	
			G124
其他特定/未特定强迫及相关障碍跳至**G129**，见下页	其他特定/未特定强迫及相关障碍跳至**G129**，见下页	

物质/药物所致的强迫及相关障碍

物质/药物名称：_____	G125

最近 1 个月是否存在该障碍？(1=否, 3=是)　　__	G126

标明强迫及相关障碍症状的特点（填写 1—5）：　__ | G127

　1) **伴强迫症样症状**：若主要临床表现为强迫症样症状。
　2) **伴外貌先占观念**：若主要临床表现为感知到的外貌方面的缺陷或瑕疵的先占观念。
　3) **伴囤积症状**：若主要临床表现为囤积。
　4) **伴拔毛症状**：若主要临床表现为拔毛发。
　5) **伴搔抓皮肤症状**：若主要临床表现为搔抓皮肤。

接下页

标明强迫及相关障碍起病的<u>特点</u>(填写 1—3): *注: 可导致强迫及相关障碍的病因学上的物质/药物仅包括可卡因、苯丙胺、其他兴奋剂和重金属, 所以本项所说的"中毒"和"戒断"是指上述物质, 戒断症状应参考 E.28 页。*	1) **于中毒期间起病**: 符合物质中毒的标准且症状起始于中毒期间。 2) **于戒断期间起病**: 符合物质戒断的标准且症状起始于戒断期间或戒断期结束之后不久。 3) **于非中毒性使用后起病**: 症状既可能出现在药物使用的初期, 也可能出现在药物剂量调整或用法改变的时候。	跳至下一模块		G128
[检查者判断] 其他特定/未特定强迫及相关障碍的症状是否目前存在? *若以下信息尚未知:* **在最近 1 个月内, 从** (1 个月前) **至今, 你是否有** (强迫及相关障碍症状)**?**		1 3		G129

G

标明其他特定/未特定强迫及相关障碍的<u>类型</u>(填写 1—7):

1) **伴实际缺陷的躯体变形样障碍**: 除了外貌方面的缺陷或瑕疵能够被他人明显地观察到 (即它们比"轻微"更加容易被注意到), 其他方面类似于躯体变形障碍。在此类案例中, 对这些瑕疵的先占观念明显是过度的, 且导致显著的功能损害或痛苦。

2) **无重复行为的躯体变形样障碍**: 除了个体没有基于对外貌担心的重复行为或精神活动, 其他表现符合躯体变形障碍。

3) **聚焦于躯体的重复行为障碍**: 其特征为反复的聚焦于躯体的重复性行为 (例如, 咬指甲、咬嘴唇、咬颊) 和重复性地试图减少或停止这些行为。这些症状引起有临床意义的痛苦, 或者导致社交、职业或其他重要功能方面的损害, 且不能更好地用拔毛癖 (拔毛障碍)、抓痕 (皮肤搔抓) 障碍、刻板运动障碍或非自杀性自伤来解释。

4) **强迫性嫉妒**: 其特征为非妄想地感受到配偶不忠的先占观念。作为对关注不忠的反应, 此先占观念可能导致重复性的行为或精神活动; 它们引起有临床意义的痛苦, 或者导致社交、职业或其他重要功能的损害, 且不能用其他精神障碍来更好地解释, 例如, 嫉妒型妄想障碍或偏执型人格障碍。

5) **无法确定是原发的还是继发的**: 临床医生已经得出结论, 强迫及相关的障碍是存在的, 但无法确定是原发还是继发 (即由于其他躯体疾病所致的或物质/药物所致的)。

6) **其他**: 描述＿＿＿＿＿＿＿＿＿＿＿＿

7) **未特定**: 没有足够的信息做出更特定的诊断。

G130

G131

跳至下一模块

H. 睡眠-觉醒障碍

失眠障碍（仅目前）（可选）	失眠障碍诊断标准 见 DSM-5 中文版第 352—358 页		
是否需要诊断失眠障碍？		1　　　　　3 　　　　　└─┐ 　　　　跳至 *嗜睡障碍* H.7	H1
是否使用扫描模块？		1　　　　　3 　　　　　└─┐ 　　　跳至 **H4**，见下	H2
在最近 3 个月内，从（3 个月前）至今，缺少良好的睡眠或感觉休息不好是你一个特别关注的问题吗？（跟我讲一讲。有多频繁？）	调查对象承认有过失眠障碍样症状。	1　　　　　3 ┌──┐　　┌──┐ 跳至 *嗜睡障碍* H.7　　跳至 H5，见下	H3
扫描问题 **S17** 是否编码为"3"？ 　　*若是：* **休息不好是你一个特别关注的问题。跟我讲一讲。（有多频繁？）**		1　　　　　3 　　　　　└─┐ 跳至 *嗜睡障碍* H.7	H4
我要询问更多有关你睡眠困难的问题。在最近 3 个月内，从（3 个月前）至今，你通常什么时候入睡？你每天早上最后一次醒来通常是什么时候？ **你入睡有困难吗？（你要多长时间才能睡着？至少要 30 分钟吗？）**	A. 主要的主诉是对睡眠数量或质量的不满意，伴有至少 1 项下列症状： 1. 入睡困难。	?　　1　　2　　3	H5
在最近 3 个月内，在你睡着之后，你经常会在半夜醒来吗？（这只是因为你要起床上厕所吗？当你醒来后，你醒着的时间有多久，至少有 30 分钟吗？） 　　*若否：* **在你半夜醒来后，再入睡会很困难吗？**	2. 维持睡眠困难，其特征表现为频繁地觉醒或醒后再入睡困难。 *注：非失眠原因的觉醒编码为"1"（例如，频繁使用厕所）。*	?　　1　　2　　3	H6
在最近 3 个月内，你通常醒来的时间是否早于你理应醒来的时间？（你认为自己为什么会醒得这么早？早了多少？至少早了 30 分钟吗？） 　　*若是：* **你无法再入睡了吗？**	3. 早醒，且不能再入睡。 *注：考虑平均的总睡眠时间。仅在睡眠总时间不足 6.5 小时的情况下才能将早醒症状编码为"3"。*	?　　1　　2　　3	H7

H

[**注**: 如果在上述编码为 "?" 或 "2" 的条目改为 "3" 时才可能达到 1 项, 则需重新核对这些条目。]	至少 1 项诊断标准 A 的症状编码为 "3"。	1　　　　3 跳至 ***嗜睡障碍*** H.7	H8
若以下信息尚未知: **在最近 3 个月内, 从** (3 个月前) **至今, 睡眠问题对你的生活有什么影响?** *根据需要询问以下问题来评估标准 B:* **睡眠问题对你与他人的关系或者交流有什么影响? (有没有导致你与家人、恋爱对象及朋友的关系出现问题?)** **睡眠问题对你的工作/学习有什么影响? (有没有影响你工作/课堂作业的质量? 你有没有因没有睡眠不足而旷工/缺课或者在工作或学习上有了问题?)** **睡眠问题对你处理家中事情的能力有什么影响? 对你参与那些你认为重要的事情有什么影响, 例如, 宗教活动、体育锻炼或者兴趣爱好? (因为你晚上无法获得足够的睡眠, 所以你白天会感到易激惹吗?)** **你会因为睡眠不足而觉得开车不安全或者会在开车时睡着吗? 你会因此觉得从事其他有危险的事对你来说是不安全的吗, 例如, 操作重型机械?** **睡眠问题有没有影响到你生活的其他重要方面?** *若失眠障碍症状并未影响到生活:* **睡眠问题给你造成了多大程度的困扰或烦恼?**	B. 睡眠紊乱引起有临床意义的痛苦, 或者导致社交、职业、教育、学业、行为或其他重要功能的损害。	?　　1　　2　　3 跳至 ***嗜睡障碍*** H.7	H9

在最近 3 个月内，平均每周你有几晚会有睡眠困难？（每周至少有 3 晚吗？）	C/D. 睡眠困难每周至少出现 3 晚，且持续至少 3 个月。 *注：合并了标准 C 和标准 D。*	?	1	2	3	H10
			跳至 *嗜睡障碍* H.7			
若以下信息尚未知： **有让你无法获得充足睡眠的事情吗？（例如，太吵了、光线太强、太热、太冷、床铺不舒服、夜间要照看婴幼儿或你的日程安排时间不够？）**	E. 尽管有足够的睡眠机会，仍出现睡眠困难。 *注：有意将诊断标准Γ放在失眠障碍标准的最后。*	?	1	2	3	H11
			跳至 *嗜睡障碍* H.7			

H

?=资料不足   1=无或否   2=阈下   3=阈上或是

从 (3 个月前) **至今, 你出现这些症状的时候, 你服用药或者有喝酒或使用毒品的习惯吗?**

若是: **那时你是否已经开始使用** (物质/药物) **或者刚刚停用或减量?**

　　当你开始出现 (睡眠障碍症状) **的时候, 你使用多少** (物质/药物)**?**

只有在必要时询问以下问题, 用来排除非物质所致的病因。

若以下信息尚未知:
哪个在前, 使用 (物质/药物) **还是** (睡眠障碍症状)**?**

若以下信息尚未知:
你是否有一段时间停用 (物质/药物)**?**

若是: **在你停止使用** (物质/药物) **后, 你的** (睡眠障碍症状) **是否消失或有所改善?**

　　若是: **停用后多久才有所改善? 这些症状在停用后 1 个月内消失了吗?**

若以下信息尚未知:
你是否有其他 (睡眠障碍症状) **的发作?**

　　若是: **有多少次? 在那些时候, 你有没有使用** (物质/药物)**?**

G. [原发性失眠症状] 失眠并非某种物质 (例如, 毒品)、药物的生理效应。

如果病史、体格检查或实验室的证据显示这次紊乱出现在下列物质中毒或戒断或者接触下列药物的期间或不久后, 则编码为 "1"。

病因学上的物质/药物包括: 戒断期间起病的物质 (烟草), 中毒和戒断期间起病的物质 [酒精、咖啡因、大麻、阿片类物质、镇静剂、催眠药、抗焦虑药、兴奋剂 (包括可卡因)], 抗组胺药, 皮质类固醇, 和肾上腺素能受体、多巴胺受体、胆碱能受体以及 5-羟色胺受体的激动剂和拮抗剂。

注: 应考虑以下 3 个因素, 若存在任意一条, 则不支持物质/药物是睡眠障碍症状的病因, 编码为 "3"; 若每条都不符合, 编码为 "1" (表明由物质/药物所致)。

(1) 症状出现在开始使用物质/药物之前。

(2) 在急性戒断或重度中毒结束之后, 症状仍持续足够长的时间 (例如, 约 1 个月)。

(3) 有其他证据表明该次发作为独立的、非物质/药物所致的睡眠障碍 (例如, 有反复出现的与非物质/药物相关的发作病史)。

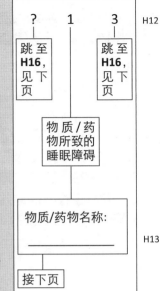

H12

?	1	3
跳至 H16, 见下页		跳至 H16, 见下页

物质/药物所致的睡眠障碍

物质/药物名称:
_____

H13

接下页

H

标明物质/药物所致的睡眠障碍症状的<u>特点</u>（填写1—3）：	1) **失眠型**：其特征为入睡困难或维持睡眠困难，夜间频繁地觉醒，或感到精力没有恢复的睡眠。 2) **日间困倦型**：主要的主诉为觉醒期间的过度睡意/疲劳，少见的主诉为睡眠时间过长。 3) **混合型**：这类物质/药物所致的睡眠问题表现为多种类型的睡眠症状，但无明显占主导地位的症状。	＿＿ H14
标明物质/药物所致的睡眠障碍症状的<u>发病背景</u>（填写1—3）：	1) **于中毒期间发病**：符合物质中毒的标准且症状出现于中毒期间。 2) **于停药/戒断期间发病**：符合药物/物质戒断的标准且症状出现于停药/戒断期间或戒断期结束之后不久。 3) **于非中毒性使用后起病**：症状既可能出现在药物使用的初期，也可能出现在药物剂量调整或用法改变的时候。	＿ H15 跳至 ***嗜睡障碍*** H.7
若有共存的精神障碍或一般躯体疾病： **你的睡眠问题是在**（精神障碍/躯体疾病）**之前开始的吗?**	H. 共存的精神障碍或躯体疾病不能充分解释失眠的主诉。 *注：若没有共存的精神障碍或躯体疾病，或者虽有共存的疾病但无法充分解释失眠问题，编码为"3"。*	?　　1　　　3 H16 跳至 ***嗜睡障碍*** H.7

H

若以下信息尚未知:
 	
    你因为睡眠问题看过医生吗?
    (你在医院的观察你睡眠的实验室过夜了吗?)
 	
    若是: **医生说是什么诊断?**
	F. 失眠不能用其他睡眠-觉醒障碍更好地解释,也不是仅仅出现在其他睡眠-觉醒障碍(例如,发作性睡病、与呼吸相关的睡眠障碍、昼夜节律睡眠-觉醒障碍或睡眠异态)的病程之中。
	
	注: 若尚未排除共存的睡眠障碍,编码为 "?"。仅在没有共存的睡眠障碍,或虽有共存的睡眠障碍,但不能充分解释失眠问题时,编码为 "3"。
		? 1 3
		
		┌──────────┐
		│ 跳至 *嗜睡障* │
		│ *碍* 接下页 │
		└──────────┘
			H17

[注: 如果 H9—H12 和 H16 中有条目编码为 "?" 或 "2",则需重新核对这些条目,判断是否可改为 "3"。]	标准 A [**H8**], B [**H9**], C/D [**H10**], E [**H11**], G [**H12**] 和 H [**H16**] 均编码为 "3",且标准 F [**H17**] 编码为 "?" 或 "3"。 *注: 以诊断标准 F 评估为 "?" 或 "3" 来决定失眠障碍的诊断是临时的还是明确的。见 **H19**。*	1 3 ┌────┐ ┌────┐ │跳至 *│ │失眠障│ │**嗜睡障**│ │碍;继│ │**碍** * 接│ │续下一│ │下页 │ │项 │ └────┘ └────┘	H18
标明失眠障碍是临时诊断还是明确诊断 (填写 1, 2):	1) **临时诊断:** 标准 F 评估为 "?" (即尚未排除共存的其他睡眠-觉醒障碍)。 2) **明确诊断:** 标准 F 评估为 "3" (即已经排除共存的其他睡眠-觉醒障碍或共存的其他睡眠-觉醒障碍不能解释失眠症状)。	____	H19

(检查者判断) 是否与非睡眠障碍的其他精神障碍共病?	**伴非睡眠障碍的精神障碍共病**
	    列出共病的精神障碍名称:
	    _____
		1 3	H20
			
			H21

(检查者判断) 是否与躯体疾病共病?	**伴其他躯体疾病共病**
	    列出共病的躯体疾病名称:
	    _____
		1 3	H22
			
			H23

(检查者判断) 是否与其他睡眠障碍共病?	**伴其他睡眠障碍共病**
	    列出共病的睡眠障碍名称:
	    _____
		1 3	H24
			
			H25

若以下信息尚未知: **在最近 12 个月内,你有多少个时间段存在入睡困难?**	**复发性:** 一年内发作至少 2 次。	1 3 ┌──────┐ │ 接下页 │ └──────┘	H26

嗜睡障碍（仅目前）(可选)	嗜睡障碍诊断标准 见 DSM-5 中文版第 358—362 页		
是否需要诊断嗜睡障碍？		1　　　　　　3 　　　　　└跳至下一模块┘	H27
是否使用扫描模块？		1　　　　　　3 　　　　└跳至 **H30**，见下┘	H28
在最近 3 个月内，从（3 个月前）**至今，你是否在好多天里，尽管睡了至少 7 个小时，仍觉得困倦？（跟我讲一讲。有多频繁？）**	调查对象承认有过嗜睡障碍样症状。	1　　　　　　3 跳至下　　　跳至 **H31**， 一模块　　　见下	H29
扫描问题 **S18** 是否编码为 "3"？ 　*若是*：你说过在最近 3 个月内，从（3 个月前）至今的好多天里，尽管睡了至少 7 个小时，仍觉得困倦。跟我讲一讲。（有多频繁？）		1　　　　　　3 　　　　└跳至下一模块┘	H30
若以下信息尚未知： 　**在最近 3 个月内，你通常什么时候入睡？你每天早上最后一次醒来通常是什么时候？** 　**在你觉得困倦的日子中……** 　**……你会因为太困倦了，以至于在你不希望的情况下反复地睡着了或"打盹"吗？**	A. 尽管主要睡眠时间持续至少 7 小时，但自我报告仍有过度困倦（嗜睡），且至少伴有 1 项下列症状： 1. 在嗜睡的日子里，同一天内有反复睡眠或陷入睡眠之中的时段。	?　1　2　3	H31
……你睡了至少 9 个小时，但醒来仍然感觉疲劳吗？	2. 在嗜睡的日子里，尽管延长了的主要睡眠时段每天超过 9 小时，但仍然感觉精力没有恢复（即不解乏的）。	?　1　2　3	H32
……你、你的家人或与你睡在一起的人是否注意到，当你突然醒来，你难以完全清醒？（例如，当从打盹中醒来，你仍然糊里糊涂，不知道你在哪里，昏昏沉沉或笨手笨脚？你有没有对试图唤醒你的人摆出一副凶相？）	3. 突然觉醒后难以完全清醒。	?　1　2　3	H33

?=资料不足　　　　　1=无或否　　　　　2=阈下　　　　　3=阈上或是　　　　　**295**

[注: 如果在上述编码为 "?" 或 "2" 的条目改为 "3" 时才可能达到 1 项, 则需重新核对这些条目。]	诊断标准 A(1) [H31], A(2) [H32] 或 A(3) [H33] 编码为 "3"。	1　　　3 ｜ H34
		跳至下一模块
在最近 3 个月内, 从 (3 个月前) 至今, 平均每周有多少次出现上述问题? (每周至少有 3 次吗?)	B. 嗜睡每周出现至少 3 次, 且持续至少 3 个月。	?　1　2　3 ｜ H35
		跳至下一模块
若以下信息尚未知: 　　**困倦对你的生活有什么影响?** *根据需要询问以下问题来评估标准 C:* **困倦对你与他人的关系或者交流有什么影响? (有没有导致你与家人、恋爱对象及朋友的关系出现问题? 你会因为太困倦了而白天感到易激惹吗)?** **困倦对你的工作/学习有什么影响? (困倦有没有影响你工作/课堂作业的质量? 你有没有因为困倦而旷工/缺课或者在工作或学习上有了问题? 你因为困倦而难以头脑清楚地思考问题吗?)** **困倦对你处理家中事情的能力有什么影响? 对你参与那些你认为重要的事情有什么影响, 例如, 宗教活动、体育锻炼或者兴趣爱好?** **你会因为困倦而觉得开车不安全或者会在开车时睡着吗? 你会因此觉得从事其他有危险的事对你来说是不安全的吗, 例如, 操作重型机械?** **困倦有没有影响到你生活的其他重要方面?** *若嗜睡障碍症状并未影响到生活:* 　　**困倦给你造成了多大程度的困扰或烦恼?**	C. 嗜睡伴有临床意义的痛苦, 或者导致认知、社交、职业或其他重要功能的损害。 *注: 有意将诊断标准 D 放在嗜睡障碍诊断标准 F 之后。*	?　1　2　3 ｜ H36
		跳至下一模块

从 (3 个月前) **至今，你出现这些症状的时候，你服用药或者有喝酒或使用毒品的习惯吗？**

若是: **那时你是否已经开始使用** (物质/药物) **或者刚刚停用或减量？**

　　当你开始出现 (睡眠障碍症状) **的时候，你使用多少** (物质/药物)**？**

只有在必要时询问以下问题，用来排除非物质所致的病因。

若以下信息尚未知:

哪个在前，使用 (物质/药物) **还是** (睡眠障碍症状)**？**

若以下信息尚未知:

你是否有一段时间停用 (物质/药物)**？**

若是: **在你停止使用** (物质/药物) **后，你的** (睡眠障碍症状) **是否消失或有所改善？**

　　若是: **停用后多久才有所改善？这些症状在停用后 1 个月内消失了吗？**

若以下信息尚未知:

你是否有其他 (睡眠障碍症状) **的发作？**

若是: **有多少次？在那些时候，你有没有使用** (物质/药物)**？**

E. [原发性嗜睡症状] 嗜睡不能归因于某种物质 (例如，毒品)、药物的生理效应。

如果病史、体格检查或实验室的证据显示这次紊乱出现在下列物质中毒或戒断或者接触下列药物的期间或不久后，则编码为"1"。

注: 参考 H.4 [H12] 病因学上的物质/药物的清单。

注: 应考虑以下 3 个因素，若存在任意一条，则不支持物质/药物是睡眠障碍症状的病因，编码为"3"；若每条都不符合，编码为"1" (表明由物质/药物所致)。

(1) 症状出现在开始使用物质/药物之前。

(2) 在急性戒断或重度中毒结束之后，症状仍持续足够长的时间 (例如，约 1 个月)。

(3) 有其他证据表明该次发作为独立的、非物质/药物所致的睡眠障碍 (例如，有反复出现的与非物质/药物相关的发作病史)。

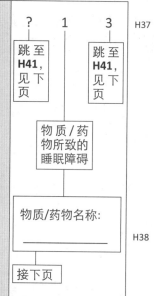

H37

H38

H

标明物质/药物所致的睡眠障碍症状的<u>特点</u>（填写 1—3）:	1) **失眠型:** 其特征为入睡困难或维持睡眠困难，夜间频繁地觉醒，或感到精力没有恢复的睡眠。 2) **日间困倦型:** 主要的主诉为觉醒期间的过度睡意/疲劳，少见的主诉为睡眠时间过长。 3) **混合型:** 这类物质/药物所致的睡眠问题表现为多种类型的睡眠症状，但无明显占主导地位的症状。	＿＿　H39
标明物质/药物所致的睡眠障碍症状的<u>发病背景</u>（填写 1—3）:	1) **于中毒期间发病**: 符合物质中毒的标准且症状出现于中毒期间。 2) **于停药/戒断期间发病**: 符合药物/物质戒断的标准且症状出现于停药/戒断期间或戒断期结束之后不久。 3) **于非中毒性使用后起病**: 症状既可能出现在药物使用的初期，也可能出现在药物剂量调整或用法改变的时候。	＿＿　H40 跳至下一模块
若有共存的精神障碍或一般躯体疾病: 　　**你的睡眠问题是在**（精神障碍/躯体疾病）**之前开始的吗?**	F. 共存的精神障碍或躯体疾病不能充分解释嗜睡的主诉。 *注: 若没有共存的精神障碍或躯体疾病，或虽有共存的疾病但无法充分解释嗜睡问题，编码为"3"。*	?　　1　　　3　H41 跳至下一模块

若以下信息尚未知: **你因为睡眠问题看过医生吗?（你在睡眠实验室过夜了吗?）** *若是:* **医生说是什么诊断?**	D. 嗜睡不能用其他睡眠-觉醒障碍来更好地解释，且并非仅仅出现在其他睡眠-觉醒障碍（例如，发作性睡病、与呼吸相关的睡眠障碍、昼夜节律睡眠-觉醒障碍或睡眠异态）的病程之中。 *注: 若尚未排除共存的睡眠障碍，编码为"?"。仅在没有共存的睡眠障碍，或虽有共存的睡眠障碍，但不能充分解释嗜睡问题时，编码为"3"。*	?　　1　　　3 跳至下一模块	H42
[注: 如果 H35-H37 和 H41 中有条目编码为"?"或"2"，则需重新核对这些条目，判断是否可改为"3"。]	诊断标准 A [**H34**], B [**H35**], C [**H36**], E [**H37**] 和 F [**H41**] 均编码为"3"，且标准 D [**H42**] 编码为"?"或"3"。 *注: 以诊断标准 D 评估为"?"或"3"来决定嗜睡障碍的诊断是临时的还是明确的。见 **H44**。*	1　　　3 跳至下一模块 / 嗜睡障碍；继续下一项	H43
标明嗜睡障碍是<u>临时诊断</u>还是<u>明确诊断</u> (填写 1, 2):	1) **临时诊断:** 标准 D 评估为"?"（即尚未排除共存的其他睡眠-觉醒障碍）。 2) **明确诊断:** 标准 D 评估为"3"，（即已经排除共存的其他睡眠-觉醒障碍或共存的其他睡眠-觉醒障碍不能解释嗜睡症状）。	＿＿	H44
(检查者判断) 是否与非睡眠障碍的其他精神障碍共病?	**伴非睡眠障碍的精神障碍共病** 列出共病的精神障碍名称: ＿＿＿＿＿＿＿＿	1　　　3	H45 H46
(检查者判断) 是否与躯体疾病共病?	**伴其他躯体疾病共病** 列出共病的躯体疾病名称: ＿＿＿＿＿＿＿＿	1　　　3	H47 H48
(检查者判断) 是否与其他睡眠障碍共病?	**伴其他睡眠障碍共病** 列出共病的睡眠障碍名称: ＿＿＿＿＿＿＿＿	1　　　3	H49 H50

?=资料不足　　　　1=无或否　　　　2=阈下　　　　3=阈上或是

| 标明目前嗜睡障碍的<u>严重程度</u>(填写 1—3):

在最近的 3 个月内, 从 (3 个月前) **至今, 你平均每周会有多少天难以保持清醒?** | 1) **轻度:** 每周 1—2 天难以保持日间清醒。

2) **中度:** 每周 3—4 天难以保持日间清醒。

3) **重度:** 每周 5—7 天难以保持日间清醒。

严重程度的评估根据维持日间清醒的困难程度, 表现为在任何 1 天内, 出现多次不可抗拒的睡眠发作, 例如, 久坐、驾驶、拜访朋友或工作时。 | H51

跳至下一模块 |

H

I. 喂食及进食障碍

神经性厌食	神经性厌食诊断标准 见 DSM-5 中文版第 328—334 页	
是否使用扫描模块？		1　　　　3　 I1 跳至 **I3**, 见下
现在我要询问一些有关你进食习惯和体重的问题。在你一生的任何时候，是否有段时间你的体重比别人认为你应有的体重要轻很多？	调查对象承认有过神经性厌食样症状。	1　　　　3　 I2 跳至 *神经性贪食* I.5　｜　跳至 **I4**, 见下
扫描问题 **S19** 是否编码为"3"？ 　*若是：* **你说过曾有段时间，你的体重比别人认为你应该有的体重要轻很多。**		1　　　　3　 I3 跳至 *神经性贪食* I.5
请你跟我讲一讲。为什么如此？那时你多重？那时你多大年龄？那时你多高？那个时候是你的体重比正常体重轻得最多的时候吗？ 　*若否：* **你的体重比正常体重轻得最多的情况出现在什么时候？** *若终身评估为"3"：* 　**在最近 3 个月内, 从** (3 个月前) **至今，你最轻的体重是多少？(你现在多高？)**	A. 相对于在年龄、性别、发育阶段和身体健康背景下的需要而言，因限制能量的摄入而导致有临床意义的低体重。有临床意义的低体重被定义为低于正常体重的最低值或低于儿童和青少年的最低预期值。	?　1　2　3　 I4 跳至 *神经性贪食* I.5 最近 3 个月 ?　1　2　3　 I5
在你体重很轻的那个时候，你非常害怕长胖吗？ 　*若否：* **跟我讲一讲你当时的进食习惯。(你会避免高热量的食物或高脂肪的食物吗？你对此有多严格？你当时在吃过东西后有过催吐吗？有多频繁？你吃东西之后会做大量锻炼吗？)** *若终身评估为"3"：* 　**在最近 3 个月内，也是这种情况吗？**	B. 即使处于显著的低体重，仍然强烈害怕体重增加或变胖或者有持续的限制体重增加的行为。	?　1　2　3　 I6 跳至 *神经性贪食* I.5 最近 3 个月 ?　1　2　3　 I7

在你体重比正常体重轻得最多的时候，你仍然感到太胖或身体的某部分太胖吗？ *若否:* **为了自我感觉好一些，你需要非常瘦吗？** *若否且低体重从医学角度看是严重的:* **当你这么瘦的时候，有人告诉你这么瘦对你的健康有害吗？(你当时怎么想?)** *若终身评估为"3":* **在最近3个月内，也是这种情况吗？**	C. 对自己的体重或体型的感知异常，体重或体型过度地影响自我评价，或者持续地缺乏对目前低体重严重性的认识。	?　1　2　3 跳至 *神经性贪食* I.5 最近3个月 ?　1　2　3	I8 I9
[注: 如果I4、I6和I8中有条目编码为"?"或"2"，则需重新核对这些条目，判断是否可改为"3"。若可改为"3"，还需评估对应的最近3个月的条目。]	神经性厌食诊断标准 A [I4], B [I6] 和 C [I8] 均编码为"3"。	1　　　　3 跳至 *神经性贪食* I.5　　神经性厌食;继续下一项	I10

神经性厌食时序			
若以下信息尚未知: **你第一次出现**（神经性厌食症状）**时年龄多大?**	神经性厌食的起病年龄（若未知，编码"99"）。	＿＿ 岁	I11
[注: 如果I5、I7和I9中有条目编码为"?"或"2"，则需重新核对这些条目，判断是否可改为"3"。]	神经性厌食诊断标准 A [I5], B [I7] 和 C [I9] 均编码为"3"。	1　　　　3 既往神经性厌食;跳至I15, 见下页　　目前神经性厌食;接下页	I12

目前神经性厌食		
标明<u>目前的严重程度</u> (填写 1—4): (为了反映出神经性厌食症状、功能损害的程度和看管的需要,可以相应提高"严重程度"的评分。)	1) **轻度**: BMI=17—18.5 kg/m² 2) **中度**: BMI=16—16.99 kg/m² 3) **重度**: BMI=15—15.99 kg/m² 4) **极重度**: BMI <15 kg/m² (参考 I.4 以确定基础体重指数)	___ I13
标明<u>目前发作的亚型</u> (填写 1, 2): **在最近 3 个月内,你有过暴食吗,就是在很短的时间内吃了很多食物和感到你的进食失去控制? (有多频繁?)** *若否:* **你用什么方法保持体重不增加? (你曾有过自我催吐,或者滥用泻药、灌肠或利尿剂吗?) (有多频繁?)**	1) **限制型**: 在最近 3 个月内, 个体没有反复的暴食或清除行为 (即自我催吐、灌肠或滥用泻药、利尿剂)。此亚型的体重减轻主要通过节食、禁食和/或过度锻炼来实现。 2) **暴食/清除型**: 在最近 3 个月内, 个体有反复的暴食或清除行为 (即自我催吐、灌肠或滥用泻药、利尿剂)。	___ I14 跳至 ***神经性贪食*** I.5

既往神经性厌食		
标明<u>缓解类型</u> (填写 1, 2):	1) **部分缓解**: 在先前完全符合神经性厌食诊断标准之后, 持续一段时间不符合诊断标准 A (低体重), 但仍符合诊断标准 B (强烈害怕体重增加或变胖或者有限制体重增加的行为) 或诊断标准 C (对体重或体型的自我感知异常)。 2) **完全缓解**: 在先前完全符合神经性厌食诊断标准之后, 持续一段时间不符合任何诊断标准。	___ I15
你最后有 (任何神经性厌食症状) **是在什么时候?**	最后存在神经性厌食症状距本次访谈的月数。	___ ___ 月 I16 跳至 ***神经性贪食*** I.5

根据基础体重指数确定神经性厌食严重程度表

身高 [cm]	体重 [kg]			
	神经性厌食严重程度			
	轻度 (BMI=17—18.5)	中度 (BMI=16—16.99)	重度 (BMI=15—15.99)	极重度 (BMI<15)
148	37.2—40.5	35.0—37.1	32.9—34.9	<32.9
150	38.3—41.6	36.0—38.2	33.8—35.9	<33.8
153	39.8—43.3	37.5—39.7	35.1—37.4	<35.1
155	40.8—44.4	38.4—40.7	36.0—38.3	<36.0
158	42.4—46.2	39.9—42.3	37.4—39.8	<37.4
160	43.5—47.4	41.0—43.4	38.4—40.9	<38.4
163	45.2—49.2	42.5—45.1	39.9—42.4	<39.9
165	46.3—50.4	43.6—46.2	40.8—43.5	<40.8
168	48.0—52.2	45.2—47.9	42.3—45.1	<42.3
170	49.1—53.5	46.2—49.0	43.4—46.1	<43.4
173	50.9—55.4	47.9—50.8	44.9—47.8	<44.9
175	52.1—56.7	49.0—52.0	45.9—48.9	<45.9
178	53.9—58.6	50.7—53.8	47.5—50.6	<47.5
180	55.1—59.9	51.8—55.0	48.6—51.7	<48.6
183	56.9—62.0	53.6—56.8	50.2—53.5	<50.2
185	58.2—63.3	54.8—58.1	51.3—54.7	<51.3
188	60.1—65.4	56.6—60.0	53.0—56.5	<53.0
191	62.0—67.5	58.4—61.9	54.7—58.3	<54.7
193	63.3—68.9	59.4—63.2	55.9—59.3	<55.9
	轻度	中度	重度	极重度

来源: 根据 *Clinical Guidelines on the Identification, Evaluation, and Treatment of Overweight and Obesity in Adults: The Evidence Report* 改编。

注: 若调查对象的身高不在上表范围内, 为确定神经性厌食的严重程度可自行计算 BMI 值 [BMI=体重 (kg)/身高平方 (m²)]。

神经性贪食	神经性贪食诊断标准 见 DSM-5 中文版第 334—339 页				
是否使用扫描模块?		1 3 跳至 **I19**, 见下			I17
在你一生的任何时候,你有过暴食吗, 也就是, 有时候你忍不住吃大量的食物或一旦开始吃就停不下来? (跟我讲一讲那些情况。)	调查对象承认有过神经性贪食样症状。	1 3 跳至 ***回避性/限制性摄食障碍*** I.11 跳至 **I20**, 见下			I18
扫描问题 **S20** 是否编码为 "3"? *若是*: 你说过曾有段时间, 你有过暴食, 也就是, 有时候你忍不住吃大量的食物或一旦开始吃就停不下来。跟我讲一讲那些情况。		1 3 跳至 ***回避性/限制性摄食障碍*** I.11			I19
在那些时候, 你吃了多少? 在多长时间里吃的? 在那样的时候你吃得最多是多少? (这只是在庆祝活动或假期才发生吗?) *若终身评估均为 "3":* **在最近 3 个月内, 也是这种情况吗?**	A. 反复发作的暴食。暴食发作以下列 2 项为特征: 1. 在一个固定的时间段内 (例如, 2 小时内), 进食量绝对大于大多数人在相似时间段内和相似场合下的进食量。	? 1 2 3 跳至 ***回避性/限制性摄食障碍*** I.11 最近 3 个月 ? 1 2 3			I20 I21
在那些时候, 你无法控制吃的品种或者吃的数量吗? *若终身评估均为 "3":* **在最近 3 个月内, 也是这种情况吗?**	2. 发作时感到无法控制进食 (例如, 感觉不能停止进食或者控制进食的品种或数量)。	? 1 2 3 跳至 ***回避性/限制性摄食障碍*** I.11 最近 3 个月 ? 1 2 3			I22 I23
*[注: 如果 **I20** 和 **I22** 中有条目编码为 "?" 或 "2", 则需重新核对这些条目, 判断是否可改为 "3"。若可改为 "3", 还需评估对应的最近 3 个月的条目。]*	诊断标准 A(1) **[I20]** 和 A(2) **[I22]** 终身均编码为 "3"。	1 3 跳至 ***回避性/限制性摄食障碍*** I.11			I24
*[注: 如果 **I21** 和 **I23** 中有条目编码为 "?" 或 "2", 则需重新核对这些条目, 判断是否可改为 "3"。]*	诊断标准 A(1) **[I21]** 和 A(2) **[I23]** 均编码为 "3"。	1 3			I25

?=资料不足   1=无或否   2=阈下   3=阈上或是

在你一生任何有暴食的时候，你是否采取过什么措施以预防因为暴食导致的体重增加（例如，自我催吐，使用泻药、灌肠剂、利尿剂或甲状腺素，严格的节食或禁食，或者过度锻炼）？跟我讲一讲。这种情况有多频繁？ *若终身评估为"3"：* **在最近 3 个月内，从（3 个月前）至今，你有过（代偿行为）吗？**	B. 反复出现不恰当的代偿行为以预防体重增加，例如，自我催吐，滥用泻药、利尿剂、其他药物或灌肠剂，禁食或者过度锻炼。	?　1　2　3　　I26 跳至 *暴食障碍* I.8 最近 3 个月 ?　1　2　3　　I27
在那时，你同时有暴食和（代偿行为）的情况出现最频繁时有多频繁？（是不是每周至少 1 次，持续了至少 3 个月？） *若终身评估为"3"：* **在最近 3 个月内，你同时有暴食和（代偿行为）的情况有多频繁？每周至少有 1 次吗？**	C. 在一个持续了 3 个月的时间段内存在暴食和不恰当的代偿行为，且平均每周至少各出现 1 次。	?　1　2　3　　I28 跳至 *回避性/限制性摄食障碍* I.11 最近 3 个月 ?　1　2　3　　I29
在你同时有暴食和（代偿行为）的期间，你的体型和体重是否成为自我感觉的一个重要因素？ *若是：* **有多重要？** *若终身评估为"3"：* **在最近 3 个月内，还是这种情况吗？**	D. 自我评价过度地受体型和体重影响。	?　1　2　3　　I30 跳至 *回避性/限制性摄食障碍* I.11 最近 3 个月 ?　1　2　3　　I31
若以下信息尚未知： **你只是在体重很轻的时候才暴食，然后出现（代偿行为）吗？**	E. 该紊乱并非仅仅出现在神经性厌食的发作期。	?　1　　　3　　I32 跳至 *回避性/限制性摄食障碍* I.11
[**注**: 如果 I26、I28、I30 和 I32 中有条目编码为"?"或"2"，则需重新核对这些条目，判断是否可改为"3"。若 I26、I28、或 I30 可改为"3"，还需评估对应的最近 3 个月条目（即 I27、I29 和 I31）。]	神经性贪食诊断标准 B [I26], C [I28], D [I30] 和 E [I32] 均编码为"3"。	1　　　　3　　I33 跳至 *回避性/限制性摄食障碍* I.11　　神经性贪食；接下页

I

神经性贪食时序

若以下信息尚未知: **你第一次出现** (神经性贪食 症状) **时年龄多大?**	神经性贪食的起病年龄 (若未知, 编码 "99")。	__ __ **岁** I34

[注: 如果 I25、I27、I29 或 I31 编码为 "?" 或 "2",则需重新核对这些条目,判断是 否可改为 "3"。]	神经性贪食诊断标准 A [I25], B B [I27], C [I29] 和 D [I31] 均编码为 "3"。	1 既往神经 性贪食, 跳至 I37, 见下	3 目前神 经性贪 食;继 续下一 项 I35

目前神经性贪食

标明**目前**的严重程度 (填写 1—4): (为了反映出神经性贪食症状和功 能损害的程度,可以相应提高"严 重程度"的评分。)	1) **轻度**: 每周平均有 1—3 次不适 当的代偿行为的发作。 2) **中度**: 每周平均有 4—7 次不适 当的代偿行为的发作。 3) **重度**: 每周平均有 8—13 次不适 当的代偿行为的发作。 4) **极重度**: 每周平均有至少 14 次 不适当的代偿行为的 发作。	I36 跳至 ***回避性/限 制性摄食障碍*** I.11

既往神经性贪食

标明**缓解类型** (填写 1, 2):	1) **部分缓解**: 在先前完全符合神 经性贪食的诊断标准之后,持 续一段时间部分符合诊断标 准。 2) **完全缓解**: 在先前完全符合神 经性贪食的诊断标准之后,持 续一段时间不符合任何诊断标 准。	__ I37
你最后有 (任何神经性贪食症状) **是在什么时候?**	最后存在神经性厌食症状距本次 访谈的月数。	__ __ __ **月** I38 跳至 ***回避性/限 制性摄食障碍*** I.11

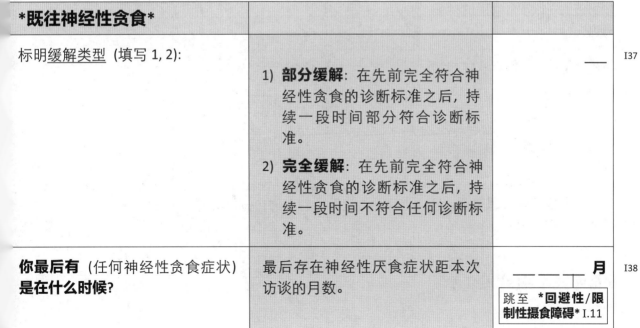

?=资料不足   1=无或否   2=阈下   3=阈上或是   307

暴食障碍	暴食障碍诊断标准 见 DSM-5 中文版第 339—342 页	
	暴食障碍诊断标准 A 已经在 I.5 神经性贪食评估中 **[I24]** 编码为 "3"。	
在暴食期间你会…… ……**比平时吃得快得多吗?** *若终身评估为 "3" 且目前暴食 (即神经性贪食 I25 编码为 "3")：* **在最近 3 个月内也是这种情况吗?**	B. 暴食发作伴有下列至少 3 项症状: 1. 进食比正常情况快得多。	? 1 2 3 I39 最近 3 个月 ? 1 2 3 I40
……**吃到你感觉不舒服的饱胀为止吗?** *若终身评估为 "3" 且目前暴食：* **在最近 3 个月内也是这种情况吗?**	2. 进食直到有不舒服的饱胀感。	? 1 2 3 I41 最近 3 个月 ? 1 2 3 I42
……**在没有感到肚子饿的时候吃大量食物吗?** *若终身评估为 "3" 且目前暴食：* **在最近 3 个月内也是这种情况吗?**	3. 在没有感到身体饥饿时进食大量食物。	? 1 2 3 I43 最近 3 个月 ? 1 2 3 I44
……**会因为自己吃得太多感到尴尬而单独进食吗?** *若终身评估为 "3" 且目前暴食：* **在最近 3 个月内也是这种情况吗?**	4. 因进食过多感到尴尬而单独进食。	? 1 2 3 I45 最近 3 个月 ? 1 2 3 I46
……**在过量进食后会厌恶自己、抑郁或觉得非常内疚吗?** *若终身评估为 "3" 且目前暴食：* **在最近 3 个月内也是这种情况吗?**	5. 进食之后感到厌恶自己、抑郁或非常内疚。	? 1 2 3 I47 最近 3 个月 ? 1 2 3 I48

[**注**: 如果 I39, I41, I43, I45 和 I47 中有条目编码为 "?" 或 "2" 的条目改为 "3" 时才可能达到 3 项, 则需重新核对这些条目。若可改为 "3", 还需评估对应的最近 3 个月条目 (即 I40, I42, I44, I46 和 I48)。]	在终身, 至少 3 项诊断标准 B 的症状 [I39, I41, I43, I45, I47] 编码为 "3"。		1		3	I49
			跳至 *回避性/限制性摄食障碍* I.11			
[**注**: 如果 I40, I42, I44, I46 和 I48 中有条目编码为 "?" 或 "2" 的条目改为 "3" 时才可能达到 3 项, 则需重新核对这些条目。]	在最近 3 个月内, 至少 3 项诊断标准 B 的症状 [I40, I42, I44, I46, I48] 编码为 "3"。		1		3	I50

因为不能停止吃东西或者控制吃东西的品种或数量, 你会非常痛苦吗? *若终身评估为 "3" 且目前暴食:* **在最近 3 个月内也是这种情况吗?**	C. 对暴食感到显著的痛苦。	?	1	2	3	I51
			跳至 *回避性/限制性摄食障碍* I.11				
		最近 3 个月				
		?	1	2	3	I52

若以下信息尚未知:
    你暴食最频繁的时候是多频繁? (一段时期会持续多久? 是否是每周至少 1 次, 持续了至少 3 个月?)
 	
若终身评估为 "3" 且目前暴食:
    在最近 3 个月内也是每周至少 1 次吗?
	D. 在一个持续了 3 个月的时间段内, 平均每周至少出现 1 次暴食。	?	1	2	3	I53

			跳至 *回避性/限制性摄食障碍* I.11				
		最近 3 个月				
		?	1	2	3	I54

若以下信息尚未知:
    在你一生任何有暴食的时候, 你是否采取过什么措施以预防因为暴食导致的体重增加 (例如, 自我催吐, 使用泻药、灌肠剂、利尿剂或甲状腺素, 严格的节食或禁食, 或者过度锻炼?)
 	
若以下信息尚未知:
    你只是在体重很轻的时候才暴食吗?
 	
若终身评估为 "3", 目前暴食且以下信息尚未知:
    在最近 3 个月内, 你有采取过什么措施以预防因为暴食导致的体重增加吗 (例如, 自我催吐, 使用泻药、灌肠剂、利尿剂或甲状腺素, 严格的节食或禁食, 或者过度锻炼)?
	E. 暴食不伴有神经性贪食中反复使用的不恰当的代偿行为, 且并非仅仅出现在神经性贪食或神经性厌食的病程中。
	
	注: 若无反复的不适当的代偿行为, 编码为 "3"。
		?	1		3	I55

			跳至 *回避性/限制性摄食障碍* I.11				
		最近 3 个月				
		?	1		3	I56

[**注**: 如果 I51, I53 和 I55 中有条目编码为 "?" 或 "2"，则需重新核对这些条目，判断是否可改为 "3"。若可改为 "3"，还需评估对应的最近 3 个月条目（即 I52, I54 和 I56）。]	暴食障碍的诊断标准 C [I51], D [I53] 和 E [I55] 均编码为 "3"。	1　　　　3 跳至 *回避性 / 限制性摄食障碍*，接下页　　暴食障碍；继续下一项　　　I57

暴食障碍时序

若以下信息尚未知: **你第一次出现** (暴食障碍症状) **时年龄多大?**	暴食障碍的起病年龄（若未知，编码 "99"）。	＿＿ ＿＿ **岁**　I58
[**注**: 如果 I52, I54 和 I56 中有条目编码为 "?" 或 "2"，则需重新核对这些条目，判断是否可改为 "3"。]	神经性贪食的诊断标准 A [I25] 和暴食障碍的诊断标准 B [I50], C [I52], D [I54] 和 E [I56] 均编码为 "3"。	1　　　　3 跳至 *既往暴食障碍* I61，见下　　目前暴食障碍，继续下一项　　I59

目前暴食障碍

标明目前的严重程度（填写 1—4）: （为了反映出暴食障碍症状和功能损害的程度，可以相应提高 "严重程度" 的评分。）	1) **轻度**: 每周有 1—3 次暴食发作。 2) **中度**: 每周有 4—7 次暴食发作。 3) **重度**: 每周有 8—13 次暴食发作。 4) **极重度**: 每周有至少 14 次暴食发作。	I60 跳至 *回避性 / 限制性摄食障碍*，接下页

I

既往暴食障碍

标明缓解类型（填写 1, 2）:	1) **部分缓解**: 在先前完全符合暴食障碍的诊断标准之后，在持续的一段时间内，暴食出现的频率平均少于每周 1 次。 2) **完全缓解**: 在先前完全符合暴食障碍的诊断标准之后，持续一段时间不符合任何诊断标准。	＿＿　I61
你最后有（任何暴食障碍症状）**是在什么时候?**	最后存在暴食障碍症状距本次访谈的月数。	＿＿ ＿＿ **月**　I62 接下页

回避性/限制性摄食障碍 (仅目前)(可选)	回避性/限制性摄食障碍 诊断标准 见 DSM-5 中文版第 324—328 页			
是否需要诊断回避性/限制性摄食障碍?		1 3 跳至 *其他特定/未特定 喂食或进食障碍* I.14		I63
是否使用扫描模块?		1 3 跳至 **I66**,见下		I64
在最近 **1 个月内**,从 (1 个月前) **至今**,你是否对食物失去兴趣或经常忘记吃东西? *若否*: **在最近1个月内,你是否因为食物的样子或口感而避免吃很多不同的食物?是否因为它们太难嚼了或黏糊糊的,它们太热了或太冷了,或者它们的气味?** *若否*: **在最近1个月内,你是否因害怕无法吞咽或者会噎住、反胃或呕吐而回避吃很多不同食物?**	调查对象承认有过回避性/限制性摄食障碍样症状。	1 跳至 *其他特定/未特定喂食或进食障碍* I.14	3 接下页	I65
扫描问题 **S21** 是否编码为"3"? *若是*: **你说过在最近 1 个月内你对食物失去兴趣或经常忘记吃东西。**		1 3		I66
扫描问题 **S22** 是否编码为"3"? *若是*: **你 (还) 说过在最近 1 个月内你因为食物的样子或口感而避免吃很多不同的食物。是否因为它们太难嚼或黏糊糊的,它们太热或太冷,或者它们的气味?**		1 3		I67
扫描问题 **S23** 是否编码为"3"? *若是*: **你 (还) 说过在最近 1 个月内你因害怕无法吞咽或会噎住、反胃或呕吐而回避吃很多不同的食物。**		1 3 若 **I66**, **I67** 和 **I68** 均编码为"1",跳 至 *其他特定/未 特定喂食或进食障 碍* I.14		I68

I

?=资料不足   1=无或否   2=阈下   3=阈上或是

跟我讲一讲这种情况。	A. 进食或喂食紊乱（例如，明显缺乏对进食或食物的兴趣，由于食物的感官特征而回避食物，担心进食的不良后果）表现为持续地未能满足恰当的营养和/或能量需要，至少伴有下列 1 项症状：					
由于你 (上述异常的进食行为)，**在最近 1 个月内……** **……你体重减轻了很多或比以前的体重明显轻很多吗?**	1. 显著的体重减轻（或者儿童未能达到预期的体重增加或增长缓慢）。	?	1	2	3	I69
……你是否有严重的维生素缺乏而需要就医?	2. 显著的营养缺乏。	?	1	2	3	I70
……你是否需要补充营养或者通过管子喂养? 这些是让你恢复或保持健康所必需的吗?	3. 依赖胃肠道喂养或口服营养补充剂。	?	1	2	3	I71
……从 (1 个月前) **至今，你的** (异常进食行为) **干扰了你生活的某些重要方面吗?（例如，不出去吃饭、不去聚会、不出去约会或外出旅行?）**	4. 显著地干扰了心理社交功能。	?	1	2	3	I72
[*注*: 如果在上述编码为 "?" 或 "2" 的条目改为 "3" 时才可能达到 1 项，则需重新核对这些条目。]	诊断标准 A(1) [I69], A(2) [I70], A(3) [I71] 或 A(4) [I72] 编码为 "3"。		1 ⎯⎯ 3 跳至 ***其他特定/未特定喂食或进食障碍*** * I.14			I73
若以下信息尚未知: 　　**这是因为你在最近 1 个月内无法得到足够的食物吗?** **在最近 1 个月内, 你在节食吗? (你一直在使用什么样的节食方法?)** **这是宗教或者精神修炼的一部分吗, 例如斋戒?** *注: 仅当上述 3 个问题均回答为 "否" 时, 编码为 "3", 否则编码为 "1"。*	B. 该紊乱不能用缺乏足够的食物或文化认可的做法来更好地解释。	?	1	2	3 跳至 ***其他特定/未特定喂食或进食障碍*** * I.14	I74

若调查对象体重低于正常, 询问: **你觉得自己胖或者身体某部分太胖了吗?**	C. 这次进食紊乱不能仅仅出现在神经性厌食或神经性贪食的病程中, 也没有证据表明个体存在对自己体重或体型的感知异常。 *注: 若体重正常或者体重低于正常且有任何体像异常的证据, 编码为"1"。*	? 1 2 3 I75 跳至 ***其他特定/未特定喂食或进食障碍***, 接下页
在最近 1 个月内, 你有过躯体疾病吗? **你特别抑郁或焦虑吗?**	D. 这次进食紊乱不能归因于并发的躯体疾病或用其他精神障碍来更好地解释。当此进食紊乱出现在其他躯体疾病或精神障碍的背景下, 则进食紊乱的严重程度应超过该躯体疾病或精神障碍的常规进食异常且需要额外的临床关注。	? 1 2 3 I76 跳至 ***其他特定/未特定喂食或进食障碍***, 接下页
[注: 如果 I74、I75 和 I76 中有条目编码为"?"或"2", 则需重新核对这些条目, 判断是否可改为"3"。]	回避性/限制性进食障碍的诊断标准 B [**I74**], C [**I75**] 和 D [**I76**] 均编码为"3"。	1 3 I77 跳至 ***其他特定/未特定喂食或进食障碍***, 接下页　　回避性/限制性进食障碍; 继续下一项
若以下信息尚未知: **你第一次出现**(回避性/限制性进食障碍症状)**时年龄多大?**	回避性/限制性进食障碍的起病年龄 (若未知, 编码"99")。	＿＿＿ **岁** I78 接下页

其他特定/未特定喂食或进食障碍	其他特定/未特定喂食或进食障碍诊断标准 见 DSM-5 中文版第 343 页	
	无论是否已经存在本模块上述诊断，仍有尚未诊断的有临床意义的喂食及进食障碍典型症状。 *注: 若调查对象已经符合任何一个上述喂食及进食障碍的诊断标准，但还存在有临床意义且不能用该障碍更好地解释的喂食及进食症状，可以考虑同时诊断其他特定/未特定喂食或进食障碍。*	1　　　3 跳至下一模块　　I79
若以下信息尚未知: (进食障碍症状) **对你的生活有什么影响?** *根据需要询问以下问题来评估:* (进食障碍症状) **对你与他人的关系或者交流有什么影响? (有没有导致你与家人、恋爱对象及朋友的关系出现问题?)** (进食障碍症状) **对你的工作/学习有什么影响? [你工作/学习的考勤怎么样? (进食障碍症状) 有没有使你完成工作/学习更加困难? 有没有影响你工作/课堂作业的质量?]** (进食障碍症状) **对你处理家中事情的能力有什么影响? 对你参与那些你认为重要的事情有什么影响, 例如, 宗教活动、体育锻炼或者兴趣爱好? 你会因为感觉做不到一些事就避免去做它吗?** (进食障碍症状) **有没有影响到你生活的其他重要方面?** *若进食障碍症状并未影响到生活:* (进食障碍症状) **给你造成了多大程度的困扰或烦恼?**	[症状] 引起有临床意义的痛苦，或者导致社交、职业或其他重要功能方面的损害。	1　　　3 跳至下一模块　　其他特定/未特定喂食或进食障碍; 接下页　　I80

若以下信息尚未知: **在最近1个月内, 从** (1 个 月前) **至今, 你有过** (进食 障碍症状) **吗?**		1　　　3		I81

标明其他特定/未特定喂食或进食障碍的<u>类型</u> (填写 1—7):　　I82　　___

1) **非典型神经性厌食**: 符合神经性厌食的其他所有诊断标准, 除了尽管有显著的体重减轻, 个体的体重仍处于正常或更高范围。

2) **神经性贪食 (低频率和/或有限的病程)**: 符合神经性贪食症的全部诊断标准, 除了暴食和不恰当的代偿行为少于平均每周 1 次和/或持续少于 3 个月。

3) **暴食: (低频率和/或有限的病程)**: 符合暴食障碍的全部诊断标准, 除了暴食的出现少于平均每周 1 次和/或持续少于 3 个月。

4) **清除**: 在不存在暴食的情况下, 有反复的清除行为以影响体重或体型 (例如, 自我催吐, 滥用泻药、利尿剂或其他药物)。

5) **夜间进食综合征**: 反复发作的夜间进食, 表现为从睡眠中觉醒后进食或晚餐后的过度进食。能够知道和回忆起进食行为。夜间进食不能用外源性影响来更好地解释, 例如, 个体睡眠-觉醒周期的改变或当地社会规范。夜间进食引起了显著的痛苦和/或功能损害。此混乱的进食模式不能用神经性贪食或其他精神障碍 (包括物质使用) 来更好地解释, 也不能归因于其他躯体疾病或药物的效应。

6) **其他**: 描述_____　　I83

7) **未特定**: 没有足够的信息做出更特定的诊断。

跳至下一模块

?=资料不足　　　　1=无或否　　　　2=阈下　　　　3=阈上或是　　　　315

J. 躯体症状及相关障碍

躯体症状障碍 (仅目前) (可选)	躯体症状障碍诊断标准 见 DSM-5 中文版第 302—206 页	
是否需要诊断躯体症状障碍?		1　　　　3 跳至***疾病焦虑障碍*** J.4　　J1
是否使用扫描模块?		1　　　　3 跳至 **J4**, 见下　　J2
在最近 6 个月内, 从 (6 个月前) **至今, 你有受到任何躯体症状的困扰吗?**	调查对象承认有过躯体症状障碍样症状。	1　　　　3 跳至***疾病焦虑障碍*** J.4 ｜ 跳至 **J5**, 见下　　J3
扫描问题 **S24** 是否编码为 "3"? *若是*: **你说过在最近 6 个月内, 从** (6 个月前) **至今, 你受到躯体症状的困扰。**		1　　　　3 跳至***疾病焦虑障碍*** J.4　　J4
跟我讲一讲这些躯体症状。[这些(症状) **有多困扰你? 对你的日常生活有什么干扰? 你的日常活动因此有任何的改变吗?]**	A. 至少 1 个躯体症状, 令人痛苦或导致日常生活受到显著干扰。	?　1　2　3 跳至***疾病焦虑障碍*** J.4　　J5
在最近 6 个月内…… ……**你有多担心你的症状? 你担心些什么?** (你因此去看医生吗? 医生怎么说? 你怎么想? 你比医生建议你所需要的担心更担心吗?) ……**其他人** (例如, 家人或朋友) **认为你对于** (症状) **担心太多了吗?** ……**你会有多少次想到这种症状?** ……**你是否因为这些担心而很难思考你生活中的其他事情?**	B. 与躯体症状相关的过度想法、感觉或行为, 或者伴有对健康的过度担心, 表现为至少下列 1 项: 1. 与个体症状严重性不相称的和持续的想法。	?　1　2　3　　J6

J

?=资料不足　　　　1=无或否　　　　2=阈下　　　　3=阈上或是　　　　317

在最近 6 个月内…… **……你对于整体的健康状况有多担心？你的朋友、家人或医生是否认为你对自己的健康太过担心了？** 　　*若否:* **只要你一注意到躯体症状，你会变得非常焦虑吗?(跟我讲一讲。)** **……这种焦虑会持续多久?**	2. 有关健康或症状的持续性高水平焦虑。	?　　1　　2　　3　　J7
在最近 6 个月内, 你花了多少时间和精力…… **……思考** (症状) **或你的健康?** **……去看医生或去做检查?** **……在互联网上或书上查找你的症状?** **……在商店或网上购买补充营养剂或治疗药物?** **……和朋友、家人或同事谈论你的症状或健康?** **(你多久检查一次你身体上疾病的迹象, 例如, 用镜子看你的喉咙, 或者检查你身上的肿块?)**	3. 在这些症状或健康的担心上投入过多的时间和精力。	?　　1　　2　　3　　J8
[注: 如果在上述编码为 "?" 或 "2" 的条目改为 "3" 时才可能达到 1 项, 则需重新核对这些条目。]	至少 1 项诊断标准 B 症状编码为 "3"。	1　　　　　3　　J9 **跳至 *疾病焦虑障碍* J.4**
若以下信息尚未知: 　　**在最近 6 个月的大部分时间里, 你是否有过这样或那样的躯体症状?**	C. 虽然某个躯体症状可能不会持续存在, 但有症状的状态是持续存在的 (通常超过 6 个月)。	?　　1　　2　　3　　J10 **跳至 *疾病焦虑障碍* J.4**
[注: 如果 J5 和 J10 中有条目编码为 "?" 或 "2", 则需重新核对这些条目, 判断是否可改为 "3"。]	诊断标准 A [J5], B [J9] 和 C [J10] 均编码为 "3"。	1　　　　　3　　J11 **跳至 *疾病焦虑障碍* J.4**　　**躯体症状障碍; 接下页**

若以下信息尚未知: **当你第一次开始非常关注你的健康或身体症状时，你年龄多大?**	躯体症状障碍的起病年龄（若未知，编码"99"）。	＿＿ ＿＿ **岁**　J12
（检查者判断）是否主要表现为疼痛? *若以下信息尚未知:* **所有这些症状中，哪个让你最困扰?**	**主要表现为疼痛**: 躯体症状主要涉及疼痛。	1　　　3　　J13
（检查者判断）持续性特征是否存在?	**持续性**: 以严重的症状、显著的损害和长病程（超过 6 个月）为特征。	1　　　3　　J14
标明<u>严重程度</u> (填写 1—3):	1) **轻度:** 只符合 1 项诊断标准 B 的症状。 2) **中度:** 符合至少 2 项诊断标准 B 的症状。 3) **重度:** 符合至少 2 项诊断标准 B 的症状，且有多种躯体主诉（或有 1 个非常严重的躯体症状）。	J15 ┬ 接下页

疾病焦虑障碍 (仅目前) (可选)	疾病焦虑障碍诊断标准 见 DSM-5 中文版第 306—310 页				
是否需要诊断疾病焦虑障碍?			1 　　　　　 3 └─┐ 跳至下一模块		J16
是否使用扫描模块?			1 　　　　　 3 　　　　　└─┐ 　　跳至 **J19**, 见下		J17
在最近 6 个月内, 从 (6 个月前) **至今, 你是否花了很多时间去想** **自己得了或会得上某种严重的疾** **病?**	调查对象承认有过疾病焦虑障碍 样症状。		1 　　　　　 3 ┌─┐　　　┌─┐ 跳至下　　跳至 **J20**, 一模块　　见下		J18
扫描问题 **S25** 是否编码为 "3"? 　*若是:* **你说过在最近 6 个月内,** 　　　　**从** (6 个月前) **至今, 你** 　　　　**花了很多时间去想自己** 　　　　**得了或会得上某种严重** 　　　　**的疾病。**			1 　　　　　 3 └─┐ 跳至下一模块		J19
你认为得了什么或会得上什么疾 **病? 什么原因让你这么想? 你花** **了多少时间思考这些?**	A. 患有或会患上某种严重疾病的 　 先占观念。 　 若存在, 描述: _____	?　　1　　2　　3 　　　└─┐ 　　跳至下一模块			J20 J21
你有过让你觉得你有 (害怕的严 **重疾病) 的任何躯体症状吗?** 　*若是:* **跟我讲一讲这些症状。**	B (1) 不存在躯体症状, 或若存在, 　　　 其强度是轻微的。	?　　1　　2　　3 　　　└─┐ 　　跳至下一模块			J22
你的确有 (害怕的严重疾病) **或者** **有** (害怕的严重疾病) **的家族史** **吗?** 　*若是:* **你比你的医生或家人认** 　　　　**为你所应该的更加担** 　　　　**心或者忧虑吗? (你花** 　　　　**了多少时间思考这种** 　　　　**情况? 比你应该花的** 　　　　**时间更久吗?)**	B (2) 若存在躯体疾病或有罹患某 　　　 种躯体疾病的高度风险 (例 　　　 如, 存在明确的家族史), 其 　　　 先占观念显然是过度的或不 　　　 相称的。	?　　1　　2　　3 　　　└─┐ 　　跳至下一模块			J23

J

你对你的健康和生病有多焦虑？ 当你听说别人生病的时候，你会对自己的健康和得上这种病的可能性产生焦虑吗？ 当你看到有关躯体疾病的电视节目或者报纸杂志的故事时，你会对自己的健康状况非常焦虑吗？	C. 对健康有高水平的焦虑，个体容易对个人健康状况感到惊慌。	?　　1　　2　　3　　J24 　　　└─┘ 　跳至下一模块
你是否会做一些与你担心生病有关的事情，例如，反复检查你的身体是否有疾病的迹象，反复在互联网上查找信息，或者反复从家人、朋友、医生或药剂师那里寻求保证？ 　*若否:* **你是否会回避一些事情或场合，因为担心它们可能会危及你的健康或者增加你的焦虑，例如，不去医院看望生病的朋友或避免参加葬礼？(你有没有因为担心危害健康而避免运动？你有没有因为担心可能发现你有什么问题而避免去医生那里做定期检查或常规检验？)**	D. 个体有过度的与健康相关的行为（例如，反复检查自己的躯体疾病的体征）；或者表现出适应不良的回避（例如，回避与医生的预约和医院）。	?　　1　　2　　3　　J25 　　　└─┘ 　跳至下一模块
若以下信息尚未知: 　**这样有多久了？(至少有 6 个月吗)？**	E. 疾病的先占观念已经存在至少6个月，但所害怕的具体疾病在此段时间内可能会变化。	?　　1　　2　　3　　J26 　　　└─┘ 　跳至下一模块
检查者判断。	F(1) 与疾病相关的先占观念不能用其他精神障碍来更好地解释，如躯体症状障碍、惊恐障碍、广泛性焦虑障碍、躯体变形障碍、强迫症。	?　　1　　　　　3　　J27 　　　└─┘ 　跳至下一模块

J

若以下信息尚未知: **当你认为你有严重疾病时,你在多大程度上确信这是真的?(有一段时间你百分之百地肯定你有这种疾病吗,尽管你的医生告诉你,你没有这种疾病?)**	F(2) 与疾病相关的先占观念不能用躯体型的妄想障碍来更好地解释。	? 1 3 跳至下一模块	J28
[注: 如果 J20 和 J22—J28 中有条目编码为 "?" 或 "2",则需重新核对这些条目,判断是否可改为 "3"。]	疾病焦虑障碍诊断标准 A **[J20]**,B(1) **[J22]**, B(2) **[J23]**, C **[J24]**, D **[J25]**, E **[J26]**, F(1) **[J27]** 和 F(2) **[J28]** 均编码为 "3"。	1 3 跳至下一模块 | 疾病焦虑障碍;继续下一项	J29
标明<u>类型</u> (填写 1, 2): *若以下信息尚未知:* **你因为这种情况去看医生有多频繁?**	1) **寻求服务型**: 经常使用医疗服务,包括就医或接受检查和医疗操作。 2) **回避服务型**: 很少使用医疗服务。	___	J30
你第一次持续至少 6 个月担心得了或会得上一种严重疾病时年龄多大?	疾病焦虑障碍的起病年龄 (若未知, 编码 "99")。	___ ___ 岁 跳至下一模块	J31

J

K. 外化障碍

成人注意缺陷/多动障碍 （仅目前）	成人注意缺陷/多动障碍 诊断标准 见 DSM-5 中文版第 55—62 页		
是否使用扫描模块？		1 3 跳至 **K3**，见下	K1
在最近几年内，你是否经常容易分心或做事杂乱无章？（跟我讲一讲。） *若否:* **在最近几年内，你是否经常很难静坐或等待轮到你？（跟我讲一讲。）**	调查对象承认有过成人注意缺陷/多动障碍样症状。	1 3 跳至 ***间歇性爆发性障碍*** K.9 跳至 **K5**，见下	K2
扫描问题 **S26** 是否编码为 "3"？ *若是:* **你说过你在最近几年内经常容易分心或做事杂乱无章。跟我讲一讲。**		1 3	K3
扫描问题 **S27** 是否回答为 "是"？ *若是:* **你（还）说过你在最近几年内经常很难静坐或等待轮到你。跟我讲一讲。**		1 3 若 **K3** 和 **K4** 均编码为 "1"，跳至 ***间歇性爆发性障碍*** K.9	K4
在最近 6 个月内，你是否还有这种情况？		1 3 跳至 ***间歇性爆发性障碍*** K.9	K5

K

?=资料不足   1=无或否   2=阈下   3=阈上或是

	A. 一种持续性的注意缺陷和/或多动-冲动模式，干扰了功能或发育，以下列 A(1) 和/或 A(2) 标准为特征。	
想想在最近 6 个月内，从 (6 个月前) 至今……	1. **注意缺陷:** 至少 5 项下列症状持续了至少 6 个月，且注意力的缺陷严重到与发育水平不相符，并直接对社会和学业/职业活动产生了不良的影响。 **注:** 这些症状不仅仅是对立行为、违拗、敌意的表现，或者不能理解任务或指令。	
……你是否经常会遗漏重要的细节，或者在工作（学校）或处理家务的时候犯错？ *若否:* **你经常在结账时候出错吗？别人会抱怨你不够重视细节或工作马虎吗？** *若上述任一问题回答为"是":* **给我举一些例子。**	a. 经常不能密切注意细节或者在作业、工作或其他活动中犯粗心大意的错误 (例如，忽视或遗漏细节，工作不精确)。	? 1 2 3 K6
……你是否经常会难以专注于一些事上，例如，看书、对话或做家务？ *若是:* **给我举一些例子。**	b. 在任务或游戏活动中经常难以保持注意力 (例如，在听课、对话或长时间的阅读中难以维持注意力)。	? 1 2 3 K7
……是否有人评论或抱怨说，当他们在说话时，你似乎没有在听或心不在焉？ *若是:* **跟我讲一讲。这种情况出现有多频繁？即使在没有发生任何事情，也没有任何明显干扰的时候，你还会出现这种情况吗？**	c. 当别人对其直接讲话时，经常看起来没有在听 (例如，即使在没有任何明显干扰的情况下，也显得心不在焉)。	? 1 2 3 K8

在最近 6 个月内……		?	1	2	3	
……你是否经常开始做事情之后，因为失去注意力或分神而没做完就放弃？ *若是:* **给我举一些例子。**	d. 经常不遵循指示以致无法完成作业、家务或工作中的职责 (例如，可以开始任务但很快就失去注意力，容易分神)。	?	1	2	3	K9
……你是否在家里或工作中难以安排事情或控制局面？ *若否:* **你的桌子和衣柜是否过于混乱和杂乱，以致你找不到东西？你在管理时间方面有困难，以致你迟到太久，错过约会，或者不能遵守截止日期？** *若上述任一问题回答为"是":* **给我举些例子。**	e. 经常难以组织任务和活动 (例如，难以管理需要有条理的任务；难以把材料和物品放得整整齐齐；混乱、工作没头绪；不良的时间管理；不能遵守截止日期)。	?	1	2	3	K10
……你是否经常回避或非常厌恶那些需要长时间专注于细节的任务或工作，比如准备工作报告或写文章？ *若是:* **给我举些你回避或厌恶的任务或工作类型的例子。**	f. 经常回避、厌恶或不情愿从事那些需要精神上持续努力的任务 (例如，学校作业或家庭作业；对于年龄较大的青少年和成人，则为准备报告、完成表格或阅读冗长的文章)。	?	1	2	3	K11
……你是否经常将东西丢失或放错地方，例如，你的钱包、眼镜、钥匙、手机、工作文件或工作所需的工具？ *若是:* **跟我讲一讲。**	g. 经常丢失任务或活动所需的物品 (例如，学校的资料、铅笔、书、工具、钱包、钥匙、文件、眼镜、手机)。	?	1	2	3	K12
……你是否很容易因你身边的事情而分心，而大多数人会轻易地忽略掉这些事情，例如，汽车鸣喇叭或别人讲话？ *若否:* **你经常会被一些与正在做的事情不相关的想法所分心吗？** *若上述任一问题回答为"是":* **跟我讲一讲。**	h. 经常容易因外界的刺激而分神 (对于年龄较大的青少年和成人，可能包括不相关的想法)。	?	1	2	3	K13

K

在最近 6 个月内, 你是否经常很健忘, 例如, 忘了回电话、忘了付账单或忘了约会? *若是:* **跟我讲一讲。**	i. 经常在日常活动中忘记事情 (例如, 做家务、外出办事; 对于年龄较大的青少年和成人, 则为回电话、付账单、赴约)。	?	1	2	3	K14

[**注:** *如果在上述编码为 "?" 或 "2" 的条目改为 "3" 时才可能达到 5 项, 则需重新核对这些条目。*]	诊断标准 A(1) (注意缺陷) 的症状 **[K6—K14]** 中至少 5 项编码为 "3"。	**1　　　　3**　 K15 符合注意缺陷/多动障碍诊断标准 A(1)

	2. **多动和冲动**: 至少 5 项下列症状持续了至少 6 个月, 且多动和冲动症状严重到与发育水平不相符, 并直接对社会和学业/职业活动产生了不良的影响。 **注**: 这些症状不仅仅是对立行为、违拗、敌意的表现, 或不能理解任务或指令。					
想想在最近 6 个月内, 从 (6 个月前) **至今……**						
……当你处于你必须静坐的场合时, 例如, 乘飞机、上课或开会, 你经常会不安宁、扭来扭去或双脚动个不停吗? *若是:* **跟我讲一讲。**	a. 经常手脚动个不停或在座位上扭动。	?	1	2	3	K16
……当你被期待一直坐着的时候, 例如, 在宗教仪式、看电影、上课或开会时, 你经常会离开你的座位吗? *若是:* **跟我讲一讲。**	b. 当被期待坐在座位上时却经常离座 (例如, 离开他/她在教室、办公室或其他工作场所的位置, 或者在其他需要留在原地的情况下离开)。	?	1	2	3	K17
……你经常会感到身体上的坐立不安吗, 尤其是你必须一段时间保持不动的时候? *若是:* **跟我讲一讲。**	c. 经常在不合时宜的场所跑来跑去或爬上爬下 (**注**: 对于青少年或成人, 可以仅限于感到坐立不安)。	?	1	2	3	K18

K

在最近 6 个月内…… **……在闲暇时间, 你是否经常无法安静地做事, 例如, 看书?** *若否:* **当你应该安静的时候, 别人是否说过你说话太多或太吵了?** *若上述任一问题回答为"是":* **跟我讲一讲。**	d. 经常无法安静地玩耍或进行休闲活动。	? 1 2 3	K19
……你是否经常感觉总是要走来走去或做点什么事情? 你若有段时间要保持不动, 你会感到不舒服吗? 别人说过很难跟上你吗? 别人说过和你在一起会耗费精力或感到精疲力竭吗? *若是:* **跟我讲一讲。**	e. 经常"忙个不停", 好像"被发动机驱动着"(例如, 在餐厅、会议中长时间保持不动会有难度或觉得不舒服; 别人可能感受为个体坐立不安或难以跟上他)。	? 1 2 3	K20
……你经常讲话太多吗? 别人抱怨过你讲话太多吗? *若是:* **跟我讲一讲。这种情况发生有多频繁?**	f. 经常讲话过多。	? 1 2 3	K21
……你经常会接别人的话或在别人还没问完问题时就把答案脱口而出吗? 等待交谈顺序对你来说有困难吗? *若是:* **跟我讲一讲。**	g. 经常在提问还没有讲完之前就把答案脱口而出 (例如, 接别人的话; 不能等待交谈的顺序)。	? 1 2 3	K22
……你是否经常难以等待轮到你, 例如, 排队等待或在餐馆点菜? *若是:* **描述下发生的事情。**	h. 经常难以等待轮到他/她 (例如, 当排队等待时)。	? 1 2 3	K23

K

在最近 6 个月内, 你是否经常会在别人说话时打断别人或插入别人的对话? 你是否会突然介入并接手别人在做的事情, 例如, 当别人花了很长时间开门锁或修理东西的时候? *若是:* **给我举些曾发生过的例子。**	i. 经常打断或干扰他人 (例如, 插入别人的对话、游戏或活动; 未经询问或允许就开始使用他人的东西; 对于青少年和成人, 可能是干扰或自行接手他人正在做的事情)。	?	1	2	3	K24
[注: 如果在上述编码为 "?" 或 "2" 的条目改为 "3" 时才可能达到 5 项, 则需重新核对这些条目。]	诊断标准 A(2) (多动-冲动) 的症状 [K16—K24] 中至少 5 项编码为 "3"。		1　　　3 符合注意缺陷/多动障碍诊断标准 A(2)			K25
	标准 A(1) [K15] 和/或标准 A(2) [K25] 编码为 "3"。		1　　　3 跳至 *间歇性爆发性障碍* K.9			K26
在你开始出现这些 (编码 "3" 的症状) **时你年龄多大? (它们是在你 12 岁之前出现的吗?)** *若是:* **跟我讲一讲。(老师们是否抱怨上课时你注意力不集中或讲话太多? 你曾因为你的行为被带去教导主任办公室吗? 你父母是否抱怨过你不能保持静坐、很凌乱或从来没有按时准备好?)**	B. 若干注意缺陷或多动-冲动的症状在 12 岁之前就已存在。	?	1	2	3 跳至 *间歇性爆发性障碍* K.9	K27
若以下信息尚未知: **你告诉我的这些情况, 例如, (编码为 "3" 的症状), 是否发生在多个生活领域, 例如, 在工作中和在家里? 或者这些情况仅仅局限于某种场合, 例如, 仅在工作中出现, 但从没有在你和朋友或家人在一起的时候出现过?**	C. 若干注意缺陷或多动-冲动的症状存在于至少 2 个场所 (例如, 在家里、学校或工作中; 与朋友或亲属在一起时; 在其他活动中)。	?	1	2	3 跳至 *间歇性爆发性障碍* K.9	K28

若以下信息尚未知: **在最近 6 个月内, 从** (6 个前) **至今,** (注意缺陷/多动障碍症状) **对你生活有什么影响?** *根据需要询问以下问题来评估标准 D:* (注意缺陷/多动障碍症状) **对你与他人的关系或者交流有什么影响?** (**它们有没有导致你与家人、恋爱对象或朋友的关系出现问题?**) (注意缺陷/多动障碍症状) **对你的工作/学习有什么影响?** [**你工作/学习的考勤怎么样?** (注意缺陷/多动障碍症状) **有没有让你完成工作/学习更加困难? 它们有没有影响你工作/课堂作业的质量?**] (注意缺陷/多动障碍症状) **对你处理家中事情的能力有什么影响? 对你参与那些你认为重要的事情有什么影响,** 例如, **宗教活动、体育锻炼或兴趣爱好?** (注意缺陷/多动障碍症状) **有没有影响到你生活的其他重要方面?**	D. 有明确的证据显示这些症状干扰或降低了社交、学业或职业的功能水平。	? 1 2 3 K29 跳至 ***间歇性爆发性障碍** * K.9
若已诊断有精神病性障碍: **在你有** (精神病性障碍的症状) **之前, 你是否有** (编码 "3" 的注意缺陷/多动障碍症状)**?**	E. 这些症状不能仅仅出现在精神分裂症或其他精神病性障碍的病程中, 也不能用其他精神障碍来更好地解释 (例如, 抑郁障碍、双相及相关障碍、焦虑障碍、分离障碍、人格障碍、物质中毒或戒断)。	? 1 2 3 K30 跳至 ***间歇性爆发性障碍** * K.9
[**注**: 如果 K27—K30 中有条目编码为 "?" 或 "2", 则需重新核对这些条目, 判断是否可改为 "3"。]	诊断标准 B [**K27**], C [**K28**], D [**K29**] 和 E [**K30**] 均编码为 "3"。	1 3 K31 跳至 ***间歇性爆发性障碍** * K.9 注意缺陷/多动障碍; 接下页

K

?=资料不足   1=无或否   2=阈下   3=阈上或是

标明目前成人注意缺陷/多动障碍的表现<u>类型</u> (填写 1—3):	1) **主要表现为注意缺陷:** 在最近 6 个月内, 符合诊断标准 A(1) (注意缺陷) (K.4 [K15]) 但**不**符合诊断标准 A(2) (多动-冲动) (K.6 [K25])。 2) **主要表现为多动-冲动:** 在最近 6 个月内, 符合诊断标准 A(2) (多动-冲动) (K.6 [K25]) 但**不**符合诊断标准 A(1) (注意缺陷) (K.4 [K15])。 3) **混合表现:** 在最近 6 个月内, 同时符合诊断标准 A(1) (注意缺陷) (K.4 [K15]) **且**诊断标准 A(2) (多动-冲动) (K.6 [K25])。	K32
标明<u>目前的严重程度</u> (填写 1—3):	1) **轻度**: 不超出或少量超出诊断所需的症状数, 且症状仅仅导致轻微的社交或职业功能方面的损害。 2) **中度**: 症状或功能损害介于"轻度"和"重度"之间。 3) **重度**: 明显超出诊断所需的症状数, 或存在若干特别严重的症状, 或症状导致明显的社交或职业功能方面的损害。	K33 跳至 ***间歇性爆发性障碍***, 接下页

间歇性爆发性障碍 (仅目前)(可选)	间歇性爆发性障碍诊断标准 见 DSM-5 中文版第 457—461 页			
是否需要诊断间歇性爆发性障碍?		1	3	K34
			跳至 *赌博 障碍* K.13	
是否使用扫描模块?		1	3	K35
			跳至 **K37**, 见下	
在最近 12 个月内, 从 (1 年前) **至今, 你是否经常控制不了脾气, 最后导致你大喊大叫或与别人争吵?** *若否:* **在最近 12 个月内, 你是否发脾气以致你推、打、踢或将东西扔向别人或动物, 或者损坏了别人的财产?** *若上述任一问题回答为 "是":* **跟我讲一讲。**	调查对象承认有过间歇性爆发性障碍样症状。	1 跳至 * **赌博障碍* K.13**	3 接下页	K36
扫描问题 **S28** 是否编码为 "3"? *若是:* **你说过在最近 12 个月内, 从** (1 年前) **至今, 你经常控制不了脾气, 最后导致你大喊大叫或与别人争吵。跟我讲一讲。**		1	3	K37
扫描问题 **S29** 是否编码为 "3"? *若是:* **你(还)说过在最近12 个月内你曾发脾气以致你推、打、踢或将东西扔向别人或动物, 或者损坏了别人的财产。跟我讲一讲。**		1 若 **K37** 和 **K38** 均编码为 "1", 跳至 ***赌博障碍* K.13**	3	K38

K

<table>
<tr><td>

若以下信息尚未知:

在最近 12 个月内, 你是否在愤怒爆发时推、踢、打或者扔东西, 但没有任何东西被毁坏或任何人受伤?

若以下信息尚未知:

在最近 12 个月内, 你是否还有过愤怒的爆发, 涉及激烈的争论、对人大喊大叫、发脾气或者咆哮, 但没有使任何人身体受伤或破坏任何东西?

若以上二者之一回答为"是":

在最近 12 个月内, 是否在一个持续了至少 3 个月的时间段里平均每周至少有 2 次刚刚描述的愤怒爆发?

</td><td>

A. 代表一种反复的无法控制攻击性冲动的行为爆发, 表现为下列 2 项之一:

1. 言语攻击 (例如, 脾气爆发、骂不绝口、口头争论或吵架) 或者对财产、动物或他人的躯体攻击, 平均每周出现 2 次, 持续 3 个月。躯体攻击没有导致财产的损坏或毁坏, 也没有导致动物或他人的躯体受伤。

检查是否有:

　言语攻击: 即每周 2 次, 持续 3 个月的脾气爆发、长篇的批评性发言、口头争论或吵架。

　没有导致破坏的躯体攻击: 即每周 2 次, 持续 3 个月的没有导致财产的损坏或毁坏的躯体攻击 (例如, 扔衣服或书但不造成损坏)。

</td><td>

? 1 2 3   K39

跳至 **K42**, 见下

? 1 2 3   K40

? 1 2 3   K41

</td></tr>

<tr><td>

若以下信息尚未知:

在最近 12 个月内, 你的愤怒爆发导致别人身体受到伤害了吗? (跟我讲一讲。)

若以下信息尚未知:

在最近 12 个月内, 你发怒时有导致动物躯体受到伤害吗?

若以下信息尚未知:

在最近 12 个月内, 你因为脾气爆发而毁坏东西、摔东西、砸窗户、在墙上砸出洞或造成其他财产损害吗?

若以上任一问题回答为"是":

在最近 12 个月内, 你至少有 3 次这样的爆发吗?

</td><td>

2. 在 12 个月内有 3 次行为爆发, 导致财产的损坏或毁坏, 和/或导致动物或他人躯体受伤的躯体性攻击。

注: 身体损伤包括至少 1 个划伤或挫伤, 不论是否寻求了医疗救助。

若存在, 描述: _____

</td><td>

? 1 2 3   K42

跳至 **K44**, 见下

K43

</td></tr>

<tr><td>

[注: 如果 **K39** 和 **K42** 均未编码为"3"且有条目编码为"?"或"2", 则需重新核对这些条目, 判断是否可改为"3"。**]**

</td><td>

上述诊断标准 A(1) **[K39]** 和/或 A(2) **[K42]** 编码为"3"。

</td><td>

1   3   K44

跳至 ***赌博障碍*** K.13

</td></tr>
</table>

什么事情会让你爆发?（你是否认为你的反应远远超出那个情境下应有的反应？是否有任何人告诉你，你的反应与那个情境非常不相符?）	B. 反复爆发过程中所表达出的攻击性强度明显与被挑衅或任何诱发的心理社会应激源不相称。	? 1 2 3 跳至 *赌博障碍* K.13	K45
若以下信息尚未知: **所有这些爆发是否都是"有意的"，换句话说，是为了吓唬别人或强迫别人给你想要的东西?**	C. 反复的攻击性爆发是非预谋的（即它们是冲动的和/或基于愤怒的），而不是为了实现某个切实的目标（例如，金钱、权力、恐吓）。 *注: 若所有的爆发均是有预谋的或为了实现一个切实的目标，编码为"1"。*	? 1 2 3 跳至 *赌博障碍* K.13	K46
若以下信息尚未知: **在最近 12 个月内,** (间歇性爆发性障碍症状) **对你的生活有什么影响?** *根据需要问以下问题来评估标准 D:* **你因为** (间歇性爆发性障碍症状) **而惹上了麻烦吗?（例如，有人因为你的这些爆发发作把警察或主管叫来吗？你因为这些爆发发作被逮捕过吗？你曾经因此付了很多钱以补偿你对别人造成的损害吗?）** **这些** (间歇性爆发性障碍症状) **对你与他人的关系或者交流有什么影响?（有没有导致你与家人、恋爱对象及朋友的关系出现问题?）** (间歇性爆发性障碍症状) **对你的工作/学习有什么影响?（你因为爆发发作而被解雇、被学校开除或者受到"书面"纪律处分吗?）** (间歇性爆发性障碍症状) **有没有影响到你生活的其他重要方面?** *若间歇性爆发性障碍症状并未影响到生活:* (间歇性爆发性障碍症状) **给你造成了多大程度的困扰或烦恼?**	D. 反复的攻击性爆发引起了个体显著的痛苦，或导致职业或人际关系的损害，或者有经济或法律的后果。 *注: 省略了关于最小实际年龄的诊断标准 E。*	? 1 2 3 跳至 *赌博障碍* K.13	K47

K

?=资料不足　　　　1=无或否　　　　2=阈下　　　　3=阈上或是　　　　333

若有躁狂发作、抑郁发作或精神病病史: 　　**这些爆发只是在你兴奋、易激惹、忧郁或者只有当你有** (精神病性症状) **时才会发生吗?** *若有创伤后应激障碍病史 (评估创伤后应激障碍后, 若有必要, 返回此处重新评估):* 　　**在暴露于** (创伤性事件) **之前, 你有过任何这类的爆发吗?** *若有注意缺陷/多动障碍病史:* 　　**你因为攻击性爆发专门接受过治疗吗?**	F. 反复的攻击性爆发不能用其他精神障碍 (例如, 重性抑郁障碍、双相及相关障碍、创伤后应激障碍、破坏性心境失调障碍、精神病性障碍、反社会型人格障碍、边缘型人格障碍) 来更好地解释。 **注**: 在已有人格障碍、注意缺陷/多动障碍、品行障碍、对立违抗障碍或孤独症 (自闭症) 谱系障碍诊断的情况下, 当反复的冲动的攻击性爆发超出这些障碍通常所见的程度且需要独立的临床关注时, 也可以做出与间歇性爆发性障碍共病诊断。	?　1　　3 跳至 ***赌博障碍***, 接下页	K48
你的爆发只是在喝酒、吸毒或使用药物时才出现吗? *若以下信息尚未知:* 　　**在你一生的任何时候, 你有过头部外伤、癫痫发作、中风或其他神经系统疾病吗?** 　　*若是:* **这些爆发行为只在** (上述疾病) **期间出现吗?**	反复的攻击性爆发也不能归因于其他躯体疾病 (例如, 头部外伤、阿尔茨海默病) 或某种物质 (如酒精、苯环利定、可卡因和其他兴奋剂、巴比妥类药物、吸入剂或药物) 的生理效应。	?　1　　3 跳至 *赌博障碍*, 接下页　原间歇性爆发症状; 继续下一项	K49
*[**注**: 如果 **K45－K49** 中有条目编码为 "?" 或 "2", 则需重新核对这些条目, 判断是否可改为 "3"。]*	诊断标准 B [**K45**], C [**K46**], D [**K47**], F [**K48** 和 **K49**] 均编码为 "3"。	1　　3 跳至 ***赌博障碍***, 接下页　目前间歇性爆发性障碍; 继续下一项	K50
若以下信息尚未知: 　　**你第一次出现** (间歇性爆发性障碍症状) **时年龄多大?**	间歇性爆发性障碍发病年龄 (若未知, 编码 "99")。	＿＿ **岁** 跳至 ***赌博障碍***, 接下页	K51

K

赌博障碍 (仅目前) (可选)	赌博障碍诊断标准 见 DSM-5 中文版第 578—582 页			
是否需要诊断赌博障碍?		1 3 跳至下一模块		K52
是否使用扫描模块?		1 3 跳至 **K55**, 见下		K53
在最近 12 个月内, 从 (1 年前) **至今, 你是否经常赌博或买彩票?**	调查对象承认有过赌博障碍症状。	1 3 跳至下 跳至 **K56**, 一模块 见下		K54
扫描问题 **S30** 是否编码为 "3"? *若是:* **你说过在最近 12 个月内, 从** (1 年前) **至今, 你经常赌博或买彩票。**		1 3 跳至下一模块		K55
(检查者判断) 在最近 1 年内是否参与中间栏列出的赌博类型: **在最近 12 个月内, 你是否参加过如下的赌博活动: 打扑克? 买彩票? 赌马? 买体育博彩? 赌场游戏, 例如, 21 点、轮盘或掷骰子? 玩老虎机或德州扑克? 还有其他的吗?**	打扑克	1 3		K56
	彩票	1 3		K57
	赌马	1 3		K58
	体育博彩	1 3		K59
	赌场游戏 (21 点、轮盘、掷骰子)	1 3		K60
	老虎机或德州扑克	1 3		K61
	其他赌博种类: (若存在, 描述: _____)	1 3		K62 K63
(检查者判断) 在最近 1 年内, 是否有过度赌博或与赌博有关的问题? **在最近 12 个月内……** **……你最常用的赌博方式是什么? 你赢得最多的钱是多少? 你输得最多的钱是多少?** **……赌博给你带来了什么问题?** **……有人反对你赌博吗?** **……你向别人隐瞒你赌博所耗费的时间和金钱数量吗?** **……你赌博的行为失去了控制吗?**		1 3 跳至下一模块		K64

K

?=资料不足   1=无或否   2=阈下   3=阈上或是

现在我想询问你更多有关你在最近 12 个月内, 从 (1 年前) 至今赌博的情况。 当你赌博赢了的时候会有什么感觉?(激动? 兴奋?) 随着时间推移, 你不得不增加赌博所用的钱, 以保持达到同样的感觉吗?	A. 持续的和反复的有问题的赌博行为, 引起有临床意义的损害或痛苦, 个体在一个 12 个月的时间段内出现下列至少 4 项: 1. 需要加大赌注去赌博以达到想要的兴奋。	?	1	2	3	K65
在最近 12 个月内…… ……你有试图控制、减少或停止你的赌博行为吗? 跟我讲一讲。(有多少次? 你在试图控制、减少或停止赌博方面有多成功?)	2. 反复努力地控制、减少或停止赌博, 但失败了。	?	1	2	3	K66
若承认试图减少或停止赌博: ……**当你试图减少或停止赌博时, 你有什么感觉?(你会烦躁不安或易激惹吗?)**	3. 当试图减少或停止赌博时, 出现烦躁不安或易激惹。 *注: 若调查对象在最近 1 年没有试图减少或停止赌博, 编码为"1"。*	?	1	2	3	K67
……你想到赌博有多频繁? 你经常会花很多时间来计划你的下一次赌博或考虑你如何获得钱去赌博吗? 你花了很多时间想从前赢钱的事吗?	4. 沉湎于赌博 (例如, 持续出现对过去赌博的重温, 预测赌博结果或计划下一次赌博, 想尽办法获得金钱去赌博。)	?	1	2	3	K68
……除了想赢, 你是否还为了缓解不舒服的感觉经常赌博, 例如, 觉得无助、内疚、焦虑或抑郁?	5. 感到痛苦时 (例如, 无助、内疚、焦虑、抑郁) 经常赌博。	?	1	2	3	K69
……在你输钱的那天后, 你会经常回去试图挽回你的损失吗?	6. 赌博输钱后, 经常在另一天返回去想赢回来 (追回损失)。	?	1	2	3	K70
……你经常会欺骗别人来掩饰你的赌博吗, 例如, 你花了多少时间赌博或你输了多少钱?	7. 为参与赌博的程度而撒谎。	?	1	2	3	K71
……你的赌博行为对你的生活有什么影响?(你因此失去过工作或提升, 或者在学校表现差吗? 你因此危及或失去一个重要关系吗?)	8. 因为赌博已经损害或失去一个重要的关系、工作或者教育或职业的机会。	?	1	2	3	K72

　　?=资料不足　　1=无或否　　2=阈下　　3=阈上或是

在最近 12 个月内，你是否因为你的赌博问题而不得不依靠家庭成员或朋友的钱?	9. 依靠他人提供金钱来缓解赌博造成的严重财务危机。	?　1　2　3　　K73
[**注**: 如果上述编码为 "?" 或 "2" 的条目改为 "3" 后可能达到 4 项，则需重新核对这些条目。]	至少 4 项诊断标准 A 条目 [K65—K73] 编码为 "3"。	1　　　　3　　K74 跳至下一模块
若有躁狂病史: **你的赌博只是在（兴奋/易激惹/自用词）的时候才会失控吗?**	B. 赌博行为不能用躁狂发作来更好地解释。 注: *若没有躁狂病史或者在最近 12 个月内发生赌博时没有躁狂发作，编码为 "3"。*	1　　　　3　　K75 跳至下一模块　目前赌博障碍; 继续下一项
标明最近 12 个月内赌博障碍的<u>严重程度</u>（填写 1—3）:	1) **轻度**: 有 4—5 项标准 A 症状。 2) **中度**: 有 6—7 项标准 A 症状。 3) **重度**: 有 8—9 项标准 A 症状。	—　　K76
若以下信息尚未知: **你第一次出现**（赌博障碍症状）**时年龄多大?**	赌博障碍的起病年龄（若未知，编码 "99"）。	＿＿ **岁**　K77
标明是<u>发作性</u>或<u>持续性</u>（填写 1, 2）: *若以下信息尚未知:* **你的赌博问题是连续不间断的还是反反复复的?**	1) **发作性**: 在最近 1 年内至少有 2 个时间段符合诊断标准，且在发作之间，其症状减轻至少持续几个月。 2) **持续性**: 存在持续性症状，最近 1 年一直符合诊断标准。	—　　K78 跳至下一模块

K

?=资料不足　　　　　1=无或否　　　　　2=阈下　　　　　3=阈上或是

L. 创伤及应激相关障碍

终身创伤史的标准扫描

是否需要使用详细的创伤扫描?	1	3 接下页	L1

我现在想问一些可能发生在你身上的事情, 它们可能会让人非常不安。人们常常发现, 谈论这些经历是有帮助的。我会先问你是否遇到过这些经历, 如果遇到过, 我会请你简要地描述发生的事情和你当时的感受。	
在你人生中的任何时候, 你是否处于生命受到威胁的情境中, 例如, 重大的灾难、火灾、战争、严重的车祸或工伤事故?	1 3 L2
你是否曾经遭受过身体或性的侵犯或虐待, 或者遭到身体或性侵犯的威胁?	1 3 L3
你是否曾经看到别人经历身体或性的侵犯或虐待, 或者曾经看到别人受到身体或性侵犯的威胁?	1 3 L4
你是否曾经目睹别人被杀害、死亡或受到严重的伤害?	1 3 L5
你是否曾经得知有上述事件发生在你关系亲密的人身上?	1 3 L6
你是否曾经成为恶性犯罪事件的受害者?	1 3 L7
(检查者判断) 上述任何事件是否编码为 "3"?	1 3 跳至 L.6 L8
对你而言, 一生中最有压力或最具创伤性的经历是什么? (描述: _____)	L9
(检查者判断) 调查对象在 **L9** 描述的事件是否构成一个创伤性事件?	1 3 跳至 ***适应 障碍*** L.28 跳至 L.6 L10

L

终身创伤史的详细扫描

我现在想问一些可能发生在你身上的事情，它们可能会让人非常不安。人们常常发现，谈论这些经历是有帮助的。我会先问你是否遇到过这些经历，如果遇到过，我会请你简要描述发生的事情和你当时的感受。

在你一生的任何时候，你曾作为军人或平民处于一个活跃的战争地区吗？ 　　*若是：* **在你一生的任何时候，你曾处于一种害怕即将死亡或被杀死的场合吗？跟我讲一讲。** *注：此项不考虑目睹他人受伤或被杀。*	作为一个战士或平民暴露在战争中。 若存在，描述：_____	?	1	3	L11 L12
在你一生的任何时候，你曾做过战俘吗？跟我讲一讲。	作为一个战俘被监禁。 若存在，描述：_____	?	1	3	L13 L14
在你一生的任何时候，你曾被严刑拷打过吗？跟我讲一讲。	酷刑的受害者。 若存在，描述：_____	?	1	3	L15 L16
在你一生的任何时候，你曾被绑架、诱拐或被劫持为人质吗？跟我讲一讲。	被绑架或被劫持为人质。 若存在，描述：_____	?	1	3	L17 L18
在你一生的任何时候，你曾成为过恐怖袭击的受害者吗？跟我讲一讲。	恐怖袭击的受害者。 若存在，描述：_____	?	1	3	L19 L20
在你一生的任何时候，你曾处于一场可能令你死亡的自然灾害吗，例如，洪水、飓风、龙卷风或地震？发生了什么？ **在你一生的任何时候，你曾处于火灾、爆炸或严重的工业事故中吗？发生了什么？**	暴露在自然或人为的灾害中，例如，火灾或爆炸。 若存在，描述：_____	?	1	3	L21 L22

L

在你一生的任何时候，你经历过严重的车祸吗？发生了什么？ **在你一生的任何时候，你经历过其他重大事故吗，例如，轮船事故、火车事故或飞机失事？发生了什么？**	严重的机动车辆事故或交通事故。 若存在，描述：_____	?	1	3	L23 L24
在你一生的任何时候，你在工作中或家中经历过严重事故吗？发生了什么？ **在你一生的任何时候，你在娱乐活动中经历过严重事故吗，例如，足球、滑雪、骑马等？发生了什么？**	在工作、家庭或娱乐活动中经历过严重事故。 若存在，描述：_____	?	1	3	L25 L26
在你一生的任何时候，你曾被殴打、被抢劫或被行凶抢劫吗？发生了什么？ **在你一生的任何时候，你曾被配偶、伴侣或其他家人殴打、扇耳光或踢打吗？跟我讲一讲。** **在你一生的任何时候，有人曾用武器威胁要伤害你或杀你吗？跟我讲一讲。** **当你还是个孩子的时候，你遭受过他人对你实施的身体虐待吗，例如，父母、看护者、亲戚或老师？**	威胁的或实际的躯体攻击 (例如，身体攻击、家庭暴力、抢劫、行凶抢劫、儿童身体虐待)。 若存在，描述：_____	?	1	3	L27 L28
在你一生的任何时候，你曾是性暴力的受害者吗，例如，强奸或强奸未遂？发生了什么？ **在你一生的任何时候，你曾被强迫实施任何种类的性行为吗？发生了什么？** **在你一生的任何时候，你曾在被下药或被灌醉之后被强奸或被性侵犯吗？发生了什么？** **在你一生的任何时候，曾有人威胁要强奸或者性侵犯你吗？发生了什么？**	被威胁的或实际的性暴力 (例如，强迫的插入式性行为，酒精或毒品协助下的插入式性行为、虐待性性接触、非接触性性虐待、与性相关的人口贩卖)。 若存在，描述：_____	?	1	3	L29 L30

L

?=资料不足　　　　1=无或否　　　　2=阈下　　　　3=阈上或是　　　　341

当你还是个孩子的时候，你曾有过任何种类的非自愿的或不舒服的性经历吗？跟我讲一讲。	在儿童中，性暴力事件可能包括没有躯体暴力或损伤的与发育不匹配的性经历。 若存在，描述：_____	?	1	3	L31 L32
在你一生的任何时候，你有过任何可怕的医疗经历吗，例如，在手术过程中醒来或有严重的过敏反应以致无法呼吸？跟我讲一讲。	可作为创伤性事件的医疗事故包括突发的灾难性的事件（例如，在手术过程中醒来，过敏性休克）。 *注：威胁生命的疾病或致残的躯体疾病不一定被考虑为创伤性事件。* 若存在，描述：_____	?	1	3	L33 L34
在你一生的任何时候，你曾看到别人被严重伤害或被杀害吗？跟我讲一讲。 **在你一生的任何时候，你曾看到别人被身体虐待或性虐待吗？跟我讲一讲。** **在你一生的任何时候，你目击过重大事故吗？发生了什么？** **在你一生的任何时候，你目击过与你关系亲密的人发生了威胁到生命的医疗事件吗，例如，需要复苏？发生了什么？**	目击事件包括，但不限于，看到威胁性或严重的伤害、非正常死亡、由于暴力攻击所致的他人躯体虐待或性虐待、家庭暴力、事故、战争、灾难或者子女的医疗性灾难（例如，危及生命的大出血）。 若存在，描述：_____	?	1	3	L35 L36
在你一生的任何时候，你发现过与你关系密切的人被谋杀、被强奸或被袭击吗？你发现过与你关系密切的人在事故中受伤或死亡吗？跟我讲一讲。 **在你一生的任何时候，你获悉过与你关系亲密的人自杀身亡吗？发生了什么？**	通过听说某个事件的间接接触，这些事件只限于那些影响到近亲或亲密朋友的暴力的或事故性的经历（不包括由于自然原因所致的死亡）。这些事件包括暴力性的个体攻击、自杀、严重事故和严重伤害。 若存在，描述：_____	?	1	3	L37 L38

L

在你一生的任何时候, 你做过的工作会涉及接触令人极度不安的事情吗? 例如, 收集人体遗骸、去犯罪现场或调查儿童受虐? 发生了什么?	反复经历或极度暴露于创伤性事件的令人作呕的细节中 (例如, 急救员收集人体遗骸; 警察反复接触儿童受虐的细节)。 若存在, 描述: ＿＿＿＿＿＿	?	1	3	L39
				L40
(检查者判断) 任何上述事件是否编码为 "3"? *[注: 如果上述编码为 "?" 的创伤事件条目改为 "3" 后才可能达到 1 项, 则需重新核对这些条目。]*		1	3 接下页	L41
对你而言, 一生中最有压力或最具创伤性的经历是什么?	记录创伤种类: ＿＿＿＿＿＿＿＿			L42
(检查者判断) 调查对象在 L42 描述的事件是否构成一个创伤性事件?		1 跳至 * **适应障碍** L.28	3 接下页	L43

L

		1	3	
在最近 1 个月内，从 (1 个月前) **至今，是否发生过任何上述事件，例如，** (编码为"3"的事件)**?**		跳至 **L55**，接下页		L44

最近 1 个月事件的细节

询问下列问题以评估最近 1 个月内事件的特征。若最近 1 个月有多个创伤性事件，选择最糟糕的事件 [有必要时可询问: **在最近 1 个月内，从** (1 个月前) **至今，你认为这些创伤性事件中哪个对你影响最大?**]。	*创伤性事件的描述:* _____			L45
	逐个判断创伤性事件的类型:			
➤ *若直接暴露于创伤:* **发生了什么事情？你害怕会死去或被严重伤害吗？你遭受严重伤害了吗？**	• 死亡，实际的	1	3	L46
	• 死亡，被威胁的	1	3	L47
	• 严重受伤，实际的	1	3	L48
	• 严重受伤，被威胁的	1	3	L49
	• 性暴力，实际的	1	3	L50
	• 性暴力，被威胁的	1	3	L51
➤ *若是目击发生在别人身上的创伤性事件:* **发生了什么事情？你看到了什么？你离** (创伤性事件) **有多近？你担心自己的安危吗？**	***标明创伤性事件暴露模式*** *(填写1—4):* 1) 直接经历 2) 目睹发生在他人身上 3) 获悉亲密的家庭成员或亲密的朋友身上发生的事件 4) 反复经历或极度暴露于创伤性事件的令人恶心的细节中 (例如，警察反复接触儿童受虐的细节)	___		L52
➤ *若是获悉创伤性事件:* **发生了什么事情？关系到什么人？[你情感上与他们有多亲密？是否涉及暴力、自杀或严重的事故?]**				
你那时候年龄多大?	***标明事件发生（开始）时的年龄:***	___ ___岁		L53
这类事情是否发生了不止一次?	***标明单次事件还是长期/反复暴露*** *(填写1, 2):* 1) 单次事件 2) 长期或反复暴露于相同的创伤 (例如，多年目睹父母之间反复出现的家庭暴力)	___		L54

在最近 1 个月之前, 是否发生过任何上述事件, 例如, (编码为 "3" 的事件)**?**		1 3 跳至***急性应激障碍***, L.10	L55

在下面 3 个方框中对创伤性事件进行评估时, 按照上述评估为 "3" 的创伤性事件的严重程度, 以从重到轻的顺序详细地询问和描述。若只有 1 个创伤性事件, 后 2 个方框放空; 若只有 2 个创伤性事件, 第 3 个方框放空; 若有 3 个以上的创伤性事件, 选择 3 个最糟糕的事件; 若研究调查是关于某种特定创伤性事件, 至少要选择 1 个该种创伤性事件, 不管它是不是最糟糕的三个事件之一。若无法判断创伤性事件的相对严重程度, 填写方框之前可适度询问调查对象以进行辨别。

既往事件的细节 #1

询问下列问题以评估既往创伤性事件#1 的特征:	*创伤性事件的描述:* _____		
			L56
➤ *若直接经历创伤:*	***逐个判断创伤性事件的类型:***		
发生了什么事情? 你害怕会死去或受到严重伤害吗? 你遭受严重伤害了吗?	• 死亡, 实际的	1 3	L57
	• 死亡, 被威胁的	1 3	L58
	• 严重受伤, 实际的	1 3	L59
	• 严重受伤, 被威胁的	1 3	L60
➤ *若是目击发生在别人身上的创伤性事件:*	• 性暴力, 实际的	1 3	L61
	• 性暴力, 被威胁的	1 3	L62
发生了什么事情? 你看到了什么? 你离 (创伤性事件) **有多近? 你担心自己的安危吗?**	***标明创伤性事件暴露模式*** *(填写1—4):* 1) 直接经历 2) 目睹发生在他人身上 3) 获悉亲密的家庭成员或亲密的朋友身上发生的事件	——	L63
➤ *若是获悉创伤性事件:*			
发生了什么事情? 关系到什么人? (你情感上与他们有多亲密? 是否涉及暴力、自杀或严重的事故?)	4) 反复经历或极度暴露于创伤性事件的令人恶心的细节中 (例如, 警察反复接触儿童受虐的细节)		
你那时候年龄多大?	***标明事件发生 (开始) 时的年龄:*** ____岁		L64
这类事情是否发生了不止一次?	***标明单次事件还是长期/反复暴露*** *(填写1, 2):* 1) 单次事件 2) 长期或反复暴露于相同的创伤 (例如, 多年目睹父母之间反复出现的家庭暴力)	——	L65

既往事件的细节 #2			

询问下列问题以评估既往创伤性事件#2 的特征:	创伤性事件的描述:		
	_____		L66
▶ *若直接经历创伤:*	***逐个判断创伤性事件的类型:***		
发生了什么事情？你害怕会死去或被严重伤害吗？你遭受严重伤害了吗？	• 死亡，实际的	1　3	L67
	• 死亡，被威胁的	1　3	L68
	• 严重受伤，实际的	1　3	L69
	• 严重受伤，被威胁的	1　3	L70
▶ *若是目击发生在别人身上的创伤性事件:*	• 性暴力，实际的	1　3	L71
发生了什么事情？你看到了什么？你离（创伤性事件）**有多近？你担心自己的安危吗？**	• 性暴力，被威胁的	1　3	L72
	标明创伤性事件暴露模式 *(填写1—4):*	—	L73
	1) 直接经历		
▶ *若是获悉创伤性事件:*	2) 目睹发生在他人身上		
发生了什么事情？关系到什么人？(你情感上与他们有多亲密？是否涉及暴力、自杀或严重的事故？)	3) 获悉亲密的家庭成员或亲密的朋友身上发生的事件		
	4) 反复经历或极度暴露于创伤性事件的令人恶心的细节中（例如，警察反复接触儿童受虐的细节）		
你那时候年龄多大？	***标明事件发生（开始）时的年龄:***	__ __岁	L74
这类事情是否发生了不止一次？	***标明单次事件还是长期/反复暴露*** *(填写1, 2):*	—	L75
	1) 单次事件		
	2) 长期或反复暴露于相同的创伤（例如，多年目睹父母之间反复出现的家庭暴力）		

L

既往事件的细节 #3			阈上或是	

	创伤性事件的描述:			
询问下列问题以评估既往创伤性事件#3 的特征:	_____			L76
	逐个判断创伤性事件的类型:			
→ 若直接经历创伤:	• 死亡, 实际的	1	3	L77
发生了什么事情？你害怕会死去或被严重伤害吗？你遭受严重伤害了吗？	• 死亡, 被威胁的	1	3	L70
	• 严重受伤, 实际的	1	3	L79
	• 严重受伤, 被威胁的	1	3	L80
→ 若是目击发生在别人身上的创伤性事件:	• 性暴力, 实际的	1	3	L81
发生了什么事情？你看到了什么？你离 (创伤性事件) **有多近？你担心自己的安危吗？**	• 性暴力, 被威胁的	1	3	L82
	标明创伤性事件暴露模式 *(填写1—4):*		——	L83
	1) 直接经历			
→ 若是获悉创伤性事件:	2) 目睹发生在他人身上			
发生了什么事情？关系到什么人？（你情感上与他们有多亲密？是否涉及暴力、自杀或严重的事故？）	3) 获悉亲密的家庭成员或亲密的朋友身上发生的事件			
	4) 反复经历或极度暴露于创伤性事件的令人恶心的细节中 (例如, 警察反复接触儿童受虐的细节)			
你那时候年龄多大?	**标明事件发生（开始）时的年龄:**		__ __ **岁**	L84
这类事情是否发生了不止一次?	**标明单次事件还是长期/反复暴露** *(填写1, 2):*		——	L85
	1) 单次事件			
	2) 长期或反复暴露于相同的创伤 (例如, 多年目睹父母之间反复出现的家庭暴力)			

L

急性应激障碍（仅目前）	急性应激障碍诊断标准 见 DSM-5 中文版第 272—278 页				
(检查者判断) 最近 1 个月内是否有创伤性事件发生? (参考 L.6 页 **L44** 项的编码。)		1　　　　　　3 跳至 *创伤后应激障碍*, L.16			L86
回顾在 L.6 详细描述的最近 1 个月内发生的创伤性事件以评估下列条目。	A. 以下列至少 1 种方式接触实际的或被威胁的死亡、严重的创伤或性暴力:				
	1. 直接经历创伤性事件。	?	1	2　　3	L87
	2. 亲眼目睹发生在他人身上的创伤性事件。	?	1	2　　3	L88
	3. 获悉亲密的家人或亲密的朋友身上发生了创伤性事件。 **注**: 在实际的或被威胁死亡的案例中, 创伤性事件必须是暴力的或事故性的。	?	1	2　　3	L89
	4. 反复经历或极度暴露于创伤性事件的令人恶心的细节中 (例如, 急救员收集人体遗骸, 警察反复接触儿童受虐的细节)。 **注**: 此标准 A(4) 不适用于通过电子媒体、电视、电影或图片的接触, 除非这种接触与工作相关。	?	1	2　　3	L90
[**注**: 如果上述编码为 "?" 或 "2" 的条目改为 "3" 后可能达到 1 项, 则需重新核对这些条目。]	上述 4 个条目至少有 1 个编码为 "3"。	1　　　　　　3 跳至 *创伤后应激障碍* L.16			L91

L

现在我要询问一下，(创伤性事件) 对你有哪些具体的影响。 在最近 **1 个月内**，从 (1 个月前) 至今……	B. 在侵入性、负性心境、分离、回避和唤起这 5 个症状类别中，任何 9 个或更多下列症状在创伤性事件发生后开始或加重：					
	侵入性症状					
……**在你没有预期或者不愿意想的时候，你是否会出现** (创伤性事件) **的记忆，包括情绪、身体感觉、声音、气味或图像？(这种情况有多频繁？)**	1. 对创伤性事件反复的、非自愿的和侵入性的痛苦记忆。	?	1	2	3	L92
……**你会反复做些让你想起** (创伤性事件) **的噩梦吗？(跟我讲一讲。)**	2. 反复做痛苦的梦，其内容和/或情感与创伤性事件相关。	?	1	2	3	L93
……**你是否发现你的举动或感觉仿佛又回到创伤情境中？[你是否有** (创伤性事件) **的闪回？]**	3. 分离性反应 (例如，闪回)，个体的感觉或举动好像创伤性事件再现。(这种反应的严重程度可以在一个连续谱上，最极端的表现是对目前的环境完全丧失意识。)	?	1	2	3	L94
……**当某件事让你想起** (创伤性事件)，**你是否会有很强烈的情绪或生理反应？给我一些会触发强烈反应的事情的例子。(例如，看见一个和攻击你的人相像的人；如果你遇到过车祸，听到刺耳的刹车声；如果你参加过战争，听到直升机的声音；如果你被强奸过，任何身体上的亲密接触？)** *若是：* **你有哪些反应？你是否非常不安，或者即使提示物已经消失了仍继续不安一段时间？当时你是否有躯体症状，例如，大汗淋漓、呼吸急促或不规则，或者心跳剧烈或加速？当时感到紧张或颤抖吗？**	4. 对象征或类似创伤性事件某方面的内在或外在线索，产生强烈或持久的心理痛苦或显著的生理反应。	?	1	2	3	L95

L

在最近 1 个月内…… **……你是否无法体验到良好的情绪，例如，体验开心、快乐、满足、爱或对别人的温柔？** *若是:* **这与你在** (创伤性事件) **之前的方式有区别吗？**	**负性心境症状** 5. 持续地不能体验到正性的情绪（例如，不能体验到快乐、满足或爱的感觉）。	?	1	2	3	L96
……你是否有处于恍惚之中的感觉: 一切都是不真实的, 或者你是在梦中; 你与自己的身体或思想脱离了; 感到时间过得更慢了; 或者你是自己想法或动作的旁观者？	**分离症状** 6. 个体对环境或自身的真实感的改变（例如，从旁观者的角度来观察自己，处于恍惚之中，感到时间过得非常慢）。	?	1	2	3	L97
……你是否无法想起发生事件的某个重要方面？ *若是:* **你是否在** (创伤性事件) **中头部受伤？你是否在** (创伤性事件) **发生时喝了很多酒或正在吸毒？**	7. 不能想起创伤性事件的某个重要方面（通常由于分离性遗忘症，而不是由于脑损伤、酒精、毒品等其他因素）。	?	1	2	3	L98
……你是否会采取一些办法以避免回忆或想起 (创伤性事件)**，例如,让自己忙碌, 通过玩电脑、玩游戏或看电视的方式分散自己的注意力, 或者使用毒品或酒精以麻痹自己或试图忘记发生过的事情？** *若否:* **你是否会采取一些办法以避免类似** (创伤性事件) **中的感受再出现？**	**回避症状** 8. 努力回避创伤性事件本身的或与其密切相关的痛苦记忆、想法或感受。	?	1	2	3	L99
……你是否尽量回避某些事情、地方或人，因为它们会激起 (创伤性事件) **的痛苦记忆、想法或感受？** *若否:* **你会回避某些活动、情境或话题吗？**	9. 努力回避能够唤起创伤性事件本身的或与其密切相关的痛苦记忆、想法或感受的外部提示物（人、地点、对话、活动、物体、情境）。	?	1	2	3	L100

L

在最近 1 个月内……	唤起症状					
……从（创伤性事件）至今，你的睡眠怎么样？[这是在（创伤性事件）之前的改变吗？]	10. 睡眠紊乱（例如，难以入睡、难以保持睡眠或休息不充分的睡眠）。	?	1	2	3	L101
……你是否对你的愤怒失去了控制，以致你威胁或伤害了某人，或者毁坏了东西？告诉我发生了什么。（它是因为小事情或者根本没有什么原因吗？） *若否*：**从（创伤性事件）至今，你是否比以前暴躁或火爆？** *若上述两个问题之一回答为"是"*：**这与你在（创伤性事件）之前的情况有多大的区别吗？**	11. 激惹的行为和愤怒的爆发（在很少或没有挑衅的情况下），典型表现为对人或物体的言语或身体攻击。	?	1	2	3	L102
……你是否注意到，从（创伤性事件）至今，你比以前更警觉或更有戒备心？（有什么例子吗？） *若否*：**你是否格外地注意你的周围环境？**	12. 过度警觉。	?	1	2	3	L103
……你集中注意力有困难吗？[有什么例子吗？这是在（创伤性事件）之前的改变吗？]	13. 注意力问题。	?	1	2	3	L104
……你是否会更加神经质或容易受惊吓，例如，被突然的噪声吓到？[这是在（创伤性事件）之前的改变吗？]	14. 过分的惊跳反应。	?	1	2	3	L105
[**注**: 如果上述编码为"?"或"2"的条目改为"3"后才可能达到 9 项，则需重新核对这些条目。]	至少 9 项诊断标准 B 症状 [**L92–L105**] 编码为"3"。	1 跳至 *创伤后应激障碍* L.16		3 接下页		L106

L

(诊断标准 B 编码为 "3" 的症状) **总共持续了多久?**	C. 这次紊乱 (诊断标准 B 的症状) 在创伤性事件发生后持续了 3 天至 1 个月。	?	1	3	L107

跳至 ***创伤后
应激障碍*** L.16

若以下信息尚未知: 　　(急性应激障碍症状) **对你的 　　生活有什么影响?**	D. 这次紊乱引起有临床意义的痛 苦, 或者导致社交、职业或其他 重要功能方面的损害。	? 　 1 　 2 　 3 　 L108

根据需要询问以下问题来评估标准 D:

(急性应激障碍症状) **对你与他人的关系或者交流有什么影响? (有没有导致你与家人、恋爱对象及朋友的关系出现问题?)**

(急性应激障碍症状) **对你的工作/学习有什么影响? [你工作/学校的考勤怎么样?** (急性应激障碍症状) **有没有使你完成工作/学习更加困难? 有没有影响你工作/课堂作业的质量?]**

(急性应激障碍症状) **对你处理家中事情的能力有什么影响? 对你参与那些你认为重要的事情有什么影响, 例如, 宗教活动, 体育锻炼或兴趣爱好? 你会因为感觉做不到一些事就避免去做它吗?**

(急性应激障碍症状) **有没有影响到你生活的其他重要方面?**

若急性应激障碍症状并未影响到生活:
　　(急性应激障碍症状) **给你造成了多大程度的困扰或烦恼?**

L

(创伤性事件) **是否造成你头部或大脑的损伤?** **从** (创伤性事件) **至今, 你是否大量喝酒或使用大量物质? 跟我讲一讲。[你** (喝酒/使用物质) **的量有多大? 你是否认为你在** (创伤性事件) **后的问题更应该归因于你** (喝酒/使用物质) **而非对** (创伤性事件) **本身的反应?]** *若存在精神病性症状:* **你只是在有** (精神病性症状) **的时候, 才会有** (急性应激障碍的症状) **吗?**	E. 这次紊乱不能归因于某种物质 (例如, 药物或酒精) 或其他躯体疾病 (例如, 轻度的创伤性脑损伤) 的生理效应, 且不能用 "短暂精神病性障碍" 来更好地解释。	1　　　3 跳至 ***创伤后应激障碍***, 接下页　　　L109
[注: 如果 L107—L109 中有条目编码为 "?" 或 "2", 则需重新核对这些条目, 判断是否可改为 "3"。]	急性应激障碍诊断标准 C [**L107**], D [**L108**] 和 E [**L109**] 均编码为 "3"。	1　　　3 跳至 ***创伤后应激障碍 ***, 接下页　　急性应激障碍; 继续下一项　　L110
(检查者判断) 是否有伴惊恐发作? *若以下信息尚未知:* **在最近 1 个月内, 你有过惊恐发作吗?**	**伴惊恐发作**: 在最近 1 个月内, 在目前急性应激障碍背景下有1次或多次的惊恐发作 (参考 F.8), 但从不符合惊恐障碍诊断标准。	1　　　3 接下页　　L111

L

创伤后应激障碍	**创伤后应激障碍诊断标准** 见 DSM-5 中文版第 262—272 页		
(检查者判断) 是否所有创伤性事件均发生在最近 1 个月内?		1　　　　　3 跳至 ***适应 障碍*** L.28	L112
若报告了多个创伤性事件: **在这些创伤性事件中, 你认为哪个对你影响最大?** *注: 若选定的事件最终不完全符合创伤后应激障碍的诊断标准, 使用其他上述编码为 "3" 的既往创伤重新评估整个创伤后应激障碍的诊断标准 (L.16—L.27)。*	A. 以下述至少 1 种方式接触实际的或被威胁的死亡、严重的创伤或性暴力:		
	1. 直接经历创伤性事件。	?　1　2　3	L113
	2. 亲眼目睹发生在他人身上的创伤性事件。	?　1　2　3	L114
	3. 获悉亲密的家人或亲密的朋友身上发生了创伤性事件。在实际的或被威胁的家庭成员或亲密朋友死亡的案例中, 创伤性事件必须是暴力的或事故性的。	?　1　2　3	L115
	4. 反复经历或极度暴露于创伤性事件令人厌恶的细节中 (例如, 急救员收集人体遗骸, 警察反复接触儿童受虐的细节)。 **注**: 此标准 A(4) 不适用于通过电子媒体、电视、电影或图片的接触, 除非这种接触与工作相关。	?　1　2　3	L116
[注: 如果上述编码为 "?" 或 "2" 的条目改为 "3" 后才可能达到 1 项, 则需重新核对这些条目。]	上述 4 个条目至少有 1 个编码为 "3"。	1　　　　　3 跳至 ***适应 障碍*** L.28	L117

现在我要询问一下，在 (创伤性事件) **发生后至今的任何时候，** (创伤性事件) **对你有哪些具体的影响。**	B. 在创伤性事件发生后，存在以下一个（或多个）与创伤性事件有关的侵入性症状：	
从 (创伤性事件) **发生到现在……** ……**在你没有预期或者不愿意想的时候，你是否出现过** (创伤性事件) **的记忆，包括情绪、身体感觉、声音、气味或图像?（这种情况有多频繁?）** *若终身编码为"3":* **在最近的1个月内，从** (1个月前) **至今，也发生过这种情况吗? 有多少次?**	1. 对创伤性事件反复的、非自愿的和侵入性的痛苦记忆。	? 1 2 3 L118 最近 1 个月 ? 1 2 3 L119
……**你会反复做些让你想起** (创伤性事件) **的噩梦吗?（跟我讲一讲。）** *若终身编码为"3":* **在最近 1 个月内，也发生过这种情况吗? 有多少次?**	2. 反复做痛苦的梦，其内容和/或情感与创伤性事件相关。	? 1 2 3 L120 最近 1 个月 ? 1 2 3 L121
……**你是否发现你的举动或感觉仿佛又回到创伤情境中?[你是否有** (创伤性事件) **的闪回?]** *若终身编码为"3":* **在最近 1 个月内，也发生过这种情况吗? 有多少次?**	3. 分离性反应（例如，闪回），个体的感觉或举动好像创伤性事件再现。（这种反应的严重程度可以在一个连续谱上，最极端的表现是对目前的环境完全丧失意识。）	? 1 2 3 L122 最近 1 个月 ? 1 2 3 L123

L

?=资料不足   1=无或否   2=阈下   3=阈上或是

从 (创伤性事件) **发生到现在……当某件事让你想起** (创伤性事件) **时, 你是否会有很强烈的情绪反应?** 给我一些会触发强烈反应的事情的例子。(例如, 看见一个和攻击你的人相像的人; 如果你遇到过车祸, 听到刺耳的刹车声; 如果你参加过战争, 听到直升机的声音; 如果你被强奸过, 任何身体上的亲密接触?)	4. 对象征或类似创伤性事件某方面的内在或外在线索, 产生强烈或持久的心理痛苦。	?　1　2　3　　L124
若是: 你有什么反应? 你是否会非常不安, 或即使提示物已经消失了仍继续不安一段时间?		
若终身编码为 "3":　　　**在最近 1 个月内, 也发生过这种情况吗? 有多少次?**		最近 1 个月 ?　1　2　3　　L125
当某件事让你想起 (创伤性事件) **时, 你是否 (还) 会有强烈的生理反应或躯体症状,** 例如, 大汗淋漓, 呼吸粗重或不规则, 或者心跳剧烈或加速? 当时感到紧张或颤抖吗?	5. 对象征或类似创伤性事件某方面的内在或外在线索, 产生明显的生理反应。	?　1　2　3　　L126
若终身编码为 "3":　　　**在最近 1 个月内, 也发生过这种情况吗? 有多少次?**		最近 1 个月 ?　1　2　3　　L127
[*注: 如果编码为 "?" 或 "2" 的 L118, L120, L122, L124 或 L126 条目改为 "3" 后能达到 1 项, 则需重新核对这些条目。若可改为 "3", 还需评估对应的最近 1 个月的条目 (即 L119, L121, L123, L125 和 L127)。*]	诊断标准 B 症状 [L118, L120, L122, L124, L126] 至少 1 项终身编码为 "3"。	1　　　　3　　L128 跳至 ***适应障碍* L.28**
[*注: 如果编码为 "?" 或 "2" 的 L119, L121, L123, L125 或 L127 条目改为 "3" 后能达到 1 项, 则需重新核对这些条目。*]	诊断标准 B 症状 [L119, L121, L123, L125, L127] 至少 1 项最近 1 个月编码为 "3"。	1　　　　3　　L129

从（创伤性事件）**发生到现在……**	C. 在创伤性事件之后，持续地回避与创伤性事件相关的刺激，具有以下 1 或 2 项情况：	
……**你是否采取了一些办法以避免回忆或想起**（创伤性事件）**，例如，让自己忙碌，通过玩电脑、玩游戏或看电视的方式分散注意力，或者使用毒品或酒精以麻痹自己或试图忘记发生过的事情？这种情况持续了多久？（在超过 1 个月时间段的大多数日子里是这样吗？）**	1. 努力回避创伤性事件本身的或与其密切相关的痛苦记忆、想法或感受。	? 1 2 3 L130
若否: **你是否会采取一些办法以避免类似**（创伤性事件）**中的感受再出现？从**（创伤性事件）**至今，这种情况持续了多久？（在超过 1 个月时间段的大多数日子里是这样吗？）**		
若终身编码为 "3": **在最近 1 个月内，从**（1 个月前）**至今，在大多数日子里还出现这种情况吗？**		最近 1 个月 ? 1 2 3 L131
……**你是否试图去回避某些事情、地方或者人，因为它们会激起你对**（创伤性事件）**的痛苦记忆、想法或感受？这种情况持续了多久？（在超过 1 个月时间段的大多数日子里是这样吗？）**	2. 努力回避能够唤起创伤性事件本身的或与其密切相关的痛苦记忆、想法或感受的外部提示物（人、地点、对话、活动、物体、情境）。	? 1 2 3 L132
若否: **你会回避某些活动、情境或话题吗？从**（创伤性事件）**至今，这种情况持续了多久？（在超过 1 个月时间段的大多数日子里是这样吗？）**		
若终身编码为 "3": **在最近 1 个月内，从**（1 个月前）**至今，在大多数日子里还出现这种情况吗？**		最近 1 个月 ? 1 2 3 L133

?=资料不足   1=无或否   2=阈下   3=阈上或是

[**注**: 如果编码为"?"或"2"的 L130 或 **L132** 改为"3"后才能达到 1 项, 则需重新核对这些条目。若可改为"3", 还需评估对应的最近 1 个月的条目 (即 **L131** 和 **L133**)。]	诊断标准 C 症状 [**L130, L132**] 至少 1 项终身编码为"3"。	1　　　　　3　 跳至 *适应障碍* L.28	L134
[**注**: 如果编码为"?"或"2"的 L131 或 **L133** 改为"3"后能达到 1 项, 则需重新核对这些条目。]	诊断标准 C 症状 [**L131, L133**] 至少 1 项编码为"3"。	1　　　　　3	L135
	D. 与创伤性事件有关的认知和心境方面的负性改变, 在创伤性事件发生之后开始或加重, 具有以下至少 2 项情况:		
从 (创伤性事件) **发生到现在……**			
……你是否无法记住发生事件的某个重要方面? (跟我讲一讲。) 　　*若是*: **在** (创伤性事件) **中你头部受伤了吗? 当时你喝了很多酒或吸毒了吗?** *若终身编码为"3"*: 　　**在最近 1 月内, 从** (1 个月前) **至今, 有多少天也是这种情况?**	1. 无法记住创伤性事件的某个重要方面 (通常是由于分离性遗忘症, 而非脑损伤、酒精或毒品等其他因素所致)。	?　　1　　2　　3 最近 1 个月 ?　　1　　2　　3	L136 L137
……你对自己的看法是否有所改变? (例如, 感觉你是个坏人或者永久性地损坏了或"破碎了"?) 跟我讲一讲。你这样看自己有多久了? (你在超过 1 个月时间段的大部分时间里有这样的感受吗?) 　　*若否*: **你在怎样看待别人或这个世界上有改变吗? 例如, 你再也不能相信任何人? 这个世界是一个绝对危险的地方? 跟我讲一讲。你这么想有多久了?** (你在超过 1 个月时间段的大部分时间里有这样的想法吗?) *若终身编码为"3"*: 　　**在最近 1 个月内也是这种情况吗? 多少时间是? (绝大部分时间吗?)**	2. 对自己、他人或世界持续并放大的负性信念或预期 (例如, "我是个坏人""没有人可以信任""世界是绝对危险的""我的整个神经系统永久性地毁坏了")。	?　　1　　2　　3 最近 1 个月 ?　　1　　2　　3	L138 L139

从（创伤性事件）**发生到现在……**	3. 对创伤性事件的原因或结果存在持续且歪曲的认知，从而导致个体责备自己或他人。	？　1　2　3	L140

……**你是否因为**（创伤性事件）**或它对你生活造成的影响而责怪自己？**［例如，认为（创伤性事件）是你的过错，你本应该做些什么来阻止它，或者认为你现在本应该恢复正常了？］

> → *若是：* **跟我讲一讲。你这样认为有多久了？（你在超过 1 个月时间段的大部分时间里有这样的想法吗？）**

> → *若否：* **你是否因**（创伤性事件）**而责怪某人？跟我讲一讲。**［他们应该为（创伤性事件）做些什么？］**你认为这是他们的过错有多久了？（你在超过 1 个月时间段的大部分时间里有这样的想法吗？）**

若终身编码为"3"：
　　在最近 1 个月内也是这种情况吗？多少时间是？（绝大部分时间吗？）

最近 1 个月	L141
？　1　2　3	

……**你很多时候感觉情绪糟糕吗，例如，感觉悲伤、愤怒、害怕、内疚、羞愧或麻木？（跟我讲一讲。）你有这样的感受多久了？你在超过 1 个月时间段的大部分时间里有这样的感受吗？**

> *若是：* **这与你在**（创伤性事件）**之前的感受有区别吗？**

若终身编码为"3"：
　　在最近 1 个月内也是这种情况吗？多少时间是？（是绝大部分时间吗？）

4. 持续的负性情绪状态（例如，害怕、恐惧、愤怒、内疚、羞愧）。	？　1　2　3		L142

最近 1 个月	L143
？　1　2　3	

L

？=资料不足　　　　1=无或否　　　　2=阈下　　　　3=阈上或是　　　　359

从 (创伤性事件) **发生到现在……**	5. 对重要活动的兴趣或参与明显减少。	？　1　2　3　L144
……你对一些 (创伤性事件) **之前感兴趣的事情是否明显地兴趣减少了，例如，花时间陪伴家人或朋友、看书、看电视、做饭或者运动吗？(跟我讲一讲。) 你这样子有多久了？你在超过 1 个月时间段的大部分时间里有这样的情况吗？** 　　*若无兴趣明显减少：* 　　　　**你的活动是否和** (创伤性事件) **之前一样多？** *若终身编码为"3"：* 　　**在最近 1 个月内也是这种情况吗？多少时间是？(是绝大部分时间吗？)**		最近 1 个月 ？　1　2　3　L145
……你是否感到自己与他人疏远或隔绝了，或者你封闭自己而与他人隔离了？(跟我讲一讲。) 你这样子有多久了？你在超过 1 个月时间段的大部分时间里有这样的情况吗？ 　　*若是：* **这与你在** (创伤性事件) **前的方式有区别吗？** *若终身编码为"3"：* 　　**在最近 1 个月内也是这种情况吗？多少时间是？(是绝大部分时间吗？)**	6. 与他人脱离或疏远的感觉。	？　1　2　3　L146
		最近 1 个月 ？　1　2　3　L147
……你是否无法体验到良好的情绪，例如，体验开心、快乐、满足、爱或对别人温柔？(跟我讲一讲。) 你有多久无法体验美好的感受了？(你是否在超过 1 个月时间段里几乎一直无法体验到美好的感觉？) 　　*若是：* **这与你在** (创伤性事件) **之前的感觉有区别吗？** *若终身编码为"3"：* 　　**在最近 1 个月内也是这种情况吗？多少时间是？(是绝大部分时间吗？)**	7. 持续地不能体验到正性情绪 (例如，不能体验快乐、满足或爱的感觉)。	？　1　2　3　L148
		最近 1 个月 ？　1　2　3　L149

L

[注: 如果编码为 "?" 或 "2" 的 *L136, L138, L140, L142, L144, L146 或 L148* 改为 "3" 后能达到2项, 则需重新核对这些条目。若可改为 "3", 还需评估对应的最近 1 个月的条目 (即 *L137, L139, L141, L143, L145, L147 和 L149)。]*	诊断标准 D 症状 [**L136, L138, L140, L142, L144, L146, L148**] 至少 2 项终身编码为 "3"。	<div style="text-align:center">1　　　　　　3</div><div style="text-align:center; border:1px solid">跳至 ***适应障碍*** *L.28*</div>	L150
[注: 如果编码为 "?" 或 "2" 的 *L137, L139, L141, L143, L145, L147 或 L149* 改为 "3" 后能达到2项, 则需重新核对这些条目。]*	诊断标准 D 症状 [**L137, L139, L141, L143, L145, L147, L149**] 至少 2 项编码为 "3"。	1　　　　　　3	L151
从 (创伤性事件) **发生到现在……**	E. 与创伤性事件有关的警觉或反应性有明显的改变, 在创伤性事件发生之后开始或加重, 具有至少下列 2 项情况:		
……你是否对你的愤怒失去控制, 以致你威胁或伤害了某人, 或者毁坏了东西? 告诉我发生了什么。(是因为小事情或者根本没有什么原因吗?) *若否:* **从** (创伤性事件) **至今, 你是否比以前暴躁或易怒?** *若上述任一问题回答为 "是":* **这与你在** (创伤性事件) **之前的情况有多大的区别?** *若终身编码为 "3":* **在最近 1 月内, 从** (1 个月前) **至今, 也发生过这种情况吗? 有多频繁?**	1. 在很少或没有挑衅的情况下, 出现激惹的行为和愤怒的爆发, 典型表现为对人或物体的言语或身体攻击。	?　1　2　3 <div style="border:1px solid">最近 1 个月 ?　1　2　3</div>	L152 L153
……你是否做过一些鲁莽的事情, 例如, 不计后果地危险驾驶、喝酒或吸毒? *若否:* **你是否故意地伤害过自己或尝试自杀? (你做过些什么?)** *若上述任一问题回答为 "是":* **这与你在** (创伤性事件) **之前的行为方式有区别吗?** *若终身编码为 "3":* **在最近 1 个月内也发生过这种情况吗? 有多频繁?**	2. 不计后果的或自我毁灭的行为。 *注: 临床工作者需要全面评估目前的任何自杀观念、计划或行动, 并采取必要的措施。*	?　1　2　3 <div style="border:1px solid">最近 1 个月 ?　1　2　3</div>	L154 L155

L

?=资料不足　　　　　1=无或否　　　　　2=阈下　　　　　3=阈上或是　　　　　361

从 (创伤性事件) **发生到现在……** **……你是否注意到，你比以前更警觉或更有戒备心？（有什么例子吗?）** 　　*若否:* **你是否格外地注意你的周围环境？** *若终身编码为 "3":* 　　**在最近 1 月内，也发生过这种情况吗？有多频繁？**	3. 过度警觉。	?　1　2　3 最近 1 个月 ?　1　2　3	L156 L157
……你是否会一惊一乍的或容易受惊吓，例如，被突然的声音吓到? [这是 (创伤性事件) **之前的改变吗?]** *若终身编码为 "3":* 　　**在最近 1 个月内也发生过这种情况吗？有多频繁？**	4. 过分的惊跳反应。	?　1　2　3 最近 1 个月 ?　1　2　3	L158 L159
……你集中注意力有困难吗? [有什么例子吗？这是 (创伤性事件) **之前的改变吗?]** *若终身编码为 "3":* 　　**在最近 1 个月内也发生过这种情况吗？有多频繁？**	5. 注意力问题。	?　1　2　3 最近 1 个月 ?　1　2　3	L160 L161
……你的睡眠怎样? [这是 (创伤性事件) **之前的改变吗?]** *若终身编码为 "3":* 　　**在最近 1 个月内也发生过这种情况吗？有多频繁？**	6. 睡眠紊乱 (例如，难以入睡、难以保持睡眠或休息不充分的睡眠)。	?　1　2　3 最近 1 个月 ?　1　2　3	L162 L163
[*注*: 如果编码为 "?" 或 "2" 的 L152, *L154*, *L156*, *L158*, *L160* 或 *L162* 改为 "3" 后能达到 2 项，则需重新核对这些条目。若可改为 "3"，还需评估对应的最近 1 个月的条目 (即 *L153*, *L155*, *L157*, *L159*, *L161* 和 *L163*)。]	诊断标准 E 症状 [**L152, L154, L156, L158, L160, L162**] 至少 2 项终身编码为 "3"。	1　　　　3 ↑ **跳至 *适应障碍*** L.28	L164
[*注*: 如果编码为 "?" 或 "2" 的 *L153*, *L155*, *L157*, *L159*, *L161* 或 *L163* 改为 "3" 后能达到 2 项，则需重新核对这些条目。]	诊断标准 E 症状 [**L153, L155, L157, L159, L161, L163**] 至少 2 项最近 1 个月编码为 "3"。	1　　　　3	L165

　　　　?=资料不足　　　　　1=无或否　　　　2=阈下　　　　3=阈上或是

(编码为"3"的创伤后应激障碍诊断标准 B、C、D、E 的症状) **分别持续了多久?**	F. 诊断标准 B [**L128**], C [**L134**], D [**L150**] 和 E [**L164**] 的症状持续时间均超过 1 个月。	?　1　2　3　L166 跳至 ***适应障碍*** L.28
若以下信息尚未知: 　　(创伤后应激障碍症状) **对你的生活有什么影响?** *根据需要询问以下问题来评估标准 G:* (创伤后应激障碍症状) **对你与他人的关系或者交流有什么影响? (有没有导致你与家人、恋爱对象及朋友的关系出现问题?)** (创伤后应激障碍症状) **对你的工作/学习有什么影响? [你工作/学校的考勤怎么样?** (创伤后应激障碍症状) **有没有使你完成工作/学习更加困难? 有没有影响你工作/课堂作业的质量?]** (创伤后应激障碍症状) **对你处理家中事情的能力有什么影响? 对你参与那些你认为重要的事情有什么影响,例如,宗教活动、体育锻炼或者兴趣爱好? 你会因为感觉做不到一些事就避免去做它吗?** (创伤后应激障碍症状) **有没有影响到你生活的其他重要方面?** *若创伤后应激障碍症状并未影响到生活:* 　　(创伤后应激障碍症状) **给你造成了多大程度的困扰或烦恼?** *若终身编码为"3":* 　　**在最近 1 个月内,从** (1 个月前) **至今,**(创伤后应激障碍症状) **对你的生活有什么影响?**	G. 这次紊乱引起有临床意义的痛苦,或者导致社交、职业或其他重要功能方面的损害。 *注: 省略诊断标准 H。*	?　1　2　3　L167 跳至 ***适应障碍*** L.28 最近 1 个月符合诊断标准 G ?　1　2　3　L168

L

[*注*: 如果 L166 和 L167 中有条目编码为 "?" 或 "2"，则需重新核对这些条目，判断是否可改为 "3"。若 L167 可改为 "3"，还需评估对应的最近 1 个月条目（即 L168）。]	终身创伤后应激障碍诊断标准 F [L166] 和 G [L167] 均编码为 "3"。	1 — 跳至 *适应障碍* L.28 ／ 3 — 终身创伤后应激障碍；继续下一项	L169
若以下信息尚未知: **你第一次出现**（创伤后应激障碍症状）**时年龄多大?**	创伤后应激障碍的发病年龄（若未知，编码 "99"）。	＿＿＿ 岁	L170
[*注*: 如果 L129、L135、L151、L165 和 L168 中有条目编码为 "?" 或 "2"，则需重新核对这些条目，判断是否可改为 "3"。]	创伤后应激障碍诊断标准 B [L129], C [L135], D [L151], E [L165] 和 G [L168] 均编码为 "3"。	1 — 既往创伤后应激障碍；继续下一项 ／ 3 — 目前创伤后应激障碍 跳至 L173，见下	L171
你最后有（任何创伤后应激障碍的症状）**是什么时候?**	最后有创伤后应激障碍症状距此次访谈的月数。	＿＿＿ 月 跳至 *适应障碍* L.28	L172
(检查者判断) 是否有伴延迟性表达? 若以下信息尚未知: **这些问题大部分是在**（创伤性事件）**后很快出现的吗?** 若否: **从**（创伤性事件）**到你有大部分的这些问题之间有多久?（不到 6 个月吗?）** 注: 若全部症状在创伤性事件后的 6 个月之内出现，该项编码为 "1"。	**伴延迟性表达**: 直到事件发生至少 6 个月之后才完全符合诊断标准(尽管有一些症状可能是创伤性事件后立即发生的)。	1　　3	L173

(检查者判断) 是否有伴分离症状? **当你有这些问题时, 你是否也经常感到, 一切都是不真实的, 你是在梦里, 你与自己的身体或思想脱离了, 时间过得很慢, 或者你是自己想法或动作的旁观者?** *若是:* **这是在你没有吸毒或喝酒时发生的吗? 这是在没有癫痫发作时发生的吗?**	**伴分离症状**: 个体的症状符合创伤后应激障碍的诊断标准。此外, 作为对应激源的反应, 个体经历了持续性或反复的下列症状之一: **人格解体**: 持续地或反复地体验到与自己的精神过程或躯体有脱离感, 似乎自己是一个旁观者 (例如, 感觉自己在梦中; 感觉自我或身体的非现实感或感觉时间过得慢)。 **现实解体**: 持续地或反复地体验到环境的不真实感 (例如, 个体感觉周围的世界是虚幻的、梦一般的、遥远的或扭曲的)。 **注**: 使用这一亚型, 其分离症状不能归因于某种物质 (如一过性黑蒙、酒精中毒的行为) 或其他躯体疾病 (例如, 复杂部分性癫痫发作) 的生理效应。	1　　　3	L174
(检查者判断) 是否有伴惊恐发作? *若以下信息尚未知:* **在最近1个月内, 你有过惊恐发作吗?**	**伴惊恐发作**: 在最近 1 个月内, 在目前创伤后应激障碍背景下有1次或多次的惊恐发作 (见 F.8), 但从不符合惊恐障碍诊断标准。	1　　　3 跳至 ***适应障碍***, 接下页	L175

L

适应障碍 (仅目前)	**适应障碍诊断标准** 见 DSM-5 中文版第 278—281 页	
(检查者判断) 是否在最近 6 个月内出现不符合其他 DSM-5 障碍诊断标准的症状?		1 3 跳至 ***其他特定/未特定创伤及应激相关障碍*** L.31 L176
若以下信息尚未知: **在** (症状) **开始之前, 是否有事情发生在你身上?** *若是:* **告诉我发生了什么。你认为** (应激源) **与你出现的** (症状) **有什么关系吗?** ➤ *若是单次事件:* **你第一次出现** (症状) **是在** (应激源) **之后多久? (是在 3 个月内吗?)** ➤ *若是慢性应激源:* **你第一次出现** (症状) **是在** (应激源) **开始之后多久? (是在 3 个月内吗?)**	A. 在可确定的应激源出现后的 3 个月内, 作为对应激源的反应, 出现情绪或行为的症状。 描述症状: _____ 描述应激源: _____	? 1 2 3 L177 跳至 ***其他特定/未特定创伤及应激相关障碍*** L.31 L178 L179

L

若以下信息尚未知： 　　（症状）**对你的生活有什么影响？** *根据需要询问以下问题来评估标准 B：* （症状）**对你与他人的关系或者交流有什么影响？（有没有导致你与家人、恋爱对象及朋友的关系出现问题？）** （症状）**对你的工作/学习有什么影响？[你工作/学校的考勤怎么样？** （症状）**有没有让你完成工作/学习更加困难？有没有影响你工作/课堂作业的质量？]** （症状）**对你处理家中事情的能力有什么影响？对你参与那些你认为重要的事情有什么影响，例如，宗教活动、体育锻炼或者兴趣爱好？** （症状）**有没有影响到你生活的其他重要方面？** *若症状并未影响到生活：* 　　（症状）**给你造成了多大程度的困扰或烦恼？**（应激源）**让你有多不安？[你会比大部分人更不安吗？有人说你比应有的反应更不安吗？**（症状）**持续的时间比你和别人认为应有的时间更久吗？]**	B. 这些症状或行为有临床意义，表现为以下 1 项或 2 项情况： （1）即使将影响症状严重程度和表现的外在环境和文化因素考虑在内，个体痛苦的程度与应激源的严重性和强度仍不相称。 （2）社交、职业或其他重要功能方面的明显损害。	?　1　2　3　　L180 跳至 ***其他特定/未特定创伤及应激相关障碍*** L.31
你是否以前有过很多次这种反应？ *若以下信息尚未知：* 　　**在**（应激源）**发生之前，你是否曾经有过这些**（症状）**？**	C. 这种与应激相关的紊乱不符合其他精神障碍的诊断标准，也不仅仅是先前存在的精神障碍（包括人格障碍）的加重。	?　1　　　3　　L181 跳至 ***其他特定/未特定创伤及应激相关障碍*** L.31

L

若以下信息尚未知: **在**（症状）**开始之前, 你恰巧有个亲密的人去世吗?**	D. 此症状并不代表正常的丧痛。	？　　1　　　　3 ┌──────────┐ 跳至 **＊其他特定/** **未特定创伤及应激** **相关障碍＊**, 接下页 └──────────┘	L182
若以下信息尚未知: **从**（应激源及其结果）**结束至今已经有多长时间了?**	E. 一旦应激源或其结果终止, 这些症状不会持续超过随后的 6 个月。	？　　1　　　　3 ┌──────────┐ 跳至 **＊其他特定/** **未特定创伤及应激** **相关障碍＊**, 接下页 └──────────┘	L183
[注: 如果 L177 和 L180—L183 中有条目编码为 "?" 或 "2", 则需重新核对这些条目, 判断是否可改为 "3"。]	在最近 6 个月内, 适应障碍诊断标准 A [L177], B [L180], C [L181], D [L182] 和 E [L183] 均编码为 "3"。	1　　　　　3 ┌────────┬─────┐ 跳至 **＊其他**　│目前适 **特定/未特定**│应　障 **创伤及应激**　│碍; 继 **相关障碍＊**,　│续下一 接下页　　　│项 └────────┴─────┘	L184
标明主要症状的<u>类型</u> (填写 1—6):	1) **伴抑郁心境:** 主要表现为心境低落、流泪或无望感。 2) **伴焦虑:** 主要表现为紧张、担心、神经过敏或分离焦虑。 3) **伴混合性焦虑和抑郁心境:** 主要表现为抑郁和焦虑的混合。 4) **伴行为紊乱:** 主要表现为行为紊乱。 5) **伴混合性情绪和行为紊乱:** 主要表现为情绪症状 (例如, 抑郁、焦虑) 和行为紊乱。 6) **未特定:** 适应不良反应不能归类于任一种适应障碍的特定亚型 (如身体不适、社会退缩或者工作或学业能力的抑制)。	＿＿	L185
标明<u>特点</u> (填写 1, 2): *若以下信息尚未知:* （症状）**是什么时候开始的?**	1) **急性的:** 紊乱持续时间不到 6 个月。 2) **持续性的 (慢性的):** 紊乱持续时间达到 6 个月或更长。 *注: 对于慢性应激源, 症状也可能是持续性的, 但在应激源消失后, 症状持续时间不应超过 6 个月。*	┌──────────┐ 跳至 **＊其他特定** **/未特定创伤及** **应激相关障碍＊**, 接下页 └──────────┘	L186

L

其他特定/未特定创伤 及应激相关障碍	其他特定/未特定创伤 及应激相关障碍诊断标准 见 DSM-5 中文版第 281 页		
	无论是否已经存在本模块上述诊断，仍有尚未诊断的有临床意义的创伤及应激相关障碍典型症状。 *注：若调查对象已经符合任何个上述创伤及应激障碍的诊断标准，但还存在有临床意义且不能用该障碍更好地解释的创伤及应激症状，可以考虑同时诊断其他特定/未特定创伤及应激障碍。*	1　　　　3 跳至记录单诊断总评分表	L187
若以下信息尚未知： 　（创伤及应激相关障碍症状）**对你的生活有什么影响？** *根据需要询问以下问题来评估标准：* （创伤及应激相关障碍症状）**对你与他人的关系或者交流有什么影响？（有没有导致你与家人、恋爱对象及朋友的关系出现问题？）** （创伤及应激相关障碍症状）**对你的工作/学习有什么影响？[你工作/学习的考勤怎么样？**（创伤及应激相关障碍症状）**有没有使你完成工作/学习更加困难？有没有影响你工作/课堂作业的质量？]** （创伤及应激相关障碍症状）**对你处理家中事情的能力有什么影响？对你参与那些你认为重要的事情有什么影响，例如，宗教活动、体育锻炼或者兴趣爱好？你会因为感觉做不到一些事就避免去做它吗？** （创伤及应激相关障碍症状）**有没有影响到你生活的其他重要方面？** *若创伤及应激相关障碍症状并未影响到生活：* 　（创伤及应激相关障碍症状）**给你造成了多大程度的困扰或烦恼？**	[症状] 引起有临床意义的痛苦，或者导致社交、职业或其他重要方面的损害。	1　　　　3 跳至记录单诊断总评分表　｜　其他特定/未特定创伤及应激相关障碍	L188

L

?=资料不足　　　　1=无或否　　　　2=阈下　　　　3=阈上或是　　　　369

是否在最近 1 个月内存在症状? *若以下信息尚未知:* 　　**在最近 1 个月内, 从** (1 个月前) 　　**至今, 你有过** (创伤及应激相关 　　障碍的症状) **吗?**			1　　　　3	L189
标明其他特定/未特定创伤及应激相关障碍的**种类** (填写 1—4):	1) **适应样障碍, 伴症状延迟发作**, 症状在应激源出现 3 个月之后开始。 2) **适应样障碍, 应激源后症状持续超过 6 个月**: 应激源消失后症状持续超过 6 个月。 3) **持续性复杂丧痛障碍**: 此障碍以严重的和持续性的悲痛和哀伤反应为特征。 4) **其他**: 描述＿＿＿＿＿＿。		＿＿	L190 L191

跳至记录单诊
断总评分表

L

北京大学出版社 DSM-5 及短程心理系列图书

书　名	著译者	书　号	定　价
精神障碍诊断与统计手册（第五版）	美国精神医学学会 编著 〔美〕张道龙 等译	978-7-301-27002-8	328 元
精神障碍诊断与统计手册（案头参考书）（第五版）	美国精神医学学会 编著 〔美〕张道龙 等译	978-7-301-24282-7	120 元
临床精神药理学手册（第八版）	〔美〕艾伦·F. 沙茨贝格（Alan F.Schatzberg，M.D.）〔美〕查尔斯·德巴蒂斯塔（Charles DeBattista.D.M.H.，M.D.）著 范静怡 张小梅〔美〕张道龙 译	978-7-301-29515-1	208 元
临床实践中的精神医学访谈（第三版）	〔美〕罗杰·A．麦金农 (Roger A. MacKinnon)，〔美〕罗伯特·米歇尔斯 (Robert Michels)，〔美〕彼得·J．巴克利 (Peter J.Buckley) 著 赵媛媛，〔美〕张道龙译	978-7-301-31042-7	139 元
理解 DSM-5 精神障碍	美国精神医学学会 著 夏雅俐 〔美〕张道龙 译	978-7-301-27039-4	88 元
DSM-5 鉴别诊断手册	〔美〕迈克尔·弗斯特（Michael B.First）等编著 张小梅 〔美〕张道龙 译	978-7-301-26702-8	80 元
整合式短程心理咨询	〔美〕张道龙 编著	978-7-301-23033-6	32 元
短程心理咨询与督导实录·职场篇	夏雅俐 黄国平 〔美〕张道龙 著	978-7-301-28228-1	52 元
短程心理咨询与督导实录·亲子教育篇	〔美〕张道龙 编著	978-7-301-21868-6	36 元
短程心理咨询与督导实录·情感篇	夏雅俐 杨昆 〔美〕张道龙 著	978-7-301-28225-0	58 元

北大社微店 DSM-5 及
短程心理系列购书链接

北京大学出版社 SCID-5 系列图书

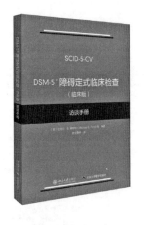 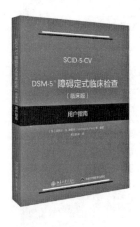 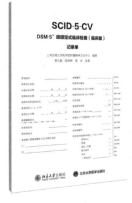

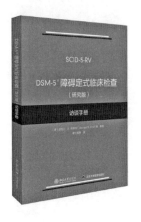 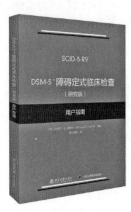 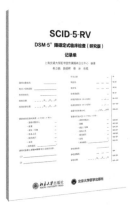

书 名	著译者	书 号	定 价
DSM-5® 障碍定式临床检查（临床版）访谈手册	〔美〕迈克尔·B. 弗斯特（Michael B. First）等 编著，费立鹏等 译	978-7-301-31375-6	58 元
DSM-5® 障碍定式临床检查（临床版）用户指南	〔美〕迈克尔·B. 弗斯特（Michael B. First）等 编著，费立鹏等 译	978-7-301-31373-2	60 元
DSM-5® 障碍定式临床检查（临床版）记录单	上海交通大学医学院附属精神卫生中心 编著，费立鹏 陈晗晖 蔡冰 执笔	978-7-301-31374-9	100 元（10 本）
DSM-5® 障碍定式临床检查（研究版）访谈手册	〔美〕迈克尔·B. 弗斯特（Michael B. First）等 编著，费立鹏等 译	978-7-301-31421-0	138 元
DSM-5® 障碍定式临床检查（研究版）用户指南	〔美〕迈克尔·B. 弗斯特（Michael B. First）等 编著，费立鹏等 译	978-7-301-31422-7	88 元
DSM-5® 障碍定式临床检查（研究版）记录单	上海交通大学医学院附属精神卫生中心 编著，费立鹏 陈晗晖 蔡冰 执笔	978-7-301-31385-5	200 元（10 本）

购书咨询：010-62754934，010-62704142 邮箱 zyjy@pup.cn